건강과
커뮤니케이션

이론과 실제

이 도서의 국립중앙도서관 출판예정도서목록(CIP)은 서지정보유통지원시스템 홈페이지(http://seoji.nl.go.kr)와
국가자료종합목록 구축시스템(http://kolis-net.nl.go.kr)에서 이용하실 수 있습니다.
CIP제어번호: CIP2020045809(양장), CIP2020045819(무선)

건강과 커뮤니케이션

이론과 실제

Health Comunication
Theory and Practice

건강과뉴미디어연구센터
엮음

노기영·김활빈·임준수·심민선·안지수·장한진
주영기·조재희·최용준·구윤희·황현석·최지혜
지음

한울
아카데미

차례

2부 건강 커뮤니케이션의 이론과 개념

3부 기술 및 미디어의 이용과 건강 커뮤니케이션

　최근 우리는 코로나19라는 세계적 전염병 대유행을 겪고 있다. 전 세계
적으로 5400만 명이 넘는 확진자와 130만 명이 넘는 사망자를 기록하고 있
는 것에 비해서 현재 한국은 비교적 모범적인 방역 사례로 평가받고 있다.
두 차례의 메르스 사태를 겪으면서 보완된 감염병 관리 시스템도 한몫을 했
지만, 국민과의 소통을 통해 국민들의 불안과 걱정을 줄이고 적극적인 예방
활동을 권고한 것도 긍정적인 영향을 끼쳤다. 정부의 투명한 정보 공개 역시
이번 코로나19 위기를 극복하는 데 중요한 역할을 하고 있다. 확진자가 발생
한 지역에 휴대폰 알림을 보내고 확진자의 이동경로를 공개하고 확진자와
사망자 수를 보고하면서 국민들에게 감염병 관리 정책과 소통에 대한 믿음
을 준 것도 위험 커뮤니케이션 관점에서는 큰 성공이라고 볼 수 있다. 정부
의 노력뿐만 아니라, 공개된 정보로 확진자의 이동경로를 볼 수 있는 웹사이
트를 개설하고, 공적 마스크 재고 현황을 확인하거나 코로나19를 자가 진단
할 수 있는 앱을 개발하는 등 개인이 테크놀로지를 이용해 정보를 공유하고
스스로 예방법을 찾은 것도 이전 감염병 사례에서는 볼 수 없었던 방역의 성
공 요인이었다.

　코로나19를 겪으면서 전 세계 국가들은 공중보건 시스템 개선을 위해 빅
데이터, 인공지능과 같은 첨단기술의 중요성을 더욱 인지하게 되었고, 전문가
들은 포스트 코로나19에서 건강과 관련된 테크놀로지 산업의 발전을 기대하

고 있다. 테크놀로지를 이용한 의료 활동의 대표적인 사례로 코로나19 감염 위험 때문에 병원을 찾지 못하는 환자들을 위해 5G 원격의료를 진행했던 중국 우한의 병원들을 들 수 있다. 반도체 기업 및 테크 기업들이 헬스케어 사업에 투자를 늘리는 추세를 봐도 건강 커뮤니케이션 종사자들이 건강관리와 테크놀로지의 결합에 더욱 관심을 가져야 한다는 것을 알 수 있다.

이 책 역시 이러한 시대적 흐름을 반영해 건강 커뮤니케이션에서 테크놀로지가 어떤 역할을 할 수 있는지에 대해 다루고 있다. 총 3부와 13장으로 구성된 이 책은 건강 커뮤니케이션의 전반적인 내용부터 구체적인 예시까지 담고 있어서 커뮤니케이션과 보건 분야를 공부하고 있는 학생들부터 관련 연구자 및 실무자들까지 폭넓은 독자층이 읽을 수 있다.

제1부에서는 건강 커뮤니케이션의 개념과 영역에 대해서 다루고 있다. 우리는 '원헬스(One-health)'의 시대에 살고 있다. 환경의 변화가 동물의 건강에 영향을 미치고, 이것이 다시 사람에게까지 이어진다. 그리고 이러한 순환이 현세대뿐만 아니라 미래세대의 건강과 웰빙에도 영향을 미치기 때문에 지속 가능한 건강 시스템을 구축하기 위해 건강에 영향을 미칠 수 있는 여러 영역의 문제들에 관심을 가져야 한다. 그래서 이 단원에서는 건강 위기 상황에서 커뮤니케이션의 역할과 건강의 범위에 대해서 살펴볼 것이다.

제2부에서는 건강 커뮤니케이션 분야에서 다루는 이론과 주요 개념을 설명한다. 건강과 관련된 사회현상은 여러 측면에서 해석될 수 있다. 사회생태학적 모형에서는 개인의 태도 및 지식을 설명하는 개인적 측면, 개인행동에 영향을 미치는 사회적 관계를 설명한 대인적 측면, 개인이 속한 환경을 설명하는 조직적 측면, 문화적 가치와 규범에 대해 설명하는 지역사회적 측면, 인프라 확충 및 사업 체계에 대해 설명하는 공공정책적 측면에서 건강의 결정요인과 기여요인을 설명한다. 이 단원에서는 건강증진행동과 동기요인을 설명 및 예측하는 다양한 측면의 이론적 틀에 대해서 소개한다.

마지막으로, 제3부에서는 미디어의 발전에 따른 건강 커뮤니케이션 전략의 변화를 다룬다. 쌍방향 소통이 가능한 디지털 미디어가 생기면서 매스미디어로부터 일방향의 정보를 전달받던 정보 소비자들이 정보 제공자의 역할을 하고 있다. 또한 기술의 발전으로 빅데이터의 분석을 통해 질병의 유행 시기를 예측하기도 하고, 실재감을 느낄 수 있는 가상현실 속에서 여러 건강 상황을 체험해 볼 수 있게 되었다. 이 단원에서는 건강 커뮤니케이터가 이러한 변화에 맞춰서 효과적으로 사람들의 태도와 행동을 변화시킬 수 있는 커뮤니케이션 전략을 세울 수 있는지에 대해 설명한다.

이 책은 지역공동체 건강과 환경정의를 위한 커뮤니케이션 테크놀로지 통합연구를 주제로, 한국연구재단 사회과학연구지원사업의 지원을 받아 집필되었다. 또한 한국언론학회와 한림대학교 BK21플러스사업단의 지원도 역시 큰 힘이 되었다. 12명의 저자들은 건강과뉴미디어연구센터에서 국내의 중요 이슈인 대기환경, 감염병 대응, 재난 위기와 관련된 소통연구를 진행하고 있으며, 커뮤니케이션 테크놀로지를 건강과 환경커뮤니케이션을 위한 '설득적 기술'로 확대하는 데 기여하고 있다.

이 책이 원활하게 출간될 수 있도록 애써주신 한울엠플러스(주)의 편집진과, 집필진간의 조율을 훌륭하게 해준 안지수 연구교수의 수고와 성실함에 감사의 인사를 드린다. 연구센터에서 수행한 연구들은 정부나 지역자치단체가 환경 및 건강 위험 문제를 해결하기 위해 공중의 참여와 협조를 구할 수 있는 전략을 도출하고, 새로운 미디어기술을 통합한 효과적인 소통 방안을 제안하기 위한 것이었다. 독자들이 건강 이슈를 관리하기 위한 효과적인 소통 방법을 이해하고 응용하는 데 이 책이 도움이 되길 바란다.

2020년 11월
저자를 대표해서
노기영

## 1부

건강 커뮤니케이션에
대한 이해

Health Comunication
Theory and Practice

1장
건강 커뮤니케이션이란 무엇인가

노기영

최근 이슈가 되고 있는 코로나19 사태에서도 알 수 있듯이, 우리는 새로운 질병 및 바이러스와 마주하며 살고 있다. 예전에는 음주, 흡연, 만성질환 등 특정 건강 문제와 관련된 사람들이 해당 문제에 관심을 가졌다면, 요즘에는 기존의 건강 문제와는 달리 누구나 질병에 걸릴 수 있는 상황이 늘어나고 있다. 이 책을 집필하는 시기에도 매일 코로나19 확진자가 증가하고 한국발 여행객 입국을 금지하는 나라가 점차 늘어가고 있으며 사람들은 불안과 공포, 두려움 속에 살고 있다.

이러한 위기 상황에서 커뮤니케이션은 큰 역할을 한다. 질병관리청의 확진자, 사망자 수 발표, 예방수칙 홍보 등 정부의 보건기관은 대중에게 정보를 전달하고 대중의 니즈를 파악하며 소통한다(<그림 1-1>). 정확하고 신속한 정보전달을 위해서 텔레비전, 라디오, 웹사이트, 소셜네트워크서비스(SNS) 등의 커뮤니케이션 채널을 이용하기도 한다. 정부와 대중 간 소통뿐만 아니라 정부와 의료진(대한의사협회), 일반 대중끼리도 수많은 소통을 하며 질병을 예방하기 위해 노력한다.

이 장에서는 효과적인 커뮤니케이션 방법을 위해 차용되고 있는 건강 커뮤니케이션 이론과 모델, 개념을 알아보고자 한다. 이를 통해 우리는 경험적

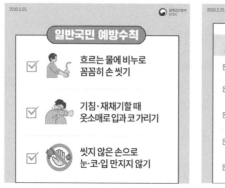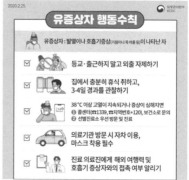

그림 1-1 　**질병관리청(당시 질병관리본부)의 코로나19 예방행동수칙**

근거를 바탕으로 다양한 질병과 건강행동, 상황에 알맞은 커뮤니케이션 전략을 수립할 수 있을 것이다.

1 | 현대사회에서의 건강과 커뮤니케이션

최근에는 건강에 대한 개념이 포괄적으로 정의되면서 개인의 건강 또한 사회의 다양한 차원과 연계되고 있다. 세계보건기구는 건강을 "사회적·경제적으로 생산적인 삶을 영위할 수 있는 능력"(WHO, 2017)으로 정의하며, 더욱 포괄적이고 적극적인 의미의 건강 개념을 제시하고 있다. 이는 지역공동체 건강 증진이라는 목표도 단순히 지역사회 질병의 감소로만 바라볼 것이 아니라 지역공동체의 재생/지속 가능한 환경 속의 건강 시스템(environmentally sustainable health system) 구축까지도 포함하고 있다. 이러한 관점에서 보면, 개별 질병에 대한 보건의료 전문가들의 대처 노력과 시민들의 단선적인 대응 행위들의 총합을 증대시킴으로써 사회 건강 증진을 실현할 수 있다는 단순한 접근법은 더 이상 유효하지 않다. 즉 기존에 개인의 신체적 건강에만 초점을 맞추던 차원을 넘어 통합적인 건강 시스템의 구현이라는 관점에서 지역사회와 구성원의 건강 문제를 접근해야 할 필요가 있다.

감염병을 예로 들어보자. 2018년 4월 평창에서 있었던 노로바이러스 감염이나, 2017년 양양에서 조류인플루엔자(이하 AI) 감염 등 감염병의 확산과 전파가 지역사회의 중요한 어젠다로 등장했다. 감염병 및 자연재해 등 공중보건학적 위기 상황과 건강에 대한 관심이 높아지면서(Fiore et al., 2012; Stockwell et al., 2012), 학교 및 지역사회에서 올바르고 적절한 정보 제공이 절실해졌다. 이는 세균이나 바이러스에 의해 전염되는 감염병의 경우, 예방뿐만 아니라 병이 전파되는 상황에서의 대처도 중요하기 때문이다. 감염병에 관한 잘못된 지식, 정보 제공 채널의 부족, 초기 소통과 대응 미숙 등이 감염병이 통제되지 못하고 급속히 전파되는 이유로 밝혀졌기 때문에(질병관리본부, 2012; 김영복·김혜경·김명, 2012 재인용), 감염병에 관한 정보를 어떻게 제대로, 적절한 시기에 제공할 것인지가 중요한 문제로 떠오르고 있다. 메르스 사태 때 유관 기관 협조 체제 및 대응 방역 소통 체계가 문제 되었던 것을 생각해 보면 이해할 수 있을 것이다.

한 사회에서 새로운 위험 요소가 등장했을 때, 정부나 보건기관이 이러한 위험을 어떻게 소통하는지는 국민들의 위험에 대한 이해와 정부에 대한 신뢰 수준에 따라 달라지며, 그에 따라 해당 위험관리의 성과가 달라질 수 있다. 예를 들면, 감염병과 같이 공포심과 사회적 혼란이 일어나는 상황에서는 커뮤니케이션이 가장 중요하다. 메르스 확산 과정에서 정부가 환자 및 병원을 공개하지 않으면서 사회적 불안과 루머가 생기고 메르스가 확산되었던 사례에서도 소통의 중요성을 알 수 있다. 최근에는 테크놀로지와 결합해 정보를 제공하기도 하는데, 실제로 코로나19의 확진자와 동선에 대한 정보를 모바일로 전달해 주기도 했다(<그림 1-2>).

커뮤니케이션은 쌍방 또는 그룹 사이의 관계까지 포함한다(Berger, 2002). 그래서 SNS를 통해 소통하면서 사회구성원들의 질병 예방을 위한 실천 의도

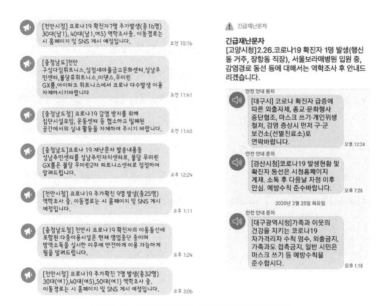

그림 1-2 모바일 서비스를 통한 감염병 정보전달

가 높아지기도 하고(Yoo, Choi and Park, 2016), 자신의 감정을 표출하면서 서로 정서적 지지를 해주기도 한다(Neubaum, Rosner, Rosenthal and Kramer, 2014). 메르스 사태 때도 시민들은 모바일 커뮤니티에서 환자 정보를 공유하고 메르스 확산 지도를 제공하는 등 소셜네트워크서비스(이하 SNS)를 이용한 정보 교류를 활발히 했다(장지연, 2016). 이렇게 SNS를 통한 서로 간의 소통은 감염병에 대한 위험 인식을 높이거나 지식 격차를 해소하는 데에도 효과적이라고 알려져 있다(Ho, 2012; Lin and Lagoe, 2013).

현대 사회는 위험을 받아들이는 공중의 인식, 미디어의 반응, 위험 주체들의 상호작용에 따라서 위험 인식이 달라지며, 경우에 따라서는 위험의 결과도 차이가 나타날 수 있다(김영욱, 2014). 그러므로 공중의 위험 인식에 대한 종합적인 조사, 언론의 보도 메커니즘, 위험 관련 정보의 유통과 공유 과정, 이러한 과정에서 뉴미디어의 역할 등 다양한 측면에서의 커뮤니케이션 현상에 대한 탐구가 필요하다.

그래서 이 장에서는 건강 분야에서 커뮤니케이션이 어떻게 쓰이는지에 대해 설명해 보려고 한다. 그리고 건강 커뮤니케이션에서 이론적 틀이 중요한 이유와 이 책의 각 장에서 자세히 설명할 이론들을 간단히 소개한다. 마지막으로 미디어의 발전에 따른 다양한 커뮤니케이션 방법을 이야기해 보고자 한다.

2 | 건강 커뮤니케이션 이론과 주요 개념

이론은 현실에서 일어나는 다양하고 복잡한 사회현상을 쉽게 이해하도록 도와준다. 이론을 통해 사건이나 상황에 대한 논리적인 설명뿐만 아니라 예측을 할 수 있기 때문이다(Glanz, Rimer and Viswanath, 2008). 건강 커뮤니케이션의 이론들은 사람들의 인식, 태도, 행동의도가 행동에 미치는 영향을 조사하고 사람들이 왜 건강행동을 하지 않는지를 해석한다. 즉, '사람들은 왜 담배가 나쁘다는 것을 알면서도 담배를 필까?', '왜 독감 백신을 맞으면 독감을 예방할 수 있는데도 맞지 않는 걸까?'와 같은 궁금증을 여러 가지 이론에서 제기하는 요인들로 설명하는 것이다. 질병마다 사람들이 예방행동을 하려는

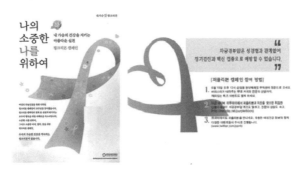

그림 1-3   **다양한 방법을 적용한 건강 캠페인**

또는 하지 않으려는 원인이 다르고 그에 따라 건강증진을 위한 프로그램이나 커뮤니케이션 전략이 달라질 수 있기 때문에, 이론은 사회의 건강행동에 대한 패턴을 찾는 데 유용한 틀이 된다.

이 책의 2부에서 좀 더 자세한 각 이론에 대한 설명이 이어지겠지만, 간략히 어떤 이론이 건강 커뮤니케이션에서 쓰이는지, 각 이론이 어떤 측면(개인/대인/지역사회/정책 차원)을 강조하는지 예시를 통해 소개해 보고자 한다.

1) 사회인지이론

사회인지이론(Bandura, 1997)은 개인, 행동, 외부환경이라는 요인이 상호관계가 있으며 이를 통해 하나의 결과물(행동)이 만들어진다고 본다. 개인 요인에는 그 사람 특유의 개성, 생물학적 특성과 인지적 요인이 해당하며, 행동 요인에는 과거 경험 및 일상적 행동이나 습관을 말하며, 외부환경은 개인을 둘러싼 환경이라고 할 수 있다. 이 세 개의 요인이 자기효능감(행동을 실행하는 자신의 능력에 대한 신념)과 결과에 대한 기대에 어떤 영향을 미치느냐에 따라 행동이 달라진다.

예를 들면, 피부암 예방을 위해 자외선 차단제를 자주 발라주라는 예방행동을 제시한다. 이때, 자외선 차단제를 바르는 행동에 대해 할 수 있다는 믿음과 자외선 차단제를 발라서 얻을 수 있는 기대에 대해 생각해 보게 될 것이다. 만약 행위자가 자외선 차단제를 구입할 돈이 없거나 너무 바쁘다면(개인 요인) 자기효능감이 낮을 것이다. 또, 과거에 자외선 차단제를 발라서 피부질환이 생겼거나(행동 요인) 햇빛이 강하지 않은 지역에 산다면(외부환경) 자외선 차단제의 효과에 대해서 기대하지 않을 것이다. 그리고 결과적으로 자외선 차단제를 바르지 않게 된다.

이렇듯 인간의 행동은 인간의 인지적 과정을 통해 결정된다는 것이 사회인지이론의 핵심이며, 많은 건강 커뮤니케이션 이론과 모델에 영향을 주었다.

2) 합리적 행동 관점: 합리적 행동이론과 계획된 행동이론

합리적 행동 관점은 사회인지이론을 바탕으로, 사람들의 행동을 예측하고 변화시킬 수 있는 요인들을 설명한다. 대표적으로 합리적 행동이론과 계획된 행동이론(Fishbein and Ajzen, 1975)이 있다. 합리적 행동이론은 개인이 행동을 할 의도를 갖기 위해서는 행동에 대한 태도와 행동과 관련된 주관적 규범이 있어야 한다고 본다. 태도는 해당 태도에 대한 찬성 혹은 반대의 입장이며 주관적 규범은 행위자에게 중요한 주변 사람들이 해당 행동을 하길, 또는 하지 않길 바라는지에 대한 지각이다. 예를 들면, 금연에 대해 긍정적으로 생각하고 부모님이나 친구들이 행위자가 금연하길 원한다고 생각하면 금연을 하고자 하는 행동의도가 생기게 된다.

계획된 행동이론은 합리적 행동이론에 지각된 행동통제라는 요인을 추가했다. 이론을 확장한 이유는 태도나 주관적 규범만으로는 충분히 행동의도를 설명하기가 어려웠기 때문이다. 자신이 해당 행동을 할 수 있다는 믿음은 행동의도를 높일 뿐만 아니라 직접적으로 행동에 영향을 주기도 한다. 하지만 개인이 지각하는 행동통제와 실제의 통제에는 차이가 있을 수도 있다. 예를 들면, 나는 담배를 마음만 먹으면 쉽게 담배를 끊을 수 있긴 하지만 회사 문화 때문에 끊기 어려운 경우도 있기 때문이다.

3) 건강신념모델

건강신념모델(Rosenstock, 1974) 역시 인지이론의 관점을 따른다. 특히 가치기대이론에 바탕을 두고 있는데, 개인의 주관적인 가치와 가능성, 기대가 행동을 일으킨다고 본다. 건강신념모델의 주요 요인은 지각된 민감성, 지각된 심각성, 지각된 이익, 지각된 장애다. 내가 어떤 질병에 걸릴 가능성이 얼마나 있는지(민감성), 걸리면 얼마나 위험한지(심각성), 예방행동의 효과는 어떠한지(이익), 예방행동을 하는 데 어려움은 없는지(장애)를 통해 행동을 결정하게 된다. 이후에 행동의 방아쇠 역할을 하는 행동단서가 추가되었으며, 자기효능감도 행동 요인으로 제기되고 있다.

쉽게 이해하기 위해 예를 들어보면, 질병관리청에서는 독감을 예방하기 위해 백신을 맞으라고 권고한다. 백신을 맞는 행동 또는 행동의도를 갖기 위해서는 일련의 평가 과정을 거치게 된다. 그리고 내가 독감에 걸릴 것 같고(높은 민감성) 독감이 나의 회사 생활에 크게 영향을 줄 것 같으면(높은 심각성) 아마 예방행동을 해야 된다고 생각할 것이다. 하지만 백신보다는 푹 쉬는 게 낫다고 생각하거나(낮은 이익) 주사에 대한 공포가 있다면(높은 장애) 백신 접종을 망설일 수도 있다. 이렇게 생각을 하는 동안 보건소에서 무료 접종을 해준다는 광고를 본다면(행동단서) 바로 행동에 옮길 수도 있다.

앞의 예시에서도 알 수 있듯이, 인간의 행동이나 의도는 어느 한 요인으로 설명하기 어렵다.

4) 확장된 병행과정모델

확장된 병행과정모델(Witte, 1992)은 공포동인모델(Hovland, et al., 1953; Janis and Feshbach, 1953), 병행반응모델(Leventhal, 1970), 보호동기이론(Rogers, 1975)을 결합한 것이다. 다소 복잡한 이 모델은 건강행동을 설명하는 여러 개의 모델과 이론들의 장점을 잘 통합했다는 점에서 의미가 있다. 첫 번째 모델(공포동인모델)은 공포소구가 담긴 메시지를 받으면 심리적 공포가 증가해 이를 줄이기 위한 방안을 찾는다고 주장하는데, 너무 공포스럽게 하면 오히려 공포를 덜 느끼게 된다는 연구 결과들이 나오면서 설명력이 떨어진다고 비판을 받았다. 두 번째 모델(병행반응모델)은 인간은 감정적인 반응뿐만 아니라 인지적 반응도 하기 때문에 공포통제와 위험통제라는 두 가지의 독립된 과정을 제안한다. 세 번째 모델(보호동기이론)은 인지적 과정에 초점을 맞추어, 지각된 심각성, 취약성, 자기효능감, 반응효능감의 상호작용에 따라 행동을 설명하고 있지만, 거부를 하거나 회피를 하는 이유에 대해서는 설명하지 못한다는 비판을 받았다.

그래서 확장된 병행과정모델에서는 세 가지 모델을 합쳤다. 개인은 건강 메시지를 받았을 때 메시지의 내용을 평가하게 되는데, 예를 들면 에이즈 환자를 보여주며 콘돔 사용을 권유하는 메시지를 받은 사람들은 내가 에이즈에 얼마나 걸릴 확률이 있는지(취약성), 걸리면 내 건강에 얼마나 심각한 영향을 끼칠 것인지(심각성), 콘돔을 쉽게 사용할 수 있는지(자기효능감), 콘돔이 에이즈를 예방하는 데 효과적인지(반응효능감)을 평가한다. 이 모델에서는 지각된 심각성과 취약성이 높을 때 병행 과정(위험통제와 공포통제) 중 어떤 과정이든 작동하게 된다고 가정한다. 즉, 에이즈에 대해 위협을 느끼지 않는다면 효능감을 평가할 필요도 없는 것이다. 그리고 메시지에도 반응을 하지 않는다. 심각성이나 취약성이 높다고 생각한다면, 효능감이 높을 때는 위험통제 과정을 거쳐 권고 행동을 따르고, 효능감이 낮으면 공포를 느껴서 공포통제 과정을 통해 메시지의 권고 행동을 거부하게 되는 것이다.

확장된 병행과정모델은 개인의 특성에 따라 메시지 처리 과정에 차이가 날 수 있다는 여지를 둠으로써 많은 후속 연구가 진행되고 있다.

5) 프레이밍 효과

프레이밍은 세상을 이해하고 해석할 수 있게 하는 특정 측면을 강조한 틀이라고 할 수 있다(Goffman, 1974). 선택과 강조, 배제를 통해 어떤 이슈를 의도적인 방향으로 해석하게 한다. 대표적으로 손실-획득 프레이밍이 있다. 같은 문제에 대해서 묘사를 하더라도 그 문제로 얻을 수 있는 혜택을 강조하느냐, 또는 어려워질 결과를 강조하느냐에 따라 설득의 결과가 달라진다(Loroz, 2007). 예를 들면, 유방촬영술이나 자가진단 등 유방암과 관련된 검진

행동을 권고하는 메시지에서 손실 프레임을 사용한 경우는 "검진행동을 하지 않았을 때의 대가"를 강조한 반면, 획득 프레임을 사용한 경우는 "정기적인 검진행동으로 얻을 수 있는 혜택"을 강조한다(Kim, 2012). 손실과 획득 프레임은 질병이나 행동에 따라 효과가 다른데, 검진행동이 필요한 경우(유방암과 유방촬영술)에는 손실 프레임이, 예방행동이 필요한 경우(피부암과 자외선차단제 바르기)에는 획득 프레임이 효과적인 것으로 알려져 있다.

이 외에도 같은 이슈를 놓고 신문사, 방송사, 나라마다 강조하는 측면이 다르다. 코로나19에 대해 보도하지만 확진자 수에 초점을 맞추는 뉴스가 있는가 하면 한국과 다른 나라와의 관계에 초점을 맞추는 뉴스도 있다. 어떤 기사는 확진자 개인의 상황을 보도하기도 하고 어떤 기사는 그 확진자로 인한 지역사회 전파 우려나 방역 계획을 보도하기도 한다. 이렇게 우리 주위의 사례들을 생각해 보면 프레이밍에 대해 좀 더 이해하기 쉬울 것이다.

6) 혁신확산이론

기술의 발전으로 서비스나 정책, 콘텐츠는 끊임없이 개발되고 확산된다 (Rogers, 1995). 그 혁신의 과정은 5개의 단계(인지, 관심, 평가, 사용, 수용)를 거쳐 이루어진다. 어떤 기술이나 서비스에 대해 인지가 있어야 관심이 생기고, 평가를 하고, 사용해 본 후 받아들이게 되는 것이다. 또한 혁신이 가능하기 위해서는 충족 조건들이 있어야 하는데, 예를 들면 이전의 기술이나 서비스보다 더 나은 것이 있어야 하며(상대적 이득), 이용자들의 기존 가치관과 이용 목적에 적합해야 하는 것이다(적합성).

혁신확산이론에서 많이 알려져 있는 부분은 혁신 태도에 따른 집단 구분 (혁신가, 초기 채택자, 초기 대다수, 후기 대다수, 혁신 지체자)이다. 예를 들면 새로운 휴대폰 기종이 나왔을 때 여러 휴대폰을 사서 분해해 보고 비교해 보는 혁신가부터 혁신을 거부하는 혁신 지체자까지 다양한 집단이 있으며 각 집단은 사회경제적 위치와 개인 성향에도 차이가 있다. 이 혁신확산이론은 다양한 기술, 서비스, 정책 이슈에 적용된다.

7) 범이론 모형

여러 이론을 절충한 모형이라는 의미의 범이론 모형(Prochaska and Velicer, 1997)은 건강행동에 대한 변화의 단계(stages of change)를 설명한다. 계획 전 단계, 계획 단계, 준비 단계, 행동 단계, 유지 단계로 5개의 단계가 있으며 각 단계마다 행동과 목표가 다르다. 예를 들면, '금연'이라는 행동에 대해 5개의 변화 단계를 구분지어 볼 수 있다. 금연에 대해 전혀 생각해 보지 않은 흡연자는 계획 전 단계에 있다. 금연을 생각하고 있는 사람은 계획 단계에 있으며, 금연을 시도해 본 사람은 준비 단계에 있다고 볼 수 있다. 금연 행동을 진행 중이며 새로운 행동 패턴을 만들고 있는 사람은 행동 단계에, 이 행동이 6개월 이상 지속되면 유지 단계에 있다고 본다. 범이론 모형에서는 행동 변화가 앞으로 나아가는 방향으로 진행이 될 수도 있고 이전 단계로 돌아갈 수도 있다고 설명한다. 그래서 재발과 재순환이 일어난다.

행동을 변화시킬 타깃이 어떤 단계에 있느냐에 따라 중재 프로그램을 다르게 설정해야 한다. 예를 들면, 계획 전 단계에 있는 사람들에게는 왜 이 행동을 해야 하는지(의식 고양)에 대해 생각해 볼 수 있는 기회를 주어야 하며 유지 단계에 있는 사람들에게는 자신의 변화를 유지할 수 있도록 주변의 도움을 요청(조력 관계 형성)하거나 보상을 주는 방법(강화 관리)을 이용하는 게 효과적이다.

3 | 기술 및 미디어의 이용과 건강 커뮤니케이션

미디어는 다양한 질병과 건강 이슈에 대한 정보를 전달하고 사람들에게 교육하는 역할을 해왔다. 특히, 특정 건강 이슈에 대해 관심을 집중하고 건강 문제에 대한 인식과 지식을 증가시키는 데 효과적이다(Croteau, Hoynes and Hoynes, 2006).

최근에는 정보기술의 발전으로 미디어가 발달하고 '뉴미디어'가 계속 나오고 있다. 뉴미디어는 전통 미디어인 신문이 인터넷과 통합되어 온라인 뉴스라는 형태로 나타나기도 하고, 인터넷 자체가 뉴미디어로 이용되기도 한다. 정보 전달자와 정보 소비자가 구분이 어려워지고, 언제 어디서든 원하는 정보를 얻을 수 있게 되면서 미디어 이용자들의 커뮤니케이션 양상도 달라졌으며, 이에 따라 건강 커뮤니케이션 전문가들이 미디어를 이용하는 방법도 바뀌고 있다.

이 책의 2부에서 다룰 기술의 발전과 건강 커뮤니케이션의 방향에 대해서 간략히 소개하겠다. 미디어의 변화와 소비자의 미디어 이용이 어떻게 데이터로 변환되는지에 초점을 두고 읽으면 좀 더 이해가 쉬울 것 같다.

1) 매스미디어와 건강 커뮤니케이션

불특정 다수에게 콘텐츠를 전달할 수 있다는 장점에서 매스미디어는 과거부터 설득 커뮤니케이션의 채널로 이용되었다. 신문, 잡지, 텔레비전, 라디오, 영화 등 인쇄와 방송 미디어가 기술의 발전에 따라 다양한 형태로 사회의 건강 이슈에 대해 정보를 제공한다. 예를 들면, 금연 캠페인을 하기 위해 담뱃갑에 경고 그림을 표시하고 텔레비전 광고로 흡연의 폐해를 보여준다. 유튜브로 연예인과 함께 노래로 배울 수 있는 금연송을 볼 수도 있다. 설득을 목적으로 하지 않더라도 건강 정보를 전달해 주는 텔레비전 프로그램도 많이 생겼다.

이렇듯 매스미디어는 건강 정보를 전달하고 특정 건강 이슈를 공공의제로 만듦으로써 사람들에게 건강에 대해 생각해 보고 개인의 행동 변화를 유도하지만, 구조적·정치적·경제적 요인을 변화시키기는 어려우며 특정 건강 이슈를 가지고 있는 사람에게 편견(사회적 낙인)을 줄 수 있다는 단점이 있다.

2) 디지털 미디어와 건강 커뮤니케이션

정보통신기술의 발전으로 미디어 환경은 쌍방향 소통을 강조하는 방향으로 바뀌고 있다. 디지털 미디어는 다양한 매체가 혼재되어 있고(복합매체성), 미디어 이용자의 능동적인 소통이 가능하며(상호작용성), 텍스트 간의 연결이 가능하다(하이퍼텍스트성). 포털사이트, 블로그, 메신저 등이 모두 디지털 미디어에 해당한다.

코로나19로 국가비상사태의 상황에서 질병관리청은 웹사이트를 통해 정보를 업데이트하고 있지만, 이것만으로는 사람들의 궁금증이나 불안을 해결해 줄 수 없다. 이를 위해 24시간 소통할 수 있는 카카오톡의 '콜톡' 서비스를 실시해 쌍방향 커뮤니케이션이 가능할 수 있도록 했다. 소셜미디어의 '공유하기' 기능은 정보 소비자들을 생산자로 만들어주기도 한다. 하지만 이러한 기능으로 인해 가짜 뉴스가 확산되어 질병 자체뿐만 아니라 정보관리에 추가적인 노력을 해야 하는 부작용도 있다. 그래서 디지털 미디어를 통해 정보를 얻는 우리는 정확한 정보를 구분할 수 있는 디지털 리터러시 능력을 키울 필요가 있다.

3) 빅데이터와 건강 커뮤니케이션

인터넷에서의 검색 기록, 소셜미디어에서의 포스팅과 대화 내용 등 디지털 환경에서 생성되는 모든 발자국이 빅데이터에 해당한다. 이러한 종류의 데이터는 자연어로 작성되어 있기 때문에 기존의 통계분석 방법을 사용하기 전에 정제 과정을 거쳐야 한다. 빅데이터 분석 방법으로는 특정 주제어를 뽑아내는 텍스트 마이닝, 단어 사전을 바탕으로 소비자들의 긍정/부정 의견을 파악하는 오피니언 마이닝, 텍스트와 작성자들의 관계를 함께 분석하는 소셜네트워크 분석이 있다.

예를 들면, 사람들이 메르스에 대해 쓴 글을 다 모아서(크롤링) 메르스가 퍼진 시기에 사람들이 느끼던 감정을 분석해 볼 수 있다. 그리고 그 결과는 이런 식으로 나타날 수 있다. 불안이나 공포와 같은 부정적인 감정이 뉴스 사이트와 블로그보다는 온라인 게시판, 트위터, 온라인 카페에서 더 많이 나타난다(Song et al. 2017).

구글 트렌드 분석을 통해 독감의 유행 시기를 파악하고 소비자의 구매 목록을 분석해 패턴을 파악함으로써 효율적으로 예방 정책을 준비하고 타깃에 맞는 마케팅 전략을 마련할 수 있다.

4) 차세대 기술과 건강 커뮤니케이션

차세대 기술은 재미와 상호작용성, 시뮬레이션을 통한 실재감, 즉각적인 피드백 등의 특징이 있으며, 이러한 기술을 적용해 기능성 게임, 가상현실, 증강현실, 인공지능을 이용한 커뮤니케이션이 이루어지고 있다. 집집마다 배치되어 있는 인공지능 스피커부터 감염 환자들에게 약을 배달하는 로봇까지 우리는 기술을 바탕으로 다양한 방법으로 소통을 하고 있다.

가상현실 기술을 이용해 다양한 심리적 장애를 치료하기도 하고 헬스케어 게임을 통해 이용자의 건강행동에 대한 태도나 평소 행동의 변화를 유도한다. 차세대 기술은 질병 치료나 설득의 도구로 사용될 뿐만 아니라 이용자들에게서 아이디어를 얻기도 하고 디지털 네이티브인 게임 세대를 위한 교육 방식을 마련하는 데에도 효과적으로 이용된다. "미세먼지가 심각한 문제이니 마스크를 착용하세요"라고 텍스트로 알려주는 것이 아니라 직접 미세먼지가 가득한 상황을 체험해 보고 스스로 심각성을 인지할 수 있게 해주는 것이 차세대 건강 커뮤니케이션 방식이라고 할 수 있겠다.

4 | 결론

현대사회에서는 다양한 채널을 통해 건강 정보를 얻는다. 텔레비전 뉴스를 통해 코로나 확진자에 대한 소식을 듣고, 평소 가지고 있는 질환을 치료하기 위해 병원에 가서 의사를 통해 나의 상태를 확인한다. 인터넷에서 다이어트 식품에 대해 검색을 하기도 하고 온라인 커뮤니티에서 운동기구에 대한 리뷰를 공유하고 사람들끼리 응원과 조언을 해주기도 한다. 우리는 점점 일방적인 커뮤니케이션이 아닌 쌍방향의 커뮤니케이션을 하면서 건강 정보를 얻고 건강 이슈에 대한 신념과 태도, 행동의도를 형성하고 건강행동을 하게 된다.

기술이 발전하면서 미디어 이용자들의 이용 패턴이 바뀌는 것뿐만 아니라 연구자들의 연구 방법과 실무자들의 소통 방법도 변하고 있다. 온라인 신문기사와 댓글, 소셜미디어에서의 포스팅과 댓글은 건강 커뮤니케이션 연구자들의 연구를 위한 데이터로 사용될 수 있다. 실제로 겪거나 교육을 통해 특정 질병에 대한 지식을 높이는 대신 가상현실을 통한 간접 체험은 더욱 효과적인 건강 교육 프로그램으로 부상하고 있기도 하다.

이렇게 기술의 발전에 따라 연구의 방향과 커뮤니케이션 전략이 다양해질 수는 있지만, 연구나 건강 중재 프로그램 또는 건강 메시지는 기존의 이론적인 틀을 바탕으로 하고 있다. 인간의 행동을 설명하는 사회심리학적 요인들과 기술의 발전을 적용한 기술적 요인들이 결합하면서 기존의 건강 커뮤니케이션 이론이 시대의 흐름에 맞게 확장되고 있다. 인공지능을 넘어 앞으로 어떤 뉴미디어가 탄생할지는 알 수 없지만, 기존의 이론적 틀과 새로운 미디어와 방법을 이용해 건강 커뮤니케이션의 영역이 더욱 넓어질 수 있을 것 같아 기대가 된다.

참고문헌

김영복·김혜경·김명. 2012. 「보건교육」. ≪건강증진학회지≫, 29권 2호, 71~81쪽.
김영욱. 2014. 『위험 커뮤니케이션』. 커뮤니케이션북스.
삼성 SDS 인사이트 리포트. 2018. 「IT 테크놀로지: 생산성을 높이는 증강현실 기술 '증강현실 기술의 제조업 적용 사례'」. https://www.samsungsds.com/global/ko/support/insights/augmented-reality-technology.html

Bandura, A. 1997. *Self-efficacy: The exercise of control*, Vol.null., NY: Freeman.
Berger, C. R. 2002. "Goals and knowledge structures in social interaction." in M. L. Knapp and J. A. Daly(eds.), *Handbook of Interpersonal Communication*, 3rd ed., pp.181~212. Thousand Oaks, CA: Sage.
Croteau, D., W. Hoynes and W. D. Hoynes. 2006. *The Business of Media: Corporate media and the public interest*. Pine forge press.
Fiore, A. E., S. Epperson, D. Perrotta, H. Bernstein and K. Neuzil. 2012. "Expanding the recommendations for annual influenza vaccination to school-age children in the United States." *Pediatrics*, 129(supplement 2), S.54~S.62.
Fishbein, M. and I. Ajzen. 1975. *Belief, Attitude, Intention And Behavior: An introduction to theory and research*. Reading, MA: Addison-Wesley.
Glanz, K., B. K. Rimer and K. Viswanath. 2008. *Theory, Research, and Practice in Health Behavior and Health Education*. Jossey-Bass.
Ho, S. S. 2012. "The knowledge gap hypothesis in Singapore: The roles of socioeconomic status, mass media, and interpersonal discussion on public knowledge of the H1N1 flu pandemic." *Mass Communication and Society*, Vol.15, No.5, pp.695~717.
Hovland, C. I., I. L. Janis and H. H. Kelley. 1953. *Communication and Persuasion*. New Haven: Yale Univ. Press.
Janis, I. L. and S. Feshbach. 1953. "Effects of fear-arousing communications." *The Journal of*

3Abnormal and Social Psychology, Vol.48, No.1, pp.78~92.

Kim, H. J. 2012. "The effects of gender and gain versus loss frame on processing breast cancer screening messages." *Communication Research*, Vol.39, No.3, pp.385~412.

Leventhal, H. 1970. "Findings and theory in the study of fear communications." *Advances in Experimental Social Psychology*, Vol.5, pp.119~186. Academic Press.

Lin, C. A. and C. Lagoe. 2013. "Effects of news media and interpersonal interactions on H1N1 risk perception and vaccination intent." *Communication Research Reports*, Vol.30, No.2, pp.127~136.

Loroz, P. S. 2007. "The interaction of message frames and reference points in prosocial persuasive appeals." *Psychology and Marketing*, Vol.24, pp.1001~1023.

Neubaum, G., L. Rosner. A. M. Rosenthal and N. C. Kramer. 2014. "Psychosocial functions of social media usage in a disaster situation: A multi-methodological approach." *Computers in Human Behavior*, Vol.34, pp.28~38.

Prochaska, J. O. and W. F. Velicer. 1997. "The transtheoretical model of health behavior change." *American Journal of Health Promotion*, Vol.12, No.1, pp.38~48.

Rogers, R. W. 1975. "A protection motivation theory of fear appeals and attitude change." *Journal of Psychology*, Vol.91, No.1, pp.93~114.

Rosenstock, I. 1974. "Historical origins of the health belief model." *Health Education and Behavior*, Vol.2, No.4, pp.328~335.

Song, J., T. M. Song, D. C. Seo, D. L. Jin and J. S. Kim. 2017. "Social big data analysis of information spread and perceived infection risk during the 2015 Middle East respiratory syndrome outbreak in South Korea." *Cyberpsychology, Behavior, and Social Networking*, Vol.20, No.1, pp.22~29.

Stockwell, M. S., E. O. Kharbanda, R. A. Martinez, C. Y. Vargas, D. K. Vawdrey and S. Camargo. 2012. "Effect of a text messaging intervention on influenza vaccination in an urban low-income pediatric and adolescent population." *The Journal of the American Medical Association*, Vol.307, No.16, pp.702~708.

Witte, K. 1992. "Putting the fear back into fear appeals: The extended parallel process model." *Communication Monographs*, Vol.59, No.4, pp.329~349.

Yoo, W., D. H. Choi and K. Park. 2016. "The effects of SNS communication: How expressing and receiving information predict MERS-preventive behavioral intentions in South Korea." *Computers in Human Behavior*, Vol.62, pp.34~43.

2장
건강 커뮤니케이션의 영역

김활빈

1990년 이후 건강에 대한 관심이 커지면서 건강 커뮤니케이션 역시 하나의 학문 분야로 자리 잡기 시작했다. 1975년 국제커뮤니케이션학회 (International Communication Association, ICA)와 1985년 미국의 전국커뮤니케이션 학회(National Communication Association, NCA)에서 건강 커뮤니케이션을 독립된 분과로 분류해 그 독자적 학문 영역을 인정하기 시작했다. 한국에서는 2006 년에 의료커뮤니케이션학회가, 2009년에는 건강커뮤니케이션학회가 출범 하면서 의료 현장과 건강증진(health promotion)을 위한 건강 커뮤니케이션 연구가 본격적으로 진행되었다(정의철, 2013). 학문적으로 독립된 분야로 인정 받기 이전에도 건강 커뮤니케이션은 의료 현장이나 공공 캠페인 등에서 이미 활용되고 있었다. 의사가 환자 혹은 그 가족들과 어떻게 커뮤니케이션해 야 하는지, 그리고 감염병을 막거나 흡연을 줄이기 위한 목적의 포스터 제 작은 어떻게 해야 하는지 등은 오래전부터 있어왔기 때문이다. 따라서 건강 커뮤니케이션 영역은 학문적 영역으로서 연구 영역과 실제 현장에서 이루 어지고 있는 대상(혹은 주제) 영역으로 구분할 수 있을 것이다. 이 장에서는 먼저 건강 커뮤니케이션 연구 영역을 전통적인 커뮤니케이션 차원(자아, 대 인, 집단, 조직, 매스, 공공, 문화 간 커뮤니케이션)으로 나누어 살펴본다. 추가적으로 건강 커뮤니케이션의 연구 관점을 의료전달(health care delivery) 관점과 건강증진 관점으로 구분해 설명한다. 다음으로 건강 커뮤니케이션이 다루는 다양한 대상 및 주제를 공중의 건강과 직접적인 관련이 있는 주제 가운데 질병 관리와 예방, 상해와 폭력 예방, 건강 관련 위기에 대한 대처와 반응, 건강위험 행동, 정신 건강으로 나누어 살펴본다. 마지막으로 건강 커뮤니케이션과 인접한 분야인 과학 커뮤니케이션, 환경 커뮤니케이션, 위험 커뮤니케이션을 소개한다.

1 | 건강 커뮤니케이션 연구 영역

건강 커뮤니케이션을 비롯한 커뮤니케이션 연구 영역은 오랫동안 그 수준에 따라서 학문적 영역을 구분했다(박동진·정의철, 2009). 이는 자아(intrapersonal) 차원, 대인(interpersonal) 차원, 소집단(small group) 차원, 조직(organizational) 차원, 대중(mass) 차원, 공중(public) 차원, 그리고 더 나아가 문화 간(cross-cultural) 차원을 포함한다(정의철, 2013). 일반적으로 커뮤니케이션은 이러한 차원을 포함하는 모든 영역에서 발생할 수 있고, 건강 커뮤니케이션 역시 마찬가지다.

자아 커뮤니케이션은 개인 내면 차원의 커뮤니케이션으로 내적으로 생각하면서 대화하는 것을 말한다. 이는 혼잣말 혹은 내적 대화라고 할 수 있다. 이러한 자아 커뮤니케이션 차원은 건강 커뮤니케이션 연구가 활발하지 않은 편이다. 대인 커뮤니케이션은 보통 두 명의 개인 사이의 커뮤니케이션 행위이다. 의료 전문가인 의사나 간호사 등과 환자의 대화, 혹은 의료 전문가와 환자 가족 사이의 대화 등이 대표적인 예가 될 것이다. 의사는 체온, 혈압, 맥박 등과 같은 생명징후(vital signs)를 기초로 판단을 하지만, 주로 환자와의 커뮤니케이션을 통해 그 증상을 진료한다. 의사가 얼마나 정확하게 병을 진단할 수 있는가는 환자와 얼마나 정확하고 충분하게 커뮤니케이션을 했는가와 매우 관련이 높을 것이다. 의사와 환자 사이뿐 아니라 의사와 의사, 의사와 간호사, 의사와 구급대원 사이의 커뮤니케이션 역시 대인 커뮤니케이션 차원에 포함된다. 의료 전문가뿐만 아니라 보건 전문가와 고객 혹은 일반 시민 사이에도 수많은 대인 커뮤니케이션이 이루어지고 있다.

대인 커뮤니케이션이 주로 일대일 혹은 면대면(face-to-face) 상황에서 이루어졌다면, 집단 커뮤니케이션 혹은 소집단 커뮤니케이션은 다수의 사람들 사이에서 이루어지는 커뮤니케이션을 의미한다. 의사 한 명이 아닌 다수의 의료진과 환자 사이 혹은 의사와 환자 가족들 사이의 커뮤니케이션이 그 예가 될 수 있다. 그 밖에 의료 전문가들 혹은 보건 전문가들이 모여서 회의를 하는 경우나 보건 전문가와 해당 보건 서비스 대상자들 사이의 커뮤니케이션을 포함한다. 조직 커뮤니케이션은 공식화된 조직이나 기관 내에서 이루어지는 커뮤니케이션을 말한다. 대표적으로 병원과 같은 의료기관 내에는 다양한 부서와 조직원들이 존재하고 이들 사이의 커뮤니케이션이 활발하게 이루어지고 있다. 의료기관 이외에도 보건복지부나 질병관리청과 같은 관련 정부 기관, 그리고 제약 회사나 의료 기기 생산업체와 같은 헬스케어산업 조직 내에서 이루어지는 커뮤니케이션을 모두 포함한다.

매스커뮤니케이션은 신문, 잡지, 라디오, TV 등과 같은 매스미디어를 통해 이루어지는 커뮤니케이션을 의미한다. 따라서 대중을 상대로 건강 관련 교육, 프로모션, 캠페인 등을 대규로 진행하기에 적합하다. 매스커뮤니케이션 영역에서 건강과 관련된 뉴스와 정보가 대중에게 전달되기에 가장 효율적이다. 국가 금연 캠페인의 일환으로 진행되는 금연 광고는 대표적인 공익 광고로 신문, TV, 라디오, 극장, 인터넷 등을 통해 국민들에게 전달되고 있다. 최근에 진행된 금연 광고는 '금연본능', '금연의 가치', '전자담배 편' 등이 있고, 2020년에는 새롭게 온라인 금연 광고인 금연송 '손절해 편'이 진행되고 있다. 〈그림 2-1〉는 2019년과 2020년에 진행되고 있는 인쇄와 영상 형태의 금연 광고를 보여준다.

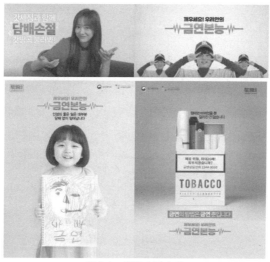

그림 2-1 **한국의 금연 광고**
자료: 한국건강증진개발원.

공공 커뮤니케이션 영역은 공식적인 발표나 연설, 담화 등을 포함하는 커뮤니케이션으로 공적인 성격이 강하다. 개인적 차원에서 이루어지기는 하지만 해당 이슈나 문제가 중요할 경우 보통 방송을 통해 생중계되고, 이후 언론을 통해 보도되는 경우가 많아 매스커뮤니케이션과 유사한 커뮤니케이션 차원이다.

마지막으로 문화 간 커뮤니케이션은 서로 다른 문화 권역 사이에 벌어지는 커뮤니케이션이다. 예전에는 서로 다른 문화라고 하면 국가가 다른 경우가 많았으나, 세계화와 더불어 한 국가 내에 다양한 문화적 배경을 지닌 사람들이 함께 살면서 국가 내에서도 문화 간 커뮤니케이션이 활발하게 이루어지고 있다. 건강과 관련해 외국인 혹은 이주민의 건강 관련 진료나 상담 등이 그 예가 되며, 다른 문화권의 사람들을 상대로 이루어지는 건강 관련 교육, 캠페인 등도 포함한다. 이상의 다양한 차원의 커뮤니케이션에서 이루어지는 건강 커뮤니케이션 연구 영역은 〈그림 2-2〉가 종합적으로 보여주고 있다.

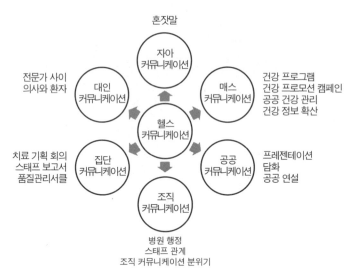

혼잣말

자아
커뮤니케이션

전문가 사이
의사와 환자

대인
커뮤니케이션

매스
커뮤니케이션

건강 프로그램
건강 프로모션 캠페인
공공 건강 관리
건강 정보 확산

헬스
커뮤니케이션

치료 기획 회의
스태프 보고서
품질관리서클

집단
커뮤니케이션

공공
커뮤니케이션

프레젠테이션
담화
공공 연설

조직
커뮤니케이션

병원 행정
스태프 관계
조직 커뮤니케이션 분위기

그림 2-2 **건강 커뮤니케이션의 범주**
자료: 박동진·정의철(2009).

이와 같은 건강 커뮤니케이션 연구 영역은 주로 개인의 행동과 행동 변화에 중심을 두고 효과적인 커뮤니케이션의 메시지, 정보원, 채널 등의 효과를 연구한다. 즉 건강 커뮤니케이션 연구의 지배적 패러다임은 송신자에서 수신자로 이어지는 단선적이고 위계적인 커뮤니케이션 모형을 바탕으로, 건강 전문가나 정책 담당자, 의료인으로부터 일반 시민에게로 향하는 일방향적 정보의 흐름에 주된 관심을 가진다(정의철, 2008; Bernhardt, 2004). 하지만 최근에는 개인의 행동에 중심을 두는 관점으로는 건강과 관련된 문제를 해결하기 어려움을 인정하기 시작했다. 성별 혹은 인종에 따라 질병에 걸리는 확률이 크게 차이가 나거나, 수입이나 교육 수준에 따라 건강예방행동에서 차이가 나는 경우도 자주 발견되었다. 예를 들어, 한국에서 계절에 따라 미세먼지 문제가 심각해질 경우 마스크 착용과 같은 행동이 권장된다. 이때 개인이 미세먼지에 대한 위험을 크게 인식해 마스크를 적극적으로 착용하는 경우도 있지만, 저소득층 같은 경우는 마스크를 구입하는 데 부담을 느껴 미세먼지에 그대로 노출되는 경우도 적지 않다. 이렇게 건강을 둘러싼 사회적·정치적·환경적·행동적 요인들이 공공 건강 문제를 해결하는 데 중요하다는 관점이 등장했는데, 이를 생태학적 관점(ecological perspective)이라고 한다 (Bernhardt, 2004). 생태학적 건강 커뮤니케이션 관점에서는 건강 문제에 대한 개인 스스로의 예방이나 해결보다 사회적 해결 방안을 강조한다. 하지만 건강 문제는 그 원인이 어느 한 관점으로 분석되기보다 복합적으로 고려해야 할 경우가 많다. 따라서 한 사회 혹은 국가 내에서 해결해야 하는 건강 문제는 개인 중심 관점과 생태학적 관점 모두를 고려해 보다 적실성 있고 적절한 해결방안을 찾아야 할 것이다. 결국 건강 커뮤니케이션은 다양한 수준의 커뮤니케이션 전략과 개입을 통해 달성될 수 있을 것이다.

2 | 건강 커뮤니케이션의 두 가지 연구 관점: 의료전달 vs. 건강증진

건강 커뮤니케이션 학자들이 주로 연구의 대상으로 삼은 커뮤니케이션 차원은 대인 커뮤니케이션과 매스커뮤니케이션이다(Ratzan, Payne and Bishop, 1996; 박동진·정의철, 2009). 건강 및 의료 전문가와 환자 및 시민 사이의 커뮤니케이션이 대인 커뮤니케이션이고, 이를 의료전달 관점이라 한다. 의료전달 관점에서는 면대면의 대인 커뮤니케이션뿐만 아니라 의료진 사이의 의사결정과 같은 집단 커뮤니케이션도 포함한다. 반면 매스미디어를 이용해 건강 관련 교육, 정보전달, 프로모션, 캠페인 등을 통해 시민의 건강증진을 목적으로 이루어지는 매스커뮤니케이션 활동은 건강증진 관점이다. 하지만 실제 현장에서 이루어지는 커뮤니케이션은 대인 커뮤니케이션과 매스커뮤니케이션이 함께 결합되어 이루어지는 경우도 많으며, 다양한 채널을 이용할 때 건강증진의 효과는 더 확대된다(Stephens, Rimal and Flora, 2004).

1) 의료전달 관점

의료전달 관점은 주로 의료 커뮤니케이션 영역에서 논의되며, 의사와 환자 사이의 원활한 소통과 관계, 치료를 위한 커뮤니케이션, 의료와 관련된 의사결정, 헬스 리터러시, 사회적 지지 등을 주로 연구한다(백혜진, 2015). 일반적으로 의사와 환자 사이의 소통은 대인 커뮤니케이션 수준에서 이루어지며, 의사는 환자의 질병을 진단하고 치료하는 목적으로 커뮤니케이션을 한다. 이뿐만 아니라 의사는 의료적 결정을 도와주고, 질병에 관한 정보를 환자에게 제공하며, 건강을 증진하기 위한 교육, 동기 부여를 위한 상담 등 여러 가지 소통 행위를 하는데, 이는 특권적 커뮤니케이션(privileged communication)이라고 할 수 있다(한국의과대학·의학전문대학원장협회·대한의료커뮤니케이션학회, 2012).

의사는 환자가 하는 이야기를 주의 깊게 듣고, 환자가 표시하는 비언어적 커뮤니케이션 행위(예를 들어 얼굴 표정, 몸짓, 목소리 톤 등)까지 정확하게 해석해야 환자가 의사에게 보내는 메시지를 정확하게 이해할 수 있다. 한편 환자들도 자신의 증상을 정확하게 전달해야 하며, 의사를 비롯한 의료 전문가들을 신뢰하고 적극적인 커뮤니케이션에 임해야 한다. 하지만 효율적인 의료 커뮤니케이션 행위는 환자와 의사 사이의 대화 형식이 아닌 의사와 상대방(혹은 당신)이라는 구조 속에서 더 잘 이루어질 수 있다(한국의과대학·의학전문대학원장협회·대한의료커뮤니케이션학회, 2012). 즉 의사와 환자 사이의 신뢰성이 구축되어야 하고, 이를 통해 환자의 순응을 이끌어내며 의료적 결정에 도움을 주어 환자의 만족도를 높일 수 있도록 의료 커뮤니케이션이 이루어져야 하는 것이다.

실제 의료 현장에서 이루어지는 의료 커뮤니케이션은 의사와 같은 의료 전문가가 아니라 환자 혹은 방문자가 중심이 되는 커뮤니케이션 기술이 필요하다. 의료 커뮤니케이션에 유용한 의사소통 기술을 다음과 같이 소개한

의사 - 환자 커뮤니케이션의 중요성 증가

서울대 언론정보학부 이철주 교수는 커뮤니케이션의 목적은 설득이라고 설명했다. 그는 의사-환자의 커뮤니케이션 목적은 의사가 환자에게 행동 변화를 만드는 것이라고 정의한 뒤, 이를 위해서는 단순히 어떤 행동을 하도록 주장만 할 것이 아니라 행동 변화가 일어나지 않은 원인을 분석하고 적절한 커뮤니케이션 방법을 통해 환자를 설득해야 한다고 강조했다. 또 환자의 연령, 사고방식, 소득수준 등 다양한 정보를 고려해 커뮤니케이션을 해야 한다고도 덧붙였다.

이 교수는 "언론정보학이라는 학문 분야에서 규정하는 인간 커뮤니케이션의 목표는 설득이다. 설득은 타인의 행동에 영향을 미치고 싶은 일련의 행위다"라며 "설득 커뮤니케이션 관점에서 본 의사-환자 커뮤니케이션의 목표는 의사들이 환자에게 건강에 좋은 행동을 장려하고, 계속하도록 하고, 건강에 좋지 않은 행동을 변화시키려는 것이다"라고 말했다.

이 교수는 "어떤 메시지를 만들어서 환자에게 전달해야 환자가 내가 원하는 건강에 좋은 행동을 하고 나쁜 행동을 하지 않을까, 환자에게 어떤 행동을 유도할 때 의사는 그 행동이 무엇인지 알아야 한다. 또 설득하고자 하는 환자가 어떤 사고방식을 가지고 있는지 보고, 태도·사회규범·자기효능감을 바꿔야 의사가 원하는 행동으로 환자를 유도할 수 있다"고 밝혔다.

이 교수는 "그렇다면 왜 지금 이 시점에 의사가 환자와의 소통에 신경을 써야 하는가. 가장 근본적인 이유는 의사와 환자의 관계 자체가 변하고 있다"라며 "우선 의료 시스템을 둘러싼 외부 환경이 변화하고 있다. 다음으로, 미디어 환경이 급변함으로써 환자가 보유한 지식의 양이 급증하고 있다. 한국의 교육 수준은 굉장히 높은 데다가 인터넷 등 매체를 이용할 수 있는 환경도 좋다. 이 점이 가장 큰 이유다"라고 설명했다.

이 교수는 또 "미디어에서 그려지는 의료 인력 및 의료시스템에 대한 보도 양상이 변화하고 있다. 과거와 달리 요즘 드라마에서는 의사가 서번트 증후군을 앓는다든지, 강박증을 앓는다든지 기존에 상상할 수 없는 캐릭터가 등장하고 있다"라며 "의사를 존경하고 절대적으로 신뢰하던 과거와 달라졌다. 그래서 커뮤니케이션이 중요하다"라고 강조했다.

자료: 정다연(2019).

다(한국의과대학·의학전문대학원장협회·대한의료커뮤니케이션학회, 2012). 첫째, 주의를 기울인 경청(attentive listening)이 필요하다. 환자를 대상이 아닌 인간으로 관심을 가지고 이야기를 들어주어야 한다는 의미다. 이때 환자가 하는 이야기에 어떠한 편견이나 선입견을 가져서는 안 되며, 환자의 얼굴을 바라보면서 이야기를 끝까지 들어주어야 한다. 둘째, 반응 유도(facilitative response)가 요구된다. 이것은 언어적·비언어적 공감을 동원해 환자의 반응을 유도하는 기술이다. 칭찬과 격려, 때로는 침묵을 통한 반응을 기다려주기, 환자의 말을 반복해서 해주거나 재인용하기, 환자의 이야기를 재해석해 공유하기 등을 포함한다. 셋째, 실마리 혹은 단서(cues)를 활용한다. 환자가 표현하는 언어적·비언어적 단서(예를 들어 몸짓, 목소리 단서, 표정 등)를 찾아내고, 환자의 표현에 적절하게 반응해 주는 것이 바람직하다. 넷째, 명확하게 하기이다. 환자의 이야기가 불분명하거나 완성되지 않은 경우 질문을 통해 명확한 내용을 알도록 해야 한다. 다섯째, 시간을 확인하기이다. 언제부터 증상을 보였는지 날짜나 시간 등에 대한 정보를 확인해야 한다. 여섯째, 내면적 요약(internal summary) 작업이 필요하다. 환자와의 대화가 길어지는 경우가 많기 때문에 중간에 환자가 이야기한 것을 정리하고 요약해 주어 의사가 정확하게 파악하고 있는지 확인해야 한다. 일곱째, 언어(language) 기술이다. 의사가 환자에게 설명해 주어야 하는 정보가 있을 때에는 가능한 쉽고 간단하게 설명해 주어야 한다. 가급적이면 전문적인 의학용어 대신에 일상에서 사용하는 용어를 쓰는 것이 좋고, 비언어적인 부분(예를 들어 목소리 크기, 속도 및 톤, 눈 맞춤, 환자와 대면하는 자세, 얼굴 표정 등)도 신경을 써야 한다.

2) 건강증진 관점

건강증진 관점에서는 커뮤니케이션이 어떻게 일반 시민들의 질병을 예방하고 건강을 증진하기 위해 소통하는지, 그리고 메시지를 어떻게 구성하고 어떠한 미디어 채널을 사용할 것인지 등을 연구한다(백혜진, 2015). 주로 매스미디어를 통한 캠페인의 효과성이나 구체적 메시지의 개발, 캠페인의 실행과 평가, 수용자 효과 분석 등이 주로 연구되는 주제이다. 그뿐 아니라 건강과 관련된 커뮤니케이션 기술이나 헬스 리터러시, 소셜미디어, 모바일 기술 등의 연구도 포함한다. 따라서 커뮤니케이션 수준에서 보면 매스커뮤니케이션이나 공공 커뮤니케이션 영역이 주로 연구된다.

의료 전문가와 환자 사이의 직접적이고 일방적인 커뮤니케이션이 아닌 건강증진 관점에서의 커뮤니케이션은 의료 커뮤니케이션과 달리 다양한 미디어를 활용해 교육과 소통, 정보전달이 이루어졌다. 하지만 1980년대 이후 미디어를 통한 교육과 정보전달이 항상 목표로 하는 결과를 얻지는 못하면서, 사람들을 질병으로부터 예방하고 건강을 증진하기 위한 행동을 이끌기 위해 마케팅 기법이 활용되기 시작했다. 즉 사람들이 바람직한 행동을 하게끔 유도하기 위해 공공의 이익을 목적으로 프로그램을 계획하고 실행하는 소셜마케팅이 도입된 것이다. 건강 정보 제공이나 전달을 목표로 하는 기존 건강 캠페인에 더해 소셜마케팅 기법이 사용된 캠페인에서는 목표 수용자가 무엇을 원하는지 파악하고, 그에 맞는 예방 및 권고 행동을 제시함으로써 수용자가 건강증진을 위한 행동을 하게끔 유도한다(백혜진·이혜규, 2013). 예를 들어, 2019년부터 실시된 '금연본능' 캠페인은 이전의 금연 캠페인과 달리 금연을 통해 얻을 수 있는 이익을 강조하고 누구나 금연을 할 수 있다는 사회적 가치를 전달하는 데 주안점을 두었다. 이는 실제 흡연자들이 캠페인에서 흡연에 대한 해악을 강조하거나 비난에 초점을 두면 오히려 금연을 할 마음이 줄어드는 점을 고려해 제작된 것이다.

한편 정보통신기술과 미디어 기술이 발달하면서 다양한 미디어 채널과 프로그램을 통해 하나의 메시지를 일관되게 전달하는 통합 마케팅 커뮤니케이션(integrated marketing communication)이 개발되었는데, 이 역시 건강증진 관점에 속한다고 볼 수 있다. 예를 들어 '금연본능' 캠페인은 포스터, TV, 라디오,

극장, 포털사이트, SNS(유튜브, 페이스북 등)와 같이 다양한 미디어 채널을 통해 누구나 금연을 할 수 있는 본능이 있다는 메시지를 일관되게 보여주고 있다.

3 | 건강 커뮤니케이션 연구 대상

건강 커뮤니케이션 연구의 대상은 매우 다양해지고 있다. 전통적으로는 사람들의 건강과 직접적인 관련이 있는 주제가 연구 대상이 되어왔으나, 최근에는 건강과 관련된 정부 정책이나 헬스케어산업에 대한 연구도 증가하고 있다. 건강 커뮤니케이션은 이렇게 다양한 주제와 수준을 다루고 있기 때문에 커뮤니케이션 학문과 더불어 의학, 보건학, 간호학, 심리학, 사회학 등 여러 학문을 포괄하는 범학제적(interdisciplinary) 성격이 매우 강한 것이 사실이다(백혜진, 2015). 다음은 건강 커뮤니케이션 연구 대상 가운데 주로 연구가 되고 있는 사람들의 건강과 직접적인 관련이 있는 분야를 나누어 살펴보기로 한다.

1) 질병 관리와 예방

질병 관리와 예방은 대표적인 건강 커뮤니케이션 연구 대상이다. 이는 의료전달 관점과 건강증진 관점을 모두 포괄할 수 있다. 대표적인 연구 대상은 암, 심장병, 당뇨병, AIDS, 결핵, 비만 등이 있다.

특히 암은 우리나라에서 2017년 기준으로 약 23만여 명이 암에 걸린 것으로 확인되었고, 2017년에는 7만 8800명 이상, 그리고 2018년에는 7만 9000명 이상이 암으로 사망했다(e-나라지표, 2020). 2018년 한국인 사망 원인 1위 또한 암으로 인구 10만 명당 사망률은 154.3명이었고, 그 뒤를 심장질환(62.4명), 폐렴(45.4명), 뇌혈관질환(44.7명)이 이었는데 암의 사망률이 압도적으로 높았다(동아닷컴, 2019). 암이 현대인의 사망률 1위를 차지하는 만큼 치명적이고 두려운 질병이지만, 정기적인 검진을 통한 조기 발견과 운동, 절주, 금연, 식생활 개선 등을 통해 예방이 가능하기도 하다(정의철, 2013). 사실 암을 비롯한 다른 질병 역시 정기검진과 예방적 행동 변화를 통해 어느 정도 통제가 가능하다. 따라서 암과 같은 질병에 걸리지 않기 위한 커뮤니케이션 활동이 관계 당국이나 교육기관, 헬스케어산업에서 적극적으로 실행될 필요가 있다.

질병과 관련된 커뮤니케이션 활동은 먼저 정보전달이 있다. 환자 및 그 가족들과 질병을 예방하고자 하는 일반 시민들은 질병에 관한 정보를 원하고 있고, 보건 당국이나 의료 전문가들은 정확한 정보를 제공해야 할 의무가 있다. 질병에 관한 정보는 공익을 위해 투명하게 공개되어야 하며, 특히 예방에 관한 정보는 꾸준히 제공될 필요가 있다. 정보의 제공뿐만 아니라 현대인이 주로 걸리는 질병은 정기검진이나 행동 변화를 통해 어느 정도 막을 수 있다는 점에서, 사람들이 정기검진에 적극적으로 참여하고 건강에 바람직한 행동 변화를 하도록 이끌 수 있는 건강 캠페인이 필요하다.

한국에서 이러한 정보 제공, 정기검진 홍보, 행동 변화 유도와 같이 질병과 관련된 건강 커뮤니케이션 담당하는 정부 기관으로 보건복지부와 질병관리청이 있다. 특히 최근 유행하는 신종 감염병의 통제본부로서 질병관리청은 많은 역할을 담당하고 있다. 질병관리청에서 제공하는 정책 정보는 크게 여섯 가지 분야로 감염병, 생물안전, 만성질환, 기후변화, 의료방사선 안전관리, 장기·인체조직이식관리가 있다. 감염병 관련 정책 정보에서는 감염병 위기 대응, 수인성 식품매개 감염병 관리, 호흡기 감염병 관리, 결핵 관리, 후천성 면역결핍증 관리, 의료 감염 관리 등을 제공하고 있다. 그 밖에 고혈압, 심뇌혈관질환, 아토피천식 등에 관한 정보는 만성질환 정책 정보에서 담당하고 있다. 이러한 정보를 포스터, 안내 책자, 캠페인 자료, 동영상 자료, 교육 자료 등으로 만들어 제공하고 있으며, 보다 자세한 사항은 질병관리청 웹페이지

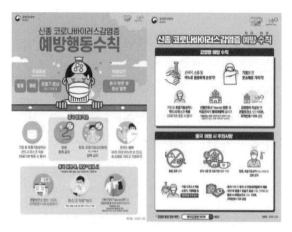

그림 2-3　신종 코로나바이러스감염증 예방행동수칙 포스터
자료: 질병관리청.

(cdc.go.kr)에서 찾아볼 수 있다. 〈그림 2-3〉은 최근 유행하는 신종 코로나바이러스 감염증 예방수칙에 대한 질병관리청(당시 질병관리본부)의 포스터이다.

2) 상해와 폭력 예방

건강 커뮤니케이션에서 의미하는 건강은 단순히 질병이 없는 상태를 넘어 정신적으로 그리고 육체적으로 안녕한 상태를 의미한다(백혜진, 2015). 따라서 건강 커뮤니케이션이 다루는 건강 영역은 외부의 폭력이나 상해로부터 안전한 상태를 유지하거나 예방하는 일을 모두 포함한다. 음주운전으로 인한 상해, 학교폭력이나 데이트폭력, 아동학대 등이 그 예에 해당한다. 이러한 연구 대상은 사회학, 사회복지학, 교육학, 여성학 등에서도 관심을 갖는 분야로 학제 간 협업을 통해 연구가 이루어지고 있다.

음주운전으로 인한 인명 사고는 2017년 기준 21만 6335건으로 2000년대 이전과 비교하면 줄어들긴 했지만 여전히 매우 자주 발생하고 있고, 사망자는 4185명을 기록할 만큼 매우 위험하다(한국건강증진개발원, 2019). 술을 마시

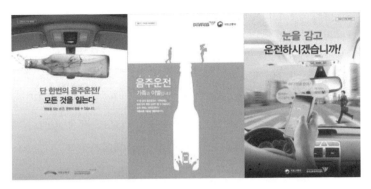

그림 2-4 **교통사고 추방 캠페인**
자료: 한국교통장애인협회.

고 운전을 할 경우 행동감각기능과 정보처리능력이 손상되어 운전 능력이 현저하게 떨어져 사고를 일으키기 쉽다. 음주는 또한 주취폭력이라 부르는 상해와 폭력을 가져오는 경우가 많다. 2017년 기준 전체 범죄자 가운데 주취자의 비율은 무려 24.9%에 이르며, 특히 살인, 강도, 방화, 성폭력 등 흉악 범죄자의 주취자 비율은 29.5%로 더 높다(한국건강증진개발원, 2019). 따라서 음주와 관련한 건강 캠페인은 주로 음주로 인한 교통사고 예방이나 주취폭력 예방에 관한 것들로 이루어졌다. 예를 들어 음주운전을 예비 살인이나 폭력과 같은 강력범죄로 규정하거나 가족과의 이별이 될 수 있음을 강조한다. 최근에는 휴대폰 사용으로 인한 사고가 증가하면서 부주의한 운전에 대한 경고 캠페인도 진행되고 있다. 〈그림 2-4〉는 이러한 음주운전 혹은 부주의한 운전으로 인한 교통사고 추방 캠페인 포스터이다.

3) 건강 관련 위기에 대한 대처와 반응

건강 관련 위기를 만드는 요인은 여러 가지가 있다. 지진이나 폭염, 폭우와 같은 자연재해도 있고, 식품 관리 소홀이나 백신 관리 소홀 등과 같이 인위적 재해도 있다. 이러한 위기는 미리 예측을 해 대비를 철저히 하는 것이 가장 중요하다. 대비에도 불구하고 위기가 발생했을 경우 대응 매뉴얼에 따라 관리를 잘 해나가야 한다. 폭염, 폭우, 태풍, 산불과 같이 계절의 영향을 주로 받는 자연재해의 경우 대비와 대응이 잘 이루어지는 편이다. 하지만 인위적 재해의 경우 발생을 예측하기 어렵고 대응 매뉴얼을 작성하기도 쉽지 않다. 따라서 식품의약품안전처나 질병관리청과 같은 관계 기관은 예방과 사건 발생 시 대응 요령에 대한 커뮤니케이션을 체계적으로 관리하고 점검 해야 한다.

인위적 재해로 인한 건강 위기 가운데 식품 안전사고가 대표적이다. 식품은 의식주 가운데 하나로 모든 사람이 매일 섭취해야 하기 때문에 안전사고가 발생하면 국민 건강에 큰 위해나 위기를 초래할 수 있다. 한국의 식품산업은 그 시장규모가 2016년 기준 약 205조 원에 이르렀고, 식품 유통까지 포함할 경우 약 450조 원에 이를 정도로 꾸준히 성장했다(농림축산식품부, 2018). 식품산업이 성장하고 있지만 여러 가지 새로운 유형의 식품 안전사고가 발생하고 있다. 2019년 4월 WTO에 한국의 수입금지를 문제 삼은 일본이 소송에서 패소하면서 원전 사고로 인한 일본 수산물의 위해는 해결되었다. 하지만 2017년 잔류 살충제(fipronil)가 검출된 계란이 유통되어 식품 안전 문제가 큰 이슈가 되었고, 그 이전에도 식품첨가물, 잔류농약, 유전자조작식품, 식중독 등으로 인한 크고 작은 식품 안전사고가 사회적 이슈가 되었다. 이러한 식품 안전사고나 이슈가 발생하면 주로 미디어를 통해서 그 소식이 전해지는 경우가 많다. 처음에는 뉴스 보도 등을 통해서 해당 이슈를 접하는 경우가 많지만, 시간이 지나면 사람들은 서로 대화를 나누거나 인터넷을 통해 정보를 더 찾아보는 등의 행위를 하게 된다. 따라서 식품의약품안전처와 같은 관계 기관뿐만 아니라 언론사 역시 정확한 정보를 제공하는 것이 매우 중요하다.

그뿐 아니라 관계 기관과 언론사는 식품 안전사고로 인해 발생할 수 있는 국민들의 지나친 두려움과 공포감을 완화시켜 줄 커뮤니케이션이 필요하다. 일반적으로 식품 안전사고가 발생하면 해당 식품은 판매가 급감해 생산 및 유통업자들이 어려움을 겪기 때문이다. 잔류 살충제 계란 사건 때나 가축 전염병이 유행할 때 농축산 농가는 큰 손해를 입었다. 더욱이 최근에는 SNS을 통한 확인되지 않은 정보나 왜곡된 정보가 무차별적으로 퍼질 수 있는 환경이 되었다. 따라서 이를 바로잡으려는 관계 기관과 언론의 노력이 어느 때보다 요구된다 할 것이다.

4) 건강위험 행동

건강위험 행동이란 개인이 건강에 좋지 않은 행동이나 생활 습관으로 인해 질환에 노출되는 경우를 이른다(정의철, 2013). 대표적인 건강위험 행동은 흡연과 음주이며, 그 밖에 안전하지 않은 성생활, 마약 사용, 도박중독, 식생활 습관 등이 이에 해당된다. 흡연과 음주는 건강 커뮤니케이션에서 가장 연구가 많이 되고 있는 대상이며, 보건복지부 산하의 한국건강증진개발원은 '금연두드림'과 '절주온'이라는 건강 커뮤니케이션 캠페인을 위한 별도의 웹사이트를 운영하고 있다. ●

흡연은 호흡기질환이나 폐암 등에 직접적인 원인으로 지목되는 대표적인 건강위험 행동이며, 최근에는 간접흡연과 같이 사회적 문제까지 일으키고 있다. 우리나라의 흡연율은 2018년 36.7%로 1998년의 66.3%에 비해 크게 감소했지만, 여성과 청소년의 흡연 비율은 비록 남성 흡연율에 비해 낮지만 꾸준히 증가하는 추세를 보이고 있다(정종훈, 2019). 음주 역시 간질환과 같은 질병과 폭력 및 음주 교통사고 등과 같은 사회적 문제를 일으킬 수 있다. 따라서 흡연과 음주로 인해 발생할 수 있는 개인 건강 손실 및 사회적 폐해에 대한 경각심을 심어주고, 관련 정보를 제공해 금연을 하고 절주하는 행동

●　금연두드림: nosmk.khealth.or.kr/nsk, 절주온: khealth.or.kr/alcoholstop.

변화를 유도하는 방식으로 건강 캠페인이 계획 및 실행되고 있다.

금연 캠페인은 오랫동안 보건복지부에서 진행했다. 현재 금연 캠페인의 대표 슬로건은 "흡연은 질병입니다. 치료는 금연입니다"로, 금연을 통해서 흡연이 치료될 수 있음을 강조한다. 금연 캠페인은 방송, 포스터, 극장, 안내 책자 등과 같이 다양한 미디어 채널을 통해서 진행되고 있다. 이와 더불어 보건소에서는 금연 클리닉을, 그리고 지역금연지원센터에서는 치료를 위한 금연 캠프를 운영하는 등 오프라인에서의 활동도 활발하다. 특히 최근에는 전자담배가 유통되면서 청소년층을 대상으로 적극적인 건강 캠페인을 진행하고 있다. 보건복지부는 2019년 10월 23일 보도 자료를 통해 액상형 전자담배 사용으로 국내외에서 중증 폐손상과 사망 사례가 발생하고 있어 그 사용을 중단할 것을 강력히 권고하기도 했으며, 불법판매 행위의 단속과 홍보 활동을 강화하기로 했다(보건복지부, 2019).

한편 보건복지부와 한국건강증진개발원은 2017년과 2018년에 절주캠페인인 '리스타트(restart)' 건전한 음주문화 정착을 위한 캠페인을 진행했다. '리스타트'의 대표 슬로건은 "알코올, 멈추면 시작됩니다"로, 음주로 인해 발생할 수 있는 각종 폐해를 사람들이 인식하고 음주 관련 인식 개선과 절주 문화를 조성하기 위해 새롭게 시작되는 긍정적 삶을 강조했다. '리스타트' 캠페인은 온라인과 오프라인에서 전개되었는데, 유튜브 채널을 통해 음주 예방 관련 동영상을 공개하고, UCC 제작이나 절주송 모집과 같은 콘텐츠 공모전을 진행했다. 특히 오프라인 활동으로는 지방자치단체와 협업으로 '리스타트: 문화회식 프로젝트'와 '리스타트 트럭'을 진행했는데, 광화문 신촌, 해운대 등과 같은 장소에서 대국민 음주 폐해 예방 캠페인을 실시했다.

5) 정신 건강

신체적 건강과 삶의 질에 대한 관심과 함께, 정신 건강의 중요성 역시 증가하고 있다(박시은·최수정·정세훈, 2016). 정신 건강이란 "정신질환이 없는 상태뿐만이 아니라 개인이 자신의 능력을 깨닫고, 삶에서 발생하는 스트레스에 대처하고, 생산적인 일을 통해 자신이 속한 사회에 기여할 수 있는 안녕 상태"로 정의할 수 있다(WHO World Mental Health Survey Consortium, 2004: 2581). 이는 정신질환이 없다는 소극적인 측면과 더불어 자신의 능력과 스트레스 대처 및 사회 기여 등에 초점을 두는 적극적인 측면이 있다. 정신 건강의 중요성이 신체적 건강만큼 중요하다는 인식에 많은 사람들이 동의하고 있고, 국가별로 이에 위한 세부적인 정책 실행과 커뮤니케이션 활동이 이루어지고 있다.

정신 건강과 관련해 가장 극복해야 할 장애요인은 정신 및 행동 장애로 고통받는 사람들에 대한 낙인과 차별이다. 어떤 특정한 집단에 대한 부정적 인식이 형성될 경우 사회적 낙인(social stigma)의 문제가 발생하며(백혜진·이혜규, 2013), 정신질환 분야에서도 사회적 편견과 사회적 낙인이 문제가 되고 있다. 정신질환을 앓는 경우 다른 사람에게 이를 밝히거나 말하기 꺼려하고, 일반인들은 정신질환자를 부정적으로 인식하는 경향이 있어 결국에는 차별적 태도로 이어지기도 한다(임지은·이성규·전준희, 2018). 많은 학자들이 사회적 낙인의 역할과 영향력에 대해 연구했다(김영욱·박단아·김수현, 2018; 유선욱·신호창·노형신·조성은, 2014; 이혜진·안순태, 2016). 예를 들어 유선옥 등(2014)은 온라인 설문조사를 통해 결핵에 대한 낙인 인식에 영향을 미치는 요인이 지각된 심각성과 자기효능감, 예방지식 등임을 밝혔다. 나아가 네 가지 낙인의 단서(표시, 책임, 위험, 그룹 라벨)와 가족에게 결핵 발병 공개 의도 간의 관계에 대해 살펴본 결과, 40~50대에서는 책임성과 그룹 라벨링(group labeling)이 공개 의도에 부적(-) 영향을 미치는 것을 밝혀냈다. 즉, 사회적 낙인이 자신의 질병을 가족에게도 밝히기를 꺼리게 한다는 것이다. 한편 금연 캠페인 효과에 관한 실험연구를 통해 김영욱 등(2018)은 낙인 인식이 공포소구로 유발된 흡연에 대한 부정적 감정과 금연행동 의도 사이를 부분적으로 매개할 수 있음을 밝혔다.

건강 커뮤니케이션 영역에서는 이러한 사회적 낙인으로 인한 차별적 인식이나 태도를 개선하기 위한 목적의 캠페인이 이루어지고 있다. 예를 들어, 에이즈 예방이나 결핵 예방과 같은 주제의 건강 캠페인은 우리나라를 포함해 세계 여러 나라에서 가장 많이 진행되고 있는 공공 캠페인이다. 하지만, 한국에서는 아직까지 정신 건강 영역의 건강 캠페인은 활발하게 진행되고 있지 않은 실정이다(송인한 외, 2014). 앞으로 국가 정책으로서 정신건강증진이 반영되어야 하며 정신 건강 캠페인 역시 국가적 수준에서 이루어져야 할 것이다. 특히 대국민 인식개선 캠페인에 초점을 두어 사회적 낙인을 없애는 인식개선을 강조해야 할 것이다. 아직도 한국에서는 본인이 정신 건강에 문제가 있어도 남들의 시선이 두려워 전문 의료인의 도움을 받으러 가는 것을 꺼리는 경우가 많기 때문이다. 정신 건강에 문제를 겪는 사람들이 전문적 의료기관의 방문을 도와주는 맞춤형 캠페인 전략이 필요한 이유다.

4 | 건강 커뮤니케이션의 인접 분야

건강 커뮤니케이션과 유사한 인접 분야로 과학, 환경 및 위험 커뮤니케이션을 꼽을 수 있다. 미국 저널리즘학회(Association for Education in Journalism and Mass Communication)는 2010년에 연구 분과(division) 가운데 하나로 승인된 ComSHER(Communicating Science, Health, Environment and Risk)를 운영하면서 과학, 헬스, 환경 그리고 위험 커뮤니케이션을 하나로 묶고 있다. ComSHER 연구 분과의 목적은 ① 과학 커뮤니케이션에 관심이 있고 윤리적이고 책임 있는 실천(practices)을 촉진하기 위한 커뮤니티를 제공하며, ② 과학을 협의로 포함하지 않고 환경, 건강 및 기술을 포함하는 '과학'의 수용을 권장하고, ③ 해당 분야에서 탄탄한 연구를 촉진하기 위한 지속적인 노력으로 다양한 연구 방법론과 접근법을 지원해 주는 것이다. 처음에는 과학 커뮤니케이션 연구

분과로 시작했는데, 과학이 건강, 환경, 위험에 대한 영역을 모두 포괄하는 것으로 이해하고 있는 것이다. ● 건강 커뮤니케이션과 이 분야들은 서로 유사한 영역으로 실제 연구에서 그 경계가 분명하게 구분되지 않는 경우도 있다. 이에 건강 커뮤니케이션의 인접 분야로 과학, 환경, 위험 커뮤니케이션에 대해 간략하게 정리해 보기로 한다.

1) 과학 커뮤니케이션

과학 커뮤니케이션은 과학과 기술뿐만 아니라 건강, 의학, 보건, 환경, 위기 등을 포함하는 광범위한 주제를 다루고 있다. 과학 커뮤니케이션은 사람들 사이에서 언어적·비언어적 채널과 방법을 통해서 과학기술과 관련된 메시지를 주고받는 상호작용적인 의미 공유의 과정으로 정의할 수 있다(최영환, 2005). 과학기술의 발전과 함께 사람들에게 필요한 뉴스와 정보를 제공해 주고, 시민참여와 소통의 공간을 제공하기 위해 과학 커뮤니케이션의 역할이 증대하고 있다(진달용, 2015). 특히 현대사회에서 과학기술은 급속도로 발전하고 있기 때문에, 해당 분야 전문가가 아니면 그 내용을 제대로 알기 어려워지고 있다. 따라서 과학기술에 대한 사람들이 관심을 갖게 하고 이해를 도우며, 특정 과학기술 이슈에서 정책참여나 시민참여 등의 문제를 해결하기 위해 과학 커뮤니케이션이 필요하다.

과학 커뮤니케이션에서는 특히 일반인과 전문가 사이의 인식 차이에 관심을 가진다. 예를 들어, 원자력발전소에 대해 전문가들은 안전한 에너지로 인식하는 반면, 일반인들은 안전하지 않은 에너지로 인식하는 경우다. 이때 전문가들은 원자력발전소와 그 작동 원리에 대해 전문적인 지식을 가지고 있지만, 일반인들은 그렇지 못하다. 특히 일반인들은 원자력발전소에 대해

● https://www.aejmc.org/home/about/groups/divisions/

주로 미디어를 통해서 정보를 접하는데 2011년에 발생한 후쿠시마 원자력발전소 사고와 같이 원전 관련 사고를 접하는 경우 위험한 에너지로 인식할 가능성이 높다. 이러한 차이에 관한 분야는 이른바 과학 리터러시(science literacy) 혹은 과학에 대한 공중의 이해(public understanding of science)에서 주로 논의되는 부분으로 과학 교육과 소통을 통해 일반인의 과학에 대한 지식과 이해를 높이는 데 미디어와 커뮤니케이션 기술이 활용될 수 있음을 주장한다. 건강 커뮤니케이션과 관련해 헬스 리터러시(health literacy)는 마찬가지로 미디어와 커뮤니케이션 기술을 활용해 일반 사람들의 건강과 관련된 지식과 이해를 높여주는 것을 의미한다.

한편 과학기술 분야에 의학과 보건학의 내용이 포함되기 때문에 과학 커뮤니케이션과 건강 커뮤니케이션이 중첩되는 연구 대상이 나올 수 있다. 예를 들어, 유전자조작(변형)식품(genetically modified organism, GMO)의 경우 해당 기술적인 내용은 과학 커뮤니케이션의 영역이지만, 유전자조작식품이 인간의 건강에 미치는 영향에 관한 내용이라면 건강 커뮤니케이션의 영역이 될 수 있다. 혹은 미디어를 통해 유전자조작식품에 대한 뉴스나 정보를 얻고 그 이후에 위험 인식이 증가했는지 여부를 연구한다면 위험 커뮤니케이션의 영역이 될 것이다.

2) 환경 커뮤니케이션

1962년 레이첼 카슨의 『침묵의 봄』이 출판된 이후 환경문제가 사람들의 주목을 받고 사회적 의제가 되기 시작했다. 이후 환경에 대한 사람들의 관심이 증가하면서 환경 커뮤니케이션 분야도 새롭게 등장했다. 환경 커뮤니케이션은 환경에 대한 커뮤니케이션 혹은 커뮤니케이션이 환경이나 인간-환경 관계에 대한 인식에 미치는 영향을 연구하는 분야로 인간과 자연 세계의 관계뿐만 아니라 환경에 대한 사람들의 이해를 돕는 실용적인 커뮤니케이션이다(Cox, 2010). 환경 커뮤니케이션은 실용적이고 구성적이라는 두 가지 기능을 갖는다고 한다(Cox, 2010). 첫째, 실용적이라는 기능을 갖는 것은 환경 커뮤니케이션이 교육과 정보전달, 캠페인을 통한 설득, 경고, 동원을 통해 환경문제를 해결하는 데 도움을 주기 때문이다. 예를 들어, 내연기관 자동차에서 배출되는 오염원이 대기환경에 영향을 미치기 때문에 규제를 강화하거나 친환경 자동차 개발을 위한 지지나 캠페인 활동을 하는 경우다. 둘째, 구성적이라는 기능은 환경 커뮤니케이션이 이해의 대상으로서 환경문제에 대한 표상(representation)을 구성하도록 도움을 주는 데 있다. 환경 커뮤니케이션을 통해 구성되는 자연환경에 대한 사람들의 인식은 숲과 강과 같은 자연이 인간 생활에 도움이 되기도 혹은 위협이 될 수도 있다고 여기게 한다.

　뉴스미디어가 미세먼지와 같은 환경문제를 어떻게 보도하는지에 따라 해당 이슈를 사회적 의제로 받아들이기도 하며, 특정 보도 방식(혹은 프레임)에 따라 해당 이슈가 발생한 원인이나 해결방안을 어떻게 인식하는지에 영향을 줄 수도 있다. 또한 기후변화를 해결하기 위해 자연을 보호하거나 친환경 자동차 도입을 위한 시민들의 참여를 조직하는 캠페인을 조직할 수 있다. 한편 환경문제로 야기된 건강 위험에 대한 연구 대상은 환경 커뮤니케이션과 건강 커뮤니케이션이 중첩될 수 있다. 예를 들어, 화력발전소 가동이나 내연기관 자동차 운행 등으로 발생하는 미세먼지에 대한 언론의 보도가 사람들의 위험 인식을 증대시켜서 친환경 정책에 대한 지지를 이끄는지에 대한 연구는 환경 커뮤니케이션이자 건강 커뮤니케이션 그리고 위험 커뮤니케이션 연구 영역이 모두 포함한다.

3) 위험 커뮤니케이션

　위험(risk)은 개인이 심리적으로 인식하거나 사회문화적 맥락 속에서 상황에 따라 다르게 인식된다는 시각이 늘어나면서 커뮤니케이션이 필요한 분야로 인정되었다(Slovic, 1987). 사람들이 특정 사건이나 이슈에 대해 어떻게 받아들이는가와 같은 개별 인식과 언론의 반응, 그리고 관련 조직과 구성원들이 어떻게 상호작용하는지에 따라 위험에 대한 인식과 수용 및 결과가 달라질 수 있다. 즉 사람의 인식에 따라 위험은 다르게 받아들여질 수 있다는 점에서 위험은 커뮤니케이션의 대상이 되는 것이다(김영욱, 2014). 따라서 위험 커뮤니케이션은 위험 평가 및 위험관리와 관련해 이해 당사자들 간에 이루어지는 지속적인 정보의 상호작용 과정으로 정의할 수 있다(김영욱, 2014).

현대사회에서 발생하는 위험은 그 종류가 많고 양상도 다양하다. 최근 발생한 신종 감염병에 대한 위험이나 유전자조작식품에 대한 위험, 미세먼지로 인한 위험 등 그 예는 매우 많다. 그 대상이 되는 신종 감염병은 건강 커뮤니케이션, 유전자조작식품은 과학 커뮤니케이션, 미세먼지는 환경 커뮤니케이션에서 주로 연구된다. 그러나 적지 않은 경우 여러 분야가 중첩되기도 한다. 일본 오염수 유출에 대한 위험은 위험 커뮤니케이션, 환경 커뮤니케이션, 과학 커뮤니케이션, 건강 커뮤니케이션 분야 모두에서 연구가 가능하다. 실제 연구에서 건강 관련 주제는 상당수 건강 커뮤니케이션과 위험 커뮤니케이션 관점에서 논의가 진행되기도 한다(예를 들어, 김활빈·오현정·홍다예·심재철·장정헌, 2018; 유우현·정용국, 2016). 위험 커뮤니케이션에서 연구되는 주요 변인은 바로 위험 인식이며, 커뮤니케이션 활동이 개인의 위험 인식과 어떠한 상호작용을 가지는지 혹은 어떠한 영향을 끼치는지 등에 연구자들은 관심을 가진다. 특히 위험 인식을 증가시키는 요인에 관심을 가지며, 뉴스 이용이나 주변인과 대화, 소셜미디어 이용 등의 역할을 주로 탐구한다. 따라서 건강 주제를 가지고 위험 커뮤니케이션 연구를 하는 경우 건강 커뮤니케이션 연구와 크게 다르지 않을 수 있다.

참고문헌

김영욱. 2014. 『위험 커뮤니케이션』. 커뮤니케이션북스.

김영욱·박단아·김수현. 2018. 「공포 소구 및 흡연에 대한 감정이 금연 행동 의도에 미치는 영향: 효능감과 낙인 인식의 조절 및 매개 효과 중심」. ≪한국광고홍보학보≫, 20권 1호, 250~290쪽.

김활빈·오현정·홍다예·심재철·장정헌. 2018. 「미디어 이용이 신종 감염병에 대한 위험 인식과 예방행동 의도에 미치는 영향: 정보 처리 전략의 매개 효과를 중심으로」. ≪광고연구≫, 119호, 123~152쪽.

농림축산식품부. 2018. "2018년도 식품산업 주요통계". https://www.atfis.or.kr/article/M001040000/view.do?articleId=3072(검색일: 2020.1.31).

≪동아닷컴≫. 2019.9.24. "한국인 사망 원인 1위 36년째 암… 사망률 역대 최대". http://www.donga.com/news/article/all/20190924/97559019/1(검색일: 2020.1.31).

박동진·정의철. 2009. 「헬스커뮤니케이션의 역사, 정의, 과제」. ≪헬스커뮤니케이션연구≫, 1권 1호, 33~48쪽.

백혜진. 2015. 「헬스 커뮤니케이션」. 이준웅·박종민·백혜진 엮음. 『커뮤니케이션 과학의 지평』, 495~539쪽. 나남.

백혜진·이혜규. 2013. 『건강 커뮤니케이션의 메시지·수용자·미디어 전략』. 커뮤니케이션북스.

보건복지부. 2019. "액상형 전자담배 사용중단 강력 권고." https://nosmk.khealth.or.kr/nsk/user/extra/ntcc/nosmokeFile/fileView/jsp/Page.do?siteMenuIdx=130&fileNo=577&spage=1&sRow=10&dataNo=&dataGr=&datalv=&searchFile=&listRange=makeYM&listType=list&level1Idx=5&level2Idx=104&postIdx=621(검색일: 2020.1.31).

송인한·권세원·김정수 외. 2014. 「자살예방을 위한 인식개선 캠페인의 국가 간 비교: 뉴질랜드·미국·아일랜드·스코틀랜드·호주 및 대한민국의 캠페인 전략 및 내용 분석」. ≪한국콘텐츠학회논문지≫, 14권 7호, 253~270쪽.

유선욱·신호창·노형신·조성은. 2014. 「결핵에 대한 낙인과 발병 공개 의도에 영향을 미치는 요인에 대한 연구: 건강신념요인, 감정 및 지식의 영향력 및 연령대별 비교를 중심으로」. ≪광고연구≫, 103호, 214~262쪽.

유우현·정용국. 2016. 「매스미디어 노출과 메르스 예방행동 의도의 관계에서 대인커뮤니케이션의 역할: 면대면 및 온라인 커뮤니케이션의 매개 및 조절 효과」. ≪한국방송학보≫, 30권 4호, 121~151쪽.

이혜진·안순태. 2016. 「금연 캠페인의 사회적 낙인 효과 연구: 흡연자의 인구사회학적 특성 및 행위변화단계에 따른 조절 효과」. ≪광고PR실학연구≫, 9권 4호, 183~208쪽.

임지은·이성규·전준희. 2018. 「정신장애 인식개선 프로그램 효과성 연구」. ≪정신보건과 사회사업≫, 46권 4호, 35~62쪽.

정다연. 2019.4.6. "의사-환자 커뮤니케이션의 중요성 증가… 의학교육과 의료현장은 어떻게 대처해야 하는가". ≪메디게이트뉴스≫. http://medigatenews.com/news/2086656015 (검색일: 2020.1.31).

정의철. 2008. 「헬스커뮤니케이션과 건강증진: 헬스커뮤니케이션의 발전, 이론, 사례, 전망」. ≪의료커뮤니케이션≫, 3권 1호, 1~15쪽.

_____. 2013. 『건강 커뮤니케이션』. 커뮤니케이션북스.

정종훈. 2019.10.27. "성인 남성 흡연율 역대 최저인데… 여중생은 "친구들 다 피워요."." ≪중앙일보≫. https://news.joins.com/article/23616327

진달용. 2015. 『과학 저널리즘의 이해』. 한울엠플러스.

최영환. 2005.3.4. "한국과학커뮤니케이션의 역할과 과제". ≪사이언스타임즈≫. https://www.sciencetimes.co.kr/news/한국과학커뮤니케이션의-역할과-과제/

콕스, 로버트(R. Cox). 2010. 『환경 커뮤니케이션』. 김남수·김찬국·황세영 옮김. 커뮤니케이션북스.

한국건강증진개발원. 2019. "음주와 건강: 술은 사회에 어떤 영향을 끼칠까요?" https://www.khealth.or.kr/board/view?pageNum=1&rowCnt=8&no1=24&linkId=999942&menuId=MENU00645&schType=0&schText=&boardStyle=Gallery&categoryId=&continent=&country=&contents1= (검색일: 2020.01.31).

한국의과대학·의학전문대학원장협회·대한의료커뮤니케이션학회. 2012. 『의료커뮤니케이션』. 학지사.

e-나라지표. 2020. "암 발생 및 사망 현황". http://www.index.go.kr/potal/main/EachDtlPageDetail.do?idx_cd=2770 (검색일: 2020.01.31).

Bernhardt, J. M. 2004. "Communication at the core of effective public health." *American Journal of Public Health*, Vol.94, No.12, pp.2051~2053.

Ratzan, S. C., Payne, J. G. and C. Bishop. 1996. "The status and scope of health communication." *Journal of Health Communication*, Vol.1, No.1, pp.25~41.

Slovic, P. 1987. "Perception of risk." *Science*, Vol.230, pp.280~285.

Stephens, K. K., R. N. Rimal and J. A. Flora. 2004. "Expanding the reach of health campaigns: Community organizations as meta-channels for the dissemination of health information." *Journal of Health Communication*, Vol.9, No.S1, pp.97~111.

WHO World Mental Health Survey Consortium. 2004. "Prevalence, severity, and unmet need for treatment of mental disorders in the World Health Organization World Mental Health Surveys." *JAMA*, Vol.291, No.21, pp.2581~2590.

2부

건강 커뮤니케이션의
이론과 개념

Health Comunication
Theory and Practice

3장
사회인지이론

임준수

　의료 선진국인 대한민국에서는 의료서비스가 매우 뛰어날 뿐만 아니라, 풍부한 의약 전문가 인프라 덕분에 직접 방문을 통해 전문가의 조언과 처방을 받는 일이 너무나 쉽다. 거기다가 매주 〈생로병사〉(KBS)나 〈명의〉(EBS)와 같은 명품 의학 다큐멘터리는 물론이고 〈무엇이든 물어보세요〉(KBS)나 〈기분 좋은 날〉(MBC) 같은 생활 건강 정보 프로그램을 통해 최신 의학 정보를 접할 기회도 다른 나라에 비해 월등히 많다. 또 2015년 이른바 메르스 사태로 불리는 중동호흡기증후군 유행 사태 때 국가 방역 체계가 뚫려 큰 보건 위기를 맞았던 아픈 경험을 반면교사 삼아, 2020년 신종 코로나바이러스 감염증(코로나19) 확산 초기에는 첨단기술을 이용한 신속하고 투명한 정보공개로 전 세계 언론으로부터 감염병 대처의 모범 사례로 칭찬을 받기도 했다. 하지만 질병관리청과 수많은 의료 전문인들의 노력에도 불구하고 전문가 권고를 거부하고 특정 종교 활동을 통해 코로나 감염을 급증시킨 환자나 자가 격리 중 행동 수칙을 이행하지 않음으로써 가족 간 감염을 일으킨 환자 등의 문제는 공중보건에서 책임 있고 분별 있는 개인행동의 중요성을 부각시켰다.

　감염병 예방을 위한 행동과 마찬가지로, 질병 예방을 위한 건강 관련 행동에 영향을 미치는 개인의 심리적 요인이나 외부 환경은 보건, 의료 전문가들은 물론이고 행동 수칙을 효과적으로 전달해야 하는 커뮤니케이터들에게도 매우 중요한 문제가 아닐 수 없다. 이 장에서는 사람들의 건강 관련 행동을 설명하고 예측하는 여러 가지 이론 중 사회인지이론(social cognitive theory)을 소개한다. 주창자 앨버트 반두라(Bandura, 1997, 2018)에 따르면 사회인지이론은 인간행위에 관한(주체적) 행위자 이론이다. 뒤에 자세히 설명하겠지만, 행위자 이론인 사회인지이론에서 인간은 설정한 목표를 달성하기 위해 의식적으로 자기조절적인 행동을 한다고 전제한다. 그리고 그 인간이 취하는 특정 행동은 개인의 내적 특성, 사회환경적 요인, 기존 행동에 기반을 둔 동인 등 세 가지가 상호영향을 미치는 가운데 나온다고 보고 있다.

따라서 이 이론을 이해하면 흡연이나 비만으로 인한 질병 발병 위험에 관한 정보나 권고를 받고, 권고된 행동을 실행으로 옮기며 이를 지속하는 사람과 실천하지 않는 사람은 도대체 어떤 차이가 있을까를 설명하는 데 유용할 수 있다. 또 사람들에게 심리적·행위적·환경적 요인에서 오는 제약을 극복하고 행동 변화를 이끌어내는 데 도움이 될 수 있는 중재(intervention) 프로그램을 개발하고 이를 평가하는 데에도 사회인지이론은 유용하다. 이 장은 다음과 같은 순서로 구성된다. ① 사회인지이론의 태동과 발전 과정을 설명한다, ② 사회인지이론의 이론적 전제와 가정, 그리고 이 전제와 가정에서 도출된 주요 개념을 설명한다. ③ 이 개념들을 이용해 개인의 건강 관련 행동을 설명하고 예측한 연구의 경향과 주요 결과를 정리한다. ④ 사회인지이론의 장점(이론으로서 강점)과 한계를 논한다.

1 | 사회인지이론의 태동과 발전

사회인지이론은 심리학의 주류 패러다임이 행동주의에서 인지주의로 바뀌는 과정에서 탄생했다. 이론의 창시자는 2020년 현존하는 가장 영향력 있는 심리학자 중 한 명인 앨버트 반두라(스탠퍼드대학교 명예교수)다. 반두라의 성장배경과 교육과정을 이해하면 그가 어떻게 사회인지이론을 발전시켰는지 더 잘 이해할 수 있다. 1925년생인 반두라는 캐나다 앨버타주의 아주 작은 시골 마을 문데어에서 태어났다. 2016년 기준 인구가 862명일 정도니 얼마나 작은 시골 마을인지 짐작할 수 있다. 캐나다 횡단 열차의 철로를 까는 일을 했던 아버지는 이 작은 시골 마을에서 모든 것을 자기 손으로 일구고 해결했을 테니, 성장기 반두라는 의지와 목표를 가진 인간이 얼마나 큰일을 이뤄낼 수 있는지 경험적으로 체득했으리라 본다. 따라서 그가 (주체적) '행위자이론'으로 부른 사회인지이론은 그의 성장배경과 떼어놓고 생각할 수 없다.

1949년 브리티시컬럼비아대학교에서 심리학 학사를 마친 반두라는 미국 아이오와대학교에서 임상심리학 석·박사 과정을 밟는다. 1950년대 아이오와대학교에는 예일대학교에서 박사학위를 한 케네스 스펜스(Kenneth Spence)가 교수로 와 있었으므로, 학생들은 행동주의적 관점에서 인간 행동을 설명한 예일대의 클라크 헐(Clark Hull) 학파에 자연스럽게 동화되었다. 클라크 헐은 인간의 모든 종류의 행동은 개인적인 것이든 사회적인 것이든, 혹은 도덕적이든 정상적인 행동이든 사이코적 행동이든 관계없이 모두 동일한 기본 원칙에 기인해 생성된다고 보았다. 그 기본 원칙은 바로, 인간 행동의 차이는 습관이 만들어지고 기능하는 조건이 다른 데서 기인한다는 것이다(Hull, 1943). 헐의 행동주의적 관점에서 인간의 행동은 동물과 마찬가지로 환경에 의한 자극에 대해 반응적으로 행동한다고 간주한다. 배고픔을 해결하기 위해 생쥐를 쫓는 고양이의 행동이 생쥐의 움직임에 따라 순간순간 달라지듯이 고양이에게서 벗어나려는 생쥐 역시 고양이의 움직임에 따라 움직임이 순간순간 달라진다(Hull, 1943). 사람의 행동 역시 주어진 외부 환경 아래 가장 지배적인 필요에 따라 달라질 수 있다고 본다. 사막에서는 물을 구하기 위한 행동을 할 것이고, 로맨틱한 상황에 놓이면 짝짓기를 위한 본능적 행동을 할 것이라는 점이다. 같은 욕구(예: 허기를 면하고자 하는 욕구)를 충족하기 위한 행동이라도 어느 상황(집에 있을 때 아니면 여행 중일 때)에 놓여 있는가에 따라 행동이 달라질 수 있다(Hull, 1943). 그리고 이 행동에 중요한 영향을 미치는 것은 보상이다. 당시 시카고대학교에서 박사학위를 마친 존 돌러드(John Dollard)와 스탠퍼드대학교에서 박사를 한 닐 밀러(Neil Miller)가 교수진에 합류하면서 예일대학교 인간관계연구소는 더 힘을 얻었다. 돌러드는 헐의 행동주의 이론에 기반을 두면서도 모방적 학습으로서 인간 행동에 미치는 사회적 조건화를 주창한다. 그리고 밀러와 돌러드의 책 『사회적 학습과 모방(Social learning and Imitation)』(Miller and Dollard, 1941)이 출간되면서 사회적 모방이론이 당대 심리학계에 큰 영향을 주기 시작한다. 모방이론은 이반 파블로프(Ivan Pavlov)의 보상과 같은 고전적 조건형성에 기반을 두고 있지만, 클라크 헐의 역동적 행동주의에 영향을 받아 보상과 처벌에 연계된 인간의 추진동력(drive: strong stimulus to action)이나 충동이 성공적 조건형성을 결정한다고 보았다. 그리고 이 추진동력은 선천적일 수도 후전적일 수도 있다고 봤다. 마찬가지로 보상 역시 배우지 않아도 알 수 있지만(예: 섹스를 통한 번식), 이차적으로 조건화(예: 사이렌이 울릴 때 대피장소로 피하는 훈련)될 수 있다고 봤다. 밀러와 돌러드는 모방이 본능적이라는 생각을 일축하고, 모방은 사회적 상황에서 조건화의 기본 요인들이 작동하면서 파생된 학습화된 패턴으로 간주한다. 전쟁을 경험한 사람이 사이렌이 날 때 주변의 대피소로 머리를 숙이고 낮은 자세로 대피하는 것 역시 역사의 한 순간에 체화한 사회적 모방으로 볼 수 있다.

다시 반두라의 박사과정 시절로 이야기를 돌려보자. 예일대학교 출신인 케네스 스펜스가 아이오와대학교에서 헐의 이론을 열심히 설파했지만, 반두라는 헐 학파의 기본 가정과 방법론에 매료되지 못했다. 하지만 당시 지배적이던 행동주의 이론의 대안적 이론인 밀러와 돌러드의 사회적 모방이론은 반두라가 당시 지배적 행동주의 패러다임에서 벗어나 대안적 사회학습이론을 발전시키는 데 영향을 준다. 또한 사회학습이론이 발전한 것은 당시의 지배적 커뮤니케이션 환경과 매체 상황과도 무관하지 않다. 반두라가 1952년 아이오와에서 임상심리로 박사학위를 따고 1953년 스탠퍼드대학교에서 강사직을 제안받아 학계에 입문했을 당시 주류 심리학에서는 인간의 행위를 사람들 간의 직접적인 대면 관계 속에서 나타나는 모방의 결과로 설명하는 학파가 대세였다. 텔레비전은 대중화되지 않았고 인터넷은 아예 없던 시대다. 이 시대 심리학자들은 직접적인 신체적·사회적 접촉이 일어나는 환경에서 이뤄진 행위를 관찰했으므로, 즉자적인 접촉에서 작용하는 영향에 더 중점을 두었다. 따라서 당대의 심리학자들이 설명하는 행동은 다른 사람과 짝을 이룬 대인관계에서 누군가의 행동을 모방하는 데에서 파생한 행동이다. 이런 이유로 오늘날처럼 대중매체의 영향력이 커지고, 소셜미디어의 등장으로 다원화된 사회에서 사람들의 행위를 설명하는 데 사회학습이론은 한계가 있다(Bandura, 2006a). 이런 한계에도 불구하고 인간의 행위를 변화시키기 위해서는 사회적 환경을 변화시켜야 한다는 사회학습이론의 기본 가정에는 시대를 관통하는 통찰이 담겨 있다(Bandura, 2004b).

반두라를 심리학계의 스타로 부상하게 만든 것은 그가 1961년 스탠퍼드대학교의 박사 학생들과 함께 했던 '보보 인형' 실험(Bandura, Ross and Ross, 1961)이다. 인간의 공격성은 사회적 모방을 통한 모델링에 의거한다는 것을 증명한 유명한 실험이다. 스탠퍼드대 병설 유아원에서 실시한 이 실험은, 고용된 한 어른이 보보 인형을 발로 차고 구두로 학대하는 모습을 본 아이들은 다른 방에서 이 장면을 보지 않은 아이들과 달리 그 어른이 행한 것과 유사한 행동을 한다는 점을 발견했다. 아이들이 성인에 대한 관찰을 통해 공격적 행동을 배울 수 있음을 실증적으로 보여준 것이다. 보보 인형 실험의 결과는 보상이나 처벌이 인간의 공격적인 행동을 억제할 것이라는 프로이드 학파와 헐 학파를 관통하던 이론적 가정과 상충하는 것이었다. 다시 말해 아이들에게 아무런 보상도 해주지 않았음에도 잠깐 함께 있는 상황에서 대리경험만으로 학습된 행위를 수행할 수 있음을 보여준 것이다. 관찰과정을 통해, 주어진 환경에서 대리경험만으로도 공격적 행동을 학습할 수 있다는 것을 증명해 낸 반두라는 1977년 모델링을 통한 사회학습이론을 주장한다. 모델링을 통한 학습에서 사회적 환경이 미치는 영향의 중요성은 교육학뿐만 아니라 이후 텔레비전으로 방영되는 폭력물이 공격성에 미치는 영향을 비롯해 매스커뮤니케이션학에도 큰 영향을 미쳤다. 더 나아가 교육기관이 아닌 텔레비전이나 태블릿 혹은 스마트폰 화면을 통해 아이들이 학습 또는 경험한 내용이 그들의 행동에 영향을 줄 수 있다는 이론적 함의를 던진다. 반두라는 2001년 ≪미디어 심리학(Media Psychology)≫에 발표한 「대중매체의 사회인지이론」이라는 논문에서 대중매체 시대의 커뮤니케이션 시스템은 사람들에게 두 가지 경로를 통해 사람들의 생각과 감정, 행동에 영향을 준다고 주장했다(Bandura, 2001a). 한 가지는 직접적으로 정보를 전달하고 동기를 부여하며 안내하는 것이고, 다른 하나는 사회적으로 매개된 영향이다. 사회적으로 매개된 경로에서 미디어는 "사회적으로 매개되는 경로에서 미디어의 영향력은 변화의 목표를 가진 참여자들을 자연스러운 인센티브와 지속적인 개인화된 안내를 제공하는 소셜 네트워크 및 커뮤니티에 연결하는 데 있다"라고 주장하면서 (매스컴의) 사회인지이론은 "새로운 형태의 행동 습득과 채택, 그리고 그 행동을 퍼뜨리고 지지하는 소셜네트워크를 지배하는 심리적 요인들의 관점에서 새로운 형태로 나타나는 행동의 사회적 확산을 분석한다"라고 했다(Bandura, 2001a, 287). 페이스북이 공식적으로 선보인 게 2004년이고, 트위터가 설립된 게 2006년이라는 것을 고려하면 선견지명이 있는 통찰이 아닐 수 없다.

사회인지이론 발전에 또 다른 지적 근간이 되는 것은 인간의 행위가 개인의 고유특성을 반영하는 것인가 아니면 환경에 영향을 받은 것인가에 대한 오랜 논쟁이다(Bandura, 2018). 이 문제에 관해 사회인지이론은 스키너의 행동주의론과 대립된다. 스키너의 행동주의론에서는 인간이 환경과 이원적이고 대등하게 상호작용 하는 자율적인 주체가 아니라 환경이 인간의 행동을 만들고 지배한다고 전제한다. 환경적 입력(input)이 들어가면 바로 행위적 산출(output)이 일어난다는 이른바 자극-반응(S-R)이론이다(Bandura, 2001b). 사회인지이론의 전제는 개인의 행동이 성격 혹은 환경에 의해 결정된다는 두 가지 다른 패러다임 어디에도 속하지 않는다. 반두라(1991)는 인간의 행동이 순전히 외부 환경에 의해서만 규제된다면 사람들은 마치 풍향계처럼 환경에서 받는 순간적 영향에 따라 끊임없이 방향을 바꾸는 방식으로 행동할 것이라고 했다. 이는 생쥐를 잡기 위해 고양이의 행동이 계속 바뀌는 것처럼 인간의 행동도 환경의 자극에 따라 계속 바뀐다는 헐(Hull)의 생각과 대립된다. 환경에 대한 반응으로 행동이 계속 바뀌지 않는 이유는 사람은 자신의 생각, 느낌, 동기부여 및 행동에 대해 통제력을 행사할 수 있는 자기성찰과 자기반응을 하기 때문이다(Bandura, 1991). 반두라는 이런 자기규제 능력에 따라 인간의 행동은 개인의 내적 동인, 사회환경적 요인, 행위적 동인 세 가지가 서로 상호 영향을 미친 결과로 나온 산물이라는 이른바 상호적 동인결정론을 제시한다(Bandura, 1986). 따라서 보건 전문가나 실무자들이 제공하는 치료는 환자나 취약자들이 주체적으로 자신의 행동에 변화를 일으킬 수 있게 도와줘야 할 뿐만 아니라 사회적 환경의 변화에도 도움이 돼야 한다. 다시 말해 보건 서비스나 보건 캠페인은 개인의 자기효능감을 높일 뿐만 아니라 사회적으로 집합적 효능감을 높이는 역할을 해야 하는 것이다.

2 | 이론적 전제와 주요 개념

반두라(2018)에 따르면 사회인지이론은 인간행위에 관한 '주체적 행위자' 이론(agentic theory)이다. 행위자 이론이라고 명명해도 되지만 앞에 주제적이라는 수식어를 단 이유는 외부 환경과의 상호작용 과정을 통해 환경에 영향은 받되 종속되지 않고 특정 행위를 주체적으로 수행하는 독립된 객체로서의 행위자임을 강조하기 위함이다. 반두라의 최근 논문(2018, 2019)을 보면 이런 주석이 가능한 근거가 나온다. 반두라는 행위자 이론은 자신의 성장과정에 뿌리를 두고 있다고 증언하면서, 동유럽에서 캐나다로 이주한 자신의 부모들이 환경의 제약을 극복하고 부여받은 농지에서 무에서 유를 만들어낸 강인한 행위자였음을 강조한다. 그는 자신의 부모를 가리켜 캐나다 이민사에서 "놀라운 행위자적 개척자(remarkable agentic pioneers)"라고 했다(Bandura, 2018, 130). 다시 말해 의도성을 가지고 스스로의 주체적 행위를 통해 일을 수행하는 사람만이 행위자가 된다(Bandura, 2001b).

그렇다면 주체적 행위자 이론으로서 사회인지이론은 왜 '인지적'이라는 핵심어를 전면에 배치했을까? 반두라는 진화 과정에서 인간이 다른 동물과 다르게 환경을 지배하고 적응해 나갈 수 있었던 것은 인지적·사유적 능력에 기인한다고 보고 있기 때문이다. 인지적 능력과 함께 언어 및 상징체계가 발전하면서 인간은 분별력 있는 행위 주체로 발전했다는 것이다(Bandura, 2006). 주체적 행위자로서 인간은 세 가지 속성이 있다. 인간의 속성은 오랫동안 네 가지로 알려져 있었지만, 반두라는 2006년에 발표된 인간 행위자의 심리학을 위해 "Toward a Psychology of Human Agency"라는 논문에 '경로와 성찰'이라는 부제를 붙이고 내용을 수정해 2018년 같은 저널에 논문을 실으면서 네 가지 속성 중 의도성을 뺐다.

예견(forethough): 사회인지이론에서 예견은 단지 앞을 내다보는 능력이 아니라, 자신이 설정한 목표를 달성했을 때 어떤 결과를 얻을지를 구체적으로 떠올려 보는 인지적 작업을 의미한다. 개인이 주변 환경의 제약에 굴하지 않고 자신의 밝은 미래를 실현하기 위해 현재의 행위를 관리하고 조절할 수 있는 것은 사회인지이론에서 중요한 결과기대(outcome expectations) 개념에 연결된다.

자기반응성(self-reactiveness): 자기반응성은 자신이 세운 목표에 비춰 현재 자신이 하고 있는 행위를 조절하고 규제하는 속성을 말한다(Bandura, 2006). 자신의 지배 체계 내에서 인간은 자기 제재를 통해 행위를 관리할 수 있는 속성이 있다(Bandura, 2006). 다이어트 목표를 설정하고 섭식을 잘 관리하다가 스트레스받는 일이나 회식이 잦아지며 자신도 모르게 어느 순간 절제된 식생활이 무너졌다는 것을 인지하면서, 다시 애초 설정한 목표에 반응하는 행위로 돌아가려 하는 것이 좋은 예다.

자기성찰(self-reflectiveness): 현재 자신의 앞에 놓여 있는 주어진 도전 과제, 생각과 행동의 건전성, 목표에 부여한 가치와 도덕성을 깨닫기 위해 자신의 효능감에 대해 깊이 돌아보는 속성을 말한다(Bandura, 2006). 반두라는 "자신의 능력, 생각, 행동의 적절성을 반영하는 메타인지 능력이 주체적 행위자로서 인간의 가장 뚜렷한 인간의 핵심 자산"(Bandura, 2018: 131)이라고 말한다.

이런 세 가지 속성을 기반으로 한 사회인지이론에서는 한 사회 내에서 개인의 행동을 개인(혹은 인지)과 행동, 외부 환경이라는 세 축을 구성하는 다양한 요인들이 상호작용 함으로써 형성된 산물로 보고 있다(Bandura, 1984, 1997; Clark and Zimmerman, 2014; McAlister, Perry and Parcel, 2008). 이를 삼원적 상호인과관계(triadic reciprocal causation) 혹은 삼원적 상호결정론(triadic reciprocal determinism)이라 부른다(Bandura, 1984, 1989). 삼원적 상호결정론에서 개인적 요인은 그 사람 특유의 개성, 생물학적 특성과 인지적 요인들을 일컫는다. 특히 특정 행동이나 환경에 대한 개인의 기대, 믿음 혹은 편견뿐만 아니라 개인의 생물학적 특성도 개인적 요인이다(Bandura 1989). 개인의 행동이 시각이나 후각, 청각 등 감각기관에 크게 영향을 받는다는 것을 생각해 보면 쉽게 이해되는 대목이다. 젊어서 후각을 잃었던 이연복 셰프가 이후 아침 공복을 유지하고 과음과 흡연을 않는 행동을 유지했다는 것은 좋은 예다. 또 어려서 개에 물린 경험이 있는 사람이 살면서 개에 보이는 행동이나, 특정 인종이나 외국인에 대한 직간접적인 경험 혹은 지식을 가진 이가 훗날 그 인종이나 외국인에 대해 보이는 적대적 행동도 개인적 요인이 행동에 어떤 영향을 주는지 보여준다. 뒤에 설명할 자기효능감이나 결과기대는 개인적 요인에서 가장 중요한 비중을 차지한다.

행동적 요인은 개인의 과거 행동뿐만 아니라 일상적 행동이나 습관을 말한다. 간헐적 단식이나 저탄고지를 해본 사람이 이런 유의 단식에 더 큰 효용감과 결과기대를 갖게 될 수 있겠지만, 한편으로는 저탄고지의 부작용에 대한 인지를 하면서 다른 방법의 다이어트로 옮아가게 되는 것은 행동적 요인과 개인적 요인이 상호작용 하는 좋은 예라 할 수 있다. 이런 이론적 배경 아래 라지브 리말(Rimal, 2001)은 정기적으로 운동을 하는 사람은 운동 관련 지식을 더 많이 갖출 것이라는 가설을 입증하기 위해 종단적 설문조사를 했다. 주기적으로 운동을 하는 사람은 매체를 통해 운동 지식을 더 많이 알게 될 것이고, 지식이 많아질수록 건강 관련 정보에 더 많이 주목하고 이를 받아들일 것이라는 가정을 해볼 수 있다. 결과를 보면 주기적으로 운동을 하는 사람은 주기적으로 운동을 하지 않는 사람에 비해 더 많은 건강 지식을 얻는 것으로 나타났다.

그렇다면 외부 환경은 개인의 행위에 어떤 영향을 줄까? 사회인지이론에 따르면 개인의 행동은 개인이 처한 환경에서 받은 영향을 반영한다. 예를 들어 어떤 개인이 패스트푸드를 좋아하는 것은 그 개인에 내재한 고유한 특성에다가 기름진 음식 먹는 것을 대수롭지 않게 여기는 가정환경이나, 자라면서 후천적으로 학습된 것이 결합된 데서 나왔을 것이라는 가정을 해볼 수 있다. 사회인지이론이 사회학습이론과 맥락이 닿는 대목이다. 이 전제는 개인의 행위는 개인의 특질을 반영한다는 정신심리학계의 지배적 이론에 대한 정면 도전이었다. 이런 맥락에서 반두라는 사회인지이론을 가리켜 "개인 변화의 이론과 실천에서 일어난 패러다임의 전환"(Bandura, 2004b: 613)이라고 자평했다. 그리고 이런 전제는 개인이 환경과 상호작용을 함에 있어서 상호결정론(reciprocal determinism)이라는 중요한 개념을 낳는다(Bandura, 1997). 상호결정론을 구축하는 세 개의 축은 언제나 같은 힘으로 서로 영향을 주는 것은 아니고, 상황이나 적용될 활동이 바뀌면 상호 간 영향력의 크기도 바뀌기 마련이다(Bandura, 1986). 이에 대해 교육심리학자 배리 짐머만(Barry Zimmerman)은 환경-개인-행동적 요인이 자기학습에 미치는 영향을 설명함에 있어서, 학교 교과과정이 구조적으로 짜져 있고 교실 내 행동에 강한 규율을 적용하는 학교에서는 자기학습이 실현되기 어려운 반면, 대안학교와 같이 교과과정에서 이런 환경적 요인(교과과정 및 규율)이 좀 더 느슨한 학교에서는 환경보다 개인 또는 행동 요인들이 자기조절학습에 더 강하게 작용할 수 있다고 설명했다(Zimmerman, 1989).

사회인지이론에 따르면 환경적 요인은 개인의 행위에 중요한 영향을 미치지만, 개인 역시 자신이 처한 환경을 자신의 목표에 맞게 수정하고 새롭게 바꿀 수 있는 잠재적 역량이 있다. 여기서 자신의 잠재적 능력에 대한 개인의 현실적 인지, 그리고 환경의 제약을 노력해서 극복했을 때 얻을 수 있는 희망적 결과물에 대한 기대가 개인을 특정 건강 관련 행동에 더 적극적으로 참여하게 만든다는 가설이 나온다. 이 과정에서 개인이 자신의 잠재적 능력에 대해 갖는 현실적인 인지는 자기효능감(self-efficacy)이라는 개념으로 이어지고, 희망적 결과물에 대한 기대는 행위 결과기대(outcome expectation)라는 개념으로 발전해 사회인지이론에서 개인적 요인을 구성하는 가장 중요한 두 개의 변인이 된다.

1) 자기효능감

자기효능감(self-efficacy)은 어떤 성과를 달성하는 데 필요한 일련의 행동을 조직하고 실행하는 자신의 능력에 대한 신념(Bandura, 1997: 3)으로 정의된다. 반두라(Bandura, 1997)에 따르면 이런 신념은 네 가지 원천에서 생긴다.

(1) 성취경험

목표 달성을 위해 기존에 수행했던 행위를 통해 해본 성취경험은 자기효능감을 높이는 데 매우 중요한 역할을 한다. 반대로 기존에 수행했던 행위가 실패의 경험을 안겼다면 자기효능감은 떨어질 것이다.

(2) 대리경험

대리경험은 자신과 비슷한 신체적 혹은 인지적 특성을 가진 사람이 이행한 행위가 목표 달성을 한 것을 목격하는 데서 대리적인 성취동기가 생기는 것을 말한다. 예를 들어 농구 기량 향상을 원하는 사람이 미국 NBA 골든 스테이트 워리어스의 스타 선수인 스테판 커리의 경기를 보거나 골프 싱글을 꿈꾸는 사람이 타이거 우즈 경기를 볼 때보다 자신과 같은 신체적 제약 요건을 가진 사람이 자신이 도달하고자 하는 정도의 목표에 도달하는 것을 지켜볼 때 효능감이 커질 것이다. 대리경험이 자기효능감을 높여준다는 것은 사회인지이론에서 사회적 학습의 중요성을 보여준다.

(3) 사회적 설득

목표 달성을 위해 노력하는 과정에서 사회적으로 관계하는 누군가로부터 격려와 칭찬을 받을 때 자기효능감이 커질 수 있다. 요즘 각종 운동 앱에서는 운동 목표(예: 만 보 걷기)를 세우고 이를 이행하는 과정을 소셜미디어를 통해 다른 이와 공유할 수 있는 기능이 있는데, 공유한 행위를 통해 온오프라인의 친구로부터 격려와 칭찬을 받을 때 자기효능감이 커질 수 있다. 닌텐도사가 출시해 한때 세계적 인기를 끌었던 위핏(Wii Fit)에는 사용자가 각 운동의 특정 단계를 마칠 때마다 코치 아바타로부터 격려를 받게 설계했는데, 이런 '성능 향상 피드백 메시지'는 사용자의 자기효능감을 높임은 물론이고, 위핏의 지속적 이용에도 긍정적인 영향을 미친다(Chao, Scherer, Wu, Lucke and Montgomery, 2013). 임준수와 노기영(Lim and Noh, 2017)은 근육운동을 위해 설계된 운동 앱에서 반복적이며 단조로운 운동(예: 윗몸 일으키기)를 한 회 수행할 때마다 다른 방식으로 프레임 된 팝업 메시지를 보여주고 운동효능감과 운동 앱 사용 의사를 측정했다. 팝업 메시지에서 손실 프레임(예: 중단하면 허리 유연성이 줄어들어 부상의 위험이 늘 것이다)보다 이득 프레임(예: 계속하면 허리의 유연성을 높여 부상의 위험을 줄일 것이다)을 사용했을 경우 운동효능감이 늘어나고, 이는 시험 사용해 본 운동 앱의 이용 의사를 높인다는 것을 보여줬다.

(4) 정서적·생리적 상태

생리적·정서적 상태에 따라 자기효능감의 크기가 달라질 수 있다. 예를 들어 중대한 경기를 앞두고 지나치게 긴장하거나 중압감을 받으면 자신감이 떨어져 오히려 제대로 된 운동 기량을 보여주지 못할 수 있다. 이런 관점에서 보면 자신의 운동 기량이나 실력을 보여주기 위해서는 몸의 경직과 마음의 스트레스를 덜어내는 상태를 만들어 효능감을 높일 필요가 있다.

2) 결과기대

사회인지이론을 구성하는 개인-환경-행위의 세 축에서 개인적 요인의 핵심 결정변인은 결과기대다. 결과기대(outcome expectations)란 어떤 행동을 취했을 때 발생할 수 있는 여러 가지 결과에 대한 가능성 혹은 그 결과에 대해 부여할 수 있는 지각된 가치를 말한다(McAlister et al., 2008). 특정 질병 예방을 위한 건강증진 혹은 건강예방 행위에 대한 혜택이 명확함에도 불구하고 이를 행동으로 옮기는 데 어떤 사람은 적극적으로 이행하는 반면, 어떤 사람은 실행으로 옮기지 않는 이유는 행위 결과에 대한 기대치나 개인이 부여하는 가치나 중요도가 다르기 때문이다.

신종 코로나바이러스와 같은 감염병이 돌 때 사람들의 행위도 사회인지이론으로 설명할 수 있다. 잘 알려지지 않은 감염병 앞에서 인간의 행위는 환경적 요인(발병지와 근접성, 확진자의 경로, 국가의 방역망에 대한 신뢰, 감염병 확산/저지 양상 등)과 개인이 지각하는 질병의 위험 정도, 심리적 공포와 같은 내재적 요인이 상호작용 하는 가운데 자신의 경험과 확진자의 완치 같은 대리적 경험을 통해 자기효능감을 인지한 바탕 위에서 대응하는 행위가 달라질 수 있다. 우리나라에서 감염병 방역 실패의 대표적 사례로 꼽히는 2015년의 중동호흡기증후군 사태 때 사람들이 분노하고 패닉상태에 빠진 이유는 지각된 환경이 개인의 내적 요인과 행위에 너무나 큰 부정적인 영향을 줬기 때문이다. 반면 2020년 신종 코로나바이러스 때는 일부 언론의 정치적 선동에도 대다수 국민들은 시간이 흐를수록 초기의 공포와 위축된 행동에서 벗어났다.

3) 자기조절

사회인지이론에 영향을 받은 건강심리학이나 교육학자들은 자기조절학습(self-regulated learning)(Clark and Zimmerman, 2014)을 중요한 개념으로 부각시켰다. 사회인지이론적 관점에서 자기조절은 개인이 목표를 달성하기 위해 개인-환경-행위라는 세 가지 결정요인을 다스리는 과정을 말한다(Bandura, 1991). 사회인지이론에서 자기조절(self-regulation)이 중요한 이유는 인간의 행위는 환경과 경험 행위에 상응해 개인이 끊임없이 자신의 영향력을 행사하려는 동기와 조절 능력에 의해 광범위한 영향을 받기 때문이다. 반두라에 따르면 자기조절은 세 가지 주요 하부 기능을 통해 작동한다(Bandura, 1991).

① 자기점검: 설정한 목표를 성취하기 위해 인간은 현재까지 거둔 성과와 그 성과를 내기까지의 상황, 그 성과가 가져올 즉각적이며 장기적인 효과 등을 점검해야 한다.
② 참조적 비교: 개인적 기준과 상황적 환경에 비춰서 자신의 행위를 평가하

는 것.

③ 자기 평가에 대한 정서적인 반응: 긍정적·부정적 혹은 보상 혹은 비판.

반두라는 1997년에 출간한 책 『자기효능감: 조절하기(Self-efficacy: The exercise of control)』라는 저서에서 자기조절에 이르는 다른 세 가지 방법을 추가해 이를 여섯 가지로 확대한다.

① 자기 점검

② 목표 설정: 단계별로 그리고 장기적으로 도달할 목표를 설정하는 것

③ 피드백: 자신의 관찰에서 얻은 행동의 양과 질에 대해 타인이 주는 의견

④ 자기보상: 자기에게 주는 유무형의 보상

⑤ 자신에게 주는 안내: 복잡한 행동을 수행하기 전과 수행하는 동안 각 단계별로 스스로에게 다음 수행할 일에 대해 안내를 해주듯 말하는 것

⑥ 사회적 지지받기: 자신의 행동을 지지하고 행동조절을 할 수 있도록 격려해주는 사람들이 있음을 인지하는 것이다.

3 | 사회인지이론에 기반한 건강행동 예측과 중재 프로그램의 평가

사회인지이론은 사람과 환경 간의 상호작용에서 상호결정론을 강조한다(Bandura, 2001b). 사회인지이론은 인간의 행동은 개인적·행동적·환경적 영향의 역동적인 상호작용의 산물이라고 주장한다(McAlister, Perry and Parcel, 2008). 다시 말해 개인의 행동은 그 사람의 과거 학습, 환경에 대한 현재 지각, 지적·신체적 역량이 상호작용 해 발생한다(McAlister, Perry and Parcel, 2008: 176). 인간의 행위를 개인의 특성과 환경이 서로 상호작용 하며 영향을 준다고 본 상호결정론으로 설명하는 사회인지심리이론에서는, 목표의식을 가진 인간

이 환경과 자신을 동시에 조절하며 행위에 이르는 과정을 어떻게 설명할까? 반두라(Bandura, 2000)는 인간이 환경의 영향을 조절하며 목표를 수행하는 과정에서 설정된 목표를 달성하는 데 가장 중요한 결정인자는 자기효능감이라고 했다. 자신이 원하는 목표를 달성할 수 있다는 믿음이 없거나 목표를 이루는 데 자신의 행동을 가로막는 환경을 능동적으로 바꿀 수 없다면 행동에 들어갈 동기가 약해질 것이기 때문이다. 자기효능감이 목표 수행을 위한 동기를 부여하는 데 핵심적인 역할을 하는 이유는 환경의 제약을 고려해서 어느 정도의 노력을 하고 참아내야 할지를 결정해 주기 때문이며, 그 정도의 노력을 하면 어떤 결과를 만들어낼 수 있을지를 파악하는 데 도움을 주기 때문이다(Bandura, 1997). 반두라에 따르면 낙관적인 효능감은 목표 달성에 도움을 주지만, 현실적인 효능 인지를 하게 될 경우 목표 시도 자체를 포기하거나 환경에 장애가 발생할 시 노력을 중단하거나 결과기대에 냉소적이 됨으로써 목표 달성이 어려워질 수 있다(Bandura, 1995).

〈그림 3-1〉은 사회인지이론에서 자기효능감이 행위에 미치는 직간접적인 영향의 구조적인 관계에 대한 이론적 모델이다. 이 모델의 기본적 얼개는 자기효능감은 행위에 직접적인 영향을 미치기도 하지만 설정된 목표, 결과기대, 사회구조적(혹은 환경적) 요인에 영향을 줌으로써 간접적으로 행위에 이를 수도 있음을 암시하고 있다. 모델에서 보여주듯이 자기효능감은 개인적·환경적 결정요인들 간 상호관계의 산물로서 인간 행위를 밝히는 이론적 구조를 설명하는 데 가장 중요한 변인이다(Bandura, 2000). 이 모델에서 자기효능감부터 결과기대에 이르는 영향을 보여주는 선은 "행위에 대한 결과기대는 주어진 여건에서 자신이 얼마나 잘 목표를 수행할 수 있을지에 대한 개인의 믿음에 달려 있음"을 의미한다(Bandura, 2000: 180). 여기서 기대하는 결과는 "비용 혹은 혜택, 사회적 칭찬 혹은 책망, 자기인정 혹은 자책 등의 형태"로 나타날 수 있다(Bandura, 2000: 180).

〈그림 3-1〉을 통해 알 수 있듯이 사회인지이론은 자기효능감에 대한 인

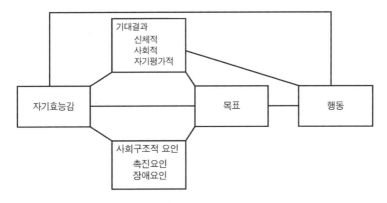

기대결과
신체적
사회적
자기평가적

자기효능감

목표

행동

사회구조적 요인
촉진요인
장애요인

그림 3-1 **인지된 자기효능감이 동기 및 성과 달성에 미치는 직접적이고 간접적인 영향에 대한 구조적 경로 모델**
이 경로 모델에서 자기효능감의 간접적 영향은 목표와 결과기대,
사회구조적 촉진요인과 장애요인을 통해 매개되는 것으로 가정된다.
자료: Bandura(2000).

지가 행위에 이르는 구조적 과정을 설명하고 있다. 사회인지이론의 가장 핵심적인 가설은 자기효능감이 건강 관련 행동에 직간접적인 영향을 준다는 것이다. 사회인지이론을 적용한 건강행동의 기본 모형에서 유의해 볼 점은 자기효능감과 더불어 결과기대와 사회구조적 요인도 목표(설정)에 영향을 준다는 점이다. 사회구조적 요인은 환경에서 오는 제약뿐만 아니라 촉진요인도 포함한다. 주체적 행위자 이론으로서 사회인지이론은 건강행동을 예측하는 데 자기효능감을 가장 강력한 결정요인으로 꼽고 있고, 이 가설은 수많은 건강 중재 효과 연구에서 입증되었다(Plotnikoff et al., 2000).

건강심리학과 건강 커뮤니케이션 분야의 수많은 연구자들이 앞에 제시한 기본 모델을 바탕으로 여러 분야의 건강 관련 연구를 했다. 특히 건강예방행동과 관련한 많은 연구에서는 자기효능감, 결과기대, 환경적 장애, 자기조절이 행동 채택과 지속에 미치는 영향을 설명했다. 이 중에서도 특히 인지된 자기효능감과 결과기대는 다양한 환경에서 건강증진행동의 채택과 지속을 설명하는 데 핵심적인 변수로 자리매김했다. 또 당뇨병 환자와 관련한 연구에서는 자기효능감이 높은 사람일수록 의사나 건강 관련 전문가들이 추천하는 의료·식이·운동 요법을 더 잘 이행할 것이라는 가설을 검증한 연구들이 많이 나왔다.

사회인지이론을 이론적 배경으로 한 건강 관련 연구는 전략적 중재 프로그램을 개발하고 중재 효과를 체계적으로 측정하는 이른바 중재(intervention) 연구와, 동일한 질병이나 상태의 참가자들에 대해 특정 기간 혹은 특정 시점에 관찰한 결과를 기술하는 관찰(observation) 연구 양쪽에서 모두 활발하다. 다음 섹션에서는 건강행동을 예측하기 위해 사회인지이론을 이론적 기반으로 한 기존의 연구 경향에 대해 개괄적인 정리를 한다. 건강 관련 행동에 관한 중재 연구와 관찰 연구들을 편의적으로 건강예방행동과 건강증진행동 차원으로 분류해 주요 연구에서 사회인지이론이 어떻게 이용되었는지를 설명한다.

1) 사회인지이론을 기반으로 한 건강예방행동에 관한 연구

건강예방행동은 여러 가지 질병이나 감염병을 예방하기 위한 예방행동과 특정 질병이 발병하거나 악화되기 전에 사전에 감지하는 탐지적 행동을 포함한다. 예방행동의 예는 치주질환을 막기 위한 구강관리행동, 후천성면역결핍증(AIDS)이나 성병 예방을 위한 콘돔 사용, 피부암 발생을 막기 위한 자외선 차단 행동, 폐암이나 심장질환을 막기 위한 금연, 중동기호흡증후군(MERS)나 신종(H1N1)등 신종 감염병을 막기 위한 예방행동, 당뇨환자의 식단 조절 등 자가관리 행동 등을 들 수 있다. 감지적 행동은 유방암 자가진단(BSE)을 예로 들 수 있다.

딜로리오 등(Dilorio et al., 2000)은 사회인지이론을 기반으로, 성적으로 왕성한 대학생들의 콘돔 사용에 대해 설문조사를 했다. 콘돔 사용에 관련해 신체적 기대감에 관한 믿음은 '콘돔 결과기대 스케일'(예: 내가 콘돔을 사용한다면 성교가 더 짜릿할 것이다)을 이용해 측정했고, 콘돔 사용에 대한 자기효능은 다양한 상황에서 콘돔을 사용할 수 있는 능력에 대한 자신감을 측정하는 네 가지 항목 척도를 이용해 평가했다. 이 네 가지 항목은 안전한 성교를 위한 자기효능을 측정하는 21개 항목에서 가져왔는데, 성관계 거부에 대한 자기효능, 콘돔 사용에 대한 자기효능, 약물/알코올을 한 상대와 성교를 거부할 자기효능, 상대와 섹스에 대해 토론하는 데 있어서 자기효능으로 구성되어 있다. 이 연구의 가장 중요한 발견은 자기효능이 콘돔 사용에 직접적인 영향을 주는데, 이 영향의 크기는 콘돔 사용의 신체적 기대가 콘돔 사용에 미치는 영향보다 훨씬 적었다. 또 자기효능감은 콘돔 사용의 신체적 기대감을 매개해서 콘돔 이용에 간접적으로 영향을 주는 통로도 발견했다.

건강을 위한 예방 행위를 예측하는 보건 연구는 치의학 연구에도 이용되었다. 치주 건강을 위해 올바른 양치질과 치실 이용에 대한 연구를 예로 들 수 있다. 사회인지이론에 기반을 둔 건강예방 행위에서 자기조절이 잘된 사람은 자기효능감이 높을 뿐만 아니라 행위 수행에 대한 계획(이하 플래닝)도 잘한다. 건강 예방을 위해 특정 행위를 하고자 행위의 주체자는 일련의 행동(계획-개시-유지-재발관리 등)을 계획하고 조정해야 하는데, 그 출발점이 바로 플래닝이다(Luszczynska and Schwarzer, 2003).

슈바르처 등(Schwarzer et al., 2007)은 플래닝과 단계별 자기효능감이 치주염 예방을 위한 치실 이용에 어떤 영향을 주는지 연구했다. 이를 위해 독일 대학생들을 대상으로 치실 이용에 관한 설문조사를 세 차례 실시했다. 1차 설문에서는 치주염에 관한 위험지각(치실을 사용하지 않을 경우 치주염에 걸릴 위험이 증가할 것이다), 동기 효능감(무슨 일이 있더라도 나는 매일 치실을 사용할 자신이 있다), 결과기대(예: 정기적으로 치실을 하면 치아가 더 깨끗해질 것이다), 치실 이용 의향(예: 앞으로 4주간 치실을 정기적으로 이용할 것이다)로 구성된 사회인지이론 문항에 대해 기본값을 측정했다. 같은 패널에 대해 2주 후에는 회복 효능감(초기에 효과를 보지 못할지라도 일단 시작하면 나는 치실질을 지속할 자신이 있다)과 플래닝(나는 언제 치실을 할지에 대한 구체적 계획이 있다)에 관련된 문항을 묻고, 6주 후 세 번째 설문에서는 행동 결과(예: 치실 횟수)에 대해 물었다. 조사 분석 결과, 이들은 동기적 자기효능감과 결과기대 모두 초기 치실 이용 의향을 증가시키고 이는 궁극적으로 치실질 행위에 긍정적인 영향을 미친다는 것을 발견했다. 또 동기적 자기효능감은 2주차에 측정한 회복효능감에 매우 큰 영향을 미치고 이를 통해 치실 행위가 늘어났음을 발견했다(Schwarzer et al., 2007). 자기효능감은 이용 의향을 늘리고 이용 의향이 플래닝을 거쳐 사용빈도를 늘린다는 것도 발견했다.

해밀턴 등(Hamilton et al., 2017)은 호주 대학생을 대상으로 슈바르처 등(Schwarzer et al., 2007)과 비슷하게 3회에 걸친 종단설문조사를 실시했다. 이들은 첫 번째 설문에서 조사한 초기 치실 사용 의향이 세 번째 조사한 실제 행위에 미치는 영향에 대해 자기효능감과 플래닝이 매개 역할을 하는지를 연구했다. 분석 결과, 치실 사용에 대한 초기 의향의 실제 행위 예측은 자기효능감과 플래닝에 의해서 완전히 매개된다는 것을 발견했다.

사회인지이론은 유방암 자가검진 행위를 예측하는 데도 유용하다. 자기효능감, 플래닝, 결과기대, 위험인지 등 사회인지이론 변수들이 여성들의 유방암 자가검진 의향과 행위를 예측할 수 있는지를 알아보기 위해 러스진스카와 슈와르츠(Luszczynska and Schwarzer, 2003)는 두 차례에 걸친 종단설문조사를 실시했다. 조사 결과 지각된 위험은 자가진단 의향에 영향을 주지 않지만, 자기효능감은 진단 의향과 유지 및 회복효능감에 긍정적인 영향을 미침으로써 유방암 자가진단 시행 행위를 높인다는 것을 발견했다. 자기효능감에 의해 영향을 받은 의향은 또 플래닝을 의미 있게 높여주고, 이는 결국 자가진단으로 이어지는 결과도 나왔다.

피부암 예방을 위한 자외선 차단 행동에도 사회인지이론은 중요한 이론적 배경을 제공한다. 마이어스와 호스윌(Myers and Horswill, 2006)은 사회인지이론과 합리적 행동이론을 기반으로 여름철 일광욕을 즐기려는 영국 젊은이들의 자외선 차단 행동을 이해하기 위해 두 차례 종단설문조사를 실시했다. 조사 결과자기효능감은 자외선 차단 행위를 예측하는 데 가장 강력하고 의미 있는 상관관계를 보여준 반면, 합리적 행동이론(TPB)의 핵심변수인 지각된 행위통제(perceived behavioral control)는 유의미한 관계가 없다는 것을 발견했다(Myers and Horswill, 2006). 제임스 등(James et al., 2002)은 1996년 미 텍사스주 휴스턴 지역의 유치원의 직원들을 대상으로 미취학 아동들에게 선크림을 발라주고 자외선 차단 행동을 하는 데 있어서 자기효능감, 긍정적 결과기대, 사회적 규범이 미치는 영향을 평가했다. 연구 결과 자기효능감은 자외선 차단을 위한 행동(예: 긴팔 셔츠 착용, 모자 사용, 음영 영역 설정 등)의 유일하면서 가장 중요한 예측 변수인 것으로 밝혀졌다(James et al., 2002).

브리커 등(Bricker et al., 2010)은 급증하는 청소년 흡연 문제에 대처하기 위한 효과적 중재 프로그램 개발과 평가 연구를 수행했다. 사회인지이론을 기반으로 이들은 청소년들이 금연을 시도하고 지속하는 데에는 금연할 수 있다는 확신을 기반으로 한다는 점, 그리고 이 확신에 영향을 미치는 것은 스트레스를 일으키는 상황과 사회환경적 여건(예: 가족 문제, 친구 문제, 미디어의 영향 등)하에서도 흡연을 하지 않을 수 있다는 자기효능감이라는 점에 주목했다. 미국 워싱턴 주 50개 고등학교에서 사전 설문을 통해 흡연자 약 2000여 명을 발견하고, 이 중 25개 학교의 학생 약 1000여 명에게는 카운셀러의 직접 전화를 통한 중재 프로그램을 수행하고 다른 25개 학교 학생들(통제집단)에게는 중재 프로그램을 제공하지 않았다. 1년에 걸쳐 시행된 이 장기적 추적조사에서 연구자들은 카운셀러의 전화를 통한 중재가 사회환경적 여건과 스트레스를 일으키는 여건 모두에서 흡연에 저항하는 자기효능감을 향상시킨다는 것을 발견했고, 증진된 자기효능은 이 중재 프로그램이 흡연 중단에 미친 영향을 설명하는 데 의미 있는 매개변인이라는 것도 밝혀냈다.

다이크스트라 등(Dijkstra et al., 1999)은 자기평가적 결과기대가 금연에 미치는 영향을 연구했다. 이 연구는 기본적으로 반두라(Bandura, 1997)가 정교화한 세 가지 유형의 결과기대(신체적·사회적·자기평가적 결과기대) 중 자기평가적 결과기대에 초점을 맞췄다. 자기평가적 결과기대는 자신의 행위에 대한 승인 혹은 비승인, 자부 혹은 후회 등의 결과기대를 이끈다. 사회인지이론의 가정에 따르면 사람들은 긍정적 자기평가를 가져올 수 있는 행동은 채택하는 반면, 부정적 자기평가를 낼 행동은 피하게 된다. 따라서 금연으로 인한 단기적 건강 혜택에 대한 외적 기대감(신체적·사회적 결과기대)은 자신이 세운 기준에 따른 내적 기대감인 자기평가를 거쳐 금연 행위에 이를 것이라 가정하고, 사회적·신체적 결과기대가 금연 행위에 미치는 영향은 자기평가에 의해 매개될 것이라는 가설을 검증했다. 흡연자들을 대상으로 종단설문조사를 통해 외적 결과기대가 금연에 미치는 영향은 내적 자기평가 기대에 의해 매개된다는 것을 발견했다(Dijkstra et al., 1999).

사회인지이론은 인슐린 의존성 당뇨병(1형 당뇨병) 환자들 사이에서 요법 수행의 지속 여부에 미치는 예측 인자를 찾는 데에도 이용되었다. 당뇨병 연구자들은 자기효능감이 당뇨환자가 자가 치료를 지속하는 데에도 중요한 역할을 한다는 연구 결과를 발표했다. 의존성 당뇨병 환자들을 대상으로 한 연구에서 맥콜 등(McCaul, Glasgow and Schafer, 1987)은 성인과 청소년 환자 모두에게서 자기효능감이 높을수록 처방된 요법(인슐린 자가 주사, 혈당점, 다이어트, 운동)을 더 지속적으로 행한다는 것을 발견했다. 세네칼 등의 연구(Senécal et al., 2000)에서도 자기효능감은 당뇨환자의 식단 조절을 통한 자가 치료 지속 행위에 긍정적인 상관관계가 있다는 것을 발견했다.

2) 사회인지이론에 기반한 건강증진연구

사회인지이론은 또 건강증진행동을 설명하는 데에도 유용하다. 특히 건강증진을 위해 사람들의 행동을 어떻게 변화시킬 수 있을 것인가에 대해서 사회인지이론은 여러 연구를 통하여 입증된 아주 강력한 설명 및 예측 모델

을 제공한다. 사회인지이론에 기반한 앞의 모델(그림 3-1참조)에 따르면, 자기
효능감과 자기조절 능력을 높여줄 수 있다면 더 많은 사람들이 건강증진행
동에 참여하고 지속할 수 있다.

운동심리학의 많은 연구들이 이런 관점에서 사회인지이론을 채택하고
있다. 건강증진을 위한 행동과 관련해서 가장 많이 연구된 분야는 '운동 지
속'에 미치는 사회인지이론 관련 변수들의 영향이다. 특히 운동심리학에서
자기효능감은 물리적, 심리적 방해요인에 직면한 개인이 특정 운동을 지속
적으로 수행할 수 있게 해주는 핵심적 예측 변수라는 게 지배적 학설이다
(Strecher, DeVellis, Becker and Rosenstock, 1986). 이런 이론적 기반에서 생활체육과
운동 습관 장려를 목적으로 하는 다양한 중재적 방법에 대한 연구가 수행되
었다.

일리노이대학교 운동심리학연구소의 설립자인 에드워드 맥콜리(Edward
McAuley)와 그의 동료들은 자신의 신체 기능과 관련해 높은 운동효능감을 갖
고 있는 사람들이 낮은 사람에 비해 심리적 웰빙 지수가 높고, 심리적 스트
레스나 운동 중 혹은 운동 후 피로를 덜 느끼며(McAuley and Blissmer, 2000), 생
활체육과 관련한 삶과 행동을 채택하고 유지할 가능성이 더 높다는 결과를
발표했다(McAuley and Courneya, 1993). 운동 및 건강 심리학 연구자들은 다양한
사람들 사이에서 신체활동 및 운동 이행 시 운동 자기효능감(exercise self-efficacy)
의 역할을 조사했다(Hofstetter et al., 1990, Marcus et al., 1992, McAuley and Courneya,
1993). 운동 자기효능감은 개인이 서로 다른 조건이나 제약 조건에서 운동을
조절하는 데 필요한 자신감의 정도를 말한다(Marcus et al., 1992).

할람과 페토사(Hallam and Petosa, 2004)는 자기조절능력과 결과기대를 향상
시킬 목적으로 개발된 중재 프로그램이 직장인들의 사내 운동시설 이용과
지속에 의미 있는 영향을 줄 수 있는지를 연구했다. 전단지를 통해 미국 미
시시피 주 내 서비스 관련 회사 직원 중 운동을 시작하려고 마음먹은 사람들
과 이제 막 시작한 사람들을 대상으로 네 번의 교육 프로그램을 2주에 걸쳐

실시했다. 연구 결과 중재 프로그램을 받은 참가자 67%가 12개월 동안 운동을 지속한 데 반해, 같은 기간 동안 중재를 받지 않은 통제 그룹의 참가자 가운데 운동 지속은 43% 감소했다는 것을 발견했다.

운동심리학자들은 건강증진을 위해 운동효능감을 높이는 실제적 방안에 대해서도 유용한 방법을 제안한다. 예를 들어 나이 들어감에 따라 운동 자기효능감이 떨어질 때, 사회적 모델링에 기반해 자신과 연령대와 신체적 조건이 비슷한 사람들의 운동하는 모습을 담은 비디오테이프를 보여줌으로써 운동 습관 채택과 지속의 효과를 볼 수 있다(McAuley and Courneya, 1993). 특히 요즘 피트니스센터의 유산소운동 기구(예: 일립티컬이나 트레드 밀, 실내자전거)에는 스크린이 달려 있는 경우가 많은데 이런 스크린을 이용하면 사회적 모델링에 의한 운동 자기효능감 증진을 이끌어낼 수 있을 것이다.

공중보건정책 연구자들은 체중감량을 목표로 다이어트를 하거나 건강을 유지하기 위해 건강한 식단을 선택하는 데 있어서 자기조절학습의 중요성을 연구했다. 우리 일상생활에서 쉽게 접할 수 있는 체중감량에 동기를 둔 두 유형의 사람을 떠올려보면 쉽게 이해가 간다. 한 유형의 사람은 높은 자기효능감을 가지고 있으며, 노력을 기울이면 체중감량이 가능하다고 생각하며 자신의 행동을 계속 모니터링하면서 가족들이나 친구들에게 지속적인 지지를 구한다. 반면 다른 유형의 사람은 자기효능감이 낮으며 권장된 식이요법을 구체적으로 지속하는 데 방해되는 요인이 많다고 생각한다. 과연 어떤 유형의 사람이 고열량의 생일케이크가 주는 유혹을 이겨내고 매일 아침 일찍 운동을 할 것이라고 생각하는가? 두 유형의 사람이 동일한 목표와 동기를 가지고 시작했더라도 사회인지이론에서 강조하는 자기모니터링, 자기평가, 자기효능감, 결과기대가 낮은 사람보다 높은 사람이 체중감량의 목표를 더 쉽게 달성할 뿐만 아니라 요요 없이 감량된 체중을 유지할 것임을 쉽게 알 수 있다.

사회인지이론을 바탕으로 한 건강증진연구의 목표는 사람들의 행동 변화에 가장 큰 영향을 주는 자기효능감을 높이는 중재 프로그램이나 공중보건 캠페인을 개발하고 효과를 실증적으로 보여주는 데 있다. 사회경제적인 지표가 낮은 가정에서 자란 청소년들은 높은 가정에서 자란 아이들보다 덜 바람직한 음식을 섭취하는 경향이 있는데, 이 문제에 대해 어떻게 접근할지를 알아보기 위해 볼 등(Ball et al., 2008)은 호주 멜버른에 위치한 모든 고등학교 학생들을 대상으로 식습관에 미치는 사회인지이론 변인의 영향을 조사했다. 참가 학생들은 자신들의 식습관, 건강한 식습관을 위한 자기효능, 가정에서 이용 가능한 음식 및 사회적 모델링에 관련된 설문에 응했고, 부모들은 인구사회학적 특성을 제공했다. 조사 결과 과일 섭취에 미치는 사회-경제적 환경의 영향은 모든 사회인지적 변수들에 의해 매개된다는 것을 발견했다(Ball et al., 2008). 특히 사회인지이론에서 제시한 인지, 사회, 환경적 변수들은 엄마의 교육 수준에 관련되어 있다는 점이 정책입안자들에게 사회경제적 수준이 낮은 가정에서 엄마들에 대한 정책적 중재 노력이 더 필요함을 제시하고 있다.

체중 증가는 심혈관질환 및 청소년의 대사 증후군에 부정적인 영향을 줄수 있는데, 고등학교 졸업 후 대학에 진학하면서 많은 학생들이 규칙적인 운동과 식단 조절을 수행하지 못하면서 체중조절에 실패하는 경향이 있다. 데니스 등(Dennis et al., 2012)은 대학 신입생 체중 증가 예방을 목표로 사회인지이론에 기반해 인터넷과 교실 강의를 통한 중재를 꾀했다. 이 중재 프로그램에 참여한 대학생들에게서 의미 있는 체중감소는 발견하지 못했지만, 이 연구는 사회인지이론을 이용해 자기효능성과 자기조절에 초점을 둔 각기 다른 종류의 중재 프로그램의 개발에 실질적인 도움을 줄 것으로 보인다(Dennis et al., 2012).

건강증진 연구에서 사회인지이론은 성인들의 식품 구매 및 영양 소비를 예측하는 데 유용하게 이용될 수 있다. 앤더슨 등(Anderson, Winett and Wojcik, 2007)은 미 버지니아 주 14개 교회 교인들을 대상으로 영양 섭취에 관련한 사회적 지원·자기효능감·결과기대 및 자기조절 요소를 측정한 후, 이들이 얼마나 건강한 식생활을 하고 있는지를 알아보았다. 연구 결과 참석자들의 자기조절 행동이 건강한 음식 섭취에 핵심적인 역할을 한다는 것을 발견했다. 또 영양에 관한 자기효능감과 가족의 지지를 더 높이면서 부정적인 결과기대를 낮출 수 있는 중재 프로그램을 시행할 경우 사람들의 자기조절 행동을 강화할 수 있다고 제안한다(Anderson et al., 2007).

4 | 사회인지이론의 장점과 한계

좋은 이론은 몇 가지 핵심적인 개념을 연결해 검증 가능한 진술문을 만들어 특정 사회현상 혹은 자연현상을 체계적이고 일관되게 설명하거나 예측할 수 있어야 한다. 이때 현상이나 사건, 혹은 상황을 설명하는 데 필요한 개념들은 논리적으로 타당한 전제와 정의를 기반으로 하며 상호연결 된 개념들은 검증 가능한 진술문인 가설을 도출하는 데 도움을 줘야 한다. 이런 점에서 사회인지이론은 개인의 지각된 인지가 환경과의 역동적인 상호작용을 통해 행동으로 구체화하는 과정을 상호 연관된 몇 가지 개념들의 관계 위에서 설명해 준다는 점에서 좋은 이론으로 볼 수 있다.

사회인지이론은 개인의 행동이 전적으로 환경 혹은 개인의 내재하는 속성에서 나온 것이라고 보지 않고, 환경과 개인 그리고 그 개인의 기존 행동의 상호작용 가운데 나온다고 보는 능동적 행위자 이론이다(Zimmerman, 1989). 따라서 중재 캠페인 혹은 중재 교육 프로그램을 통해 개인의 자기효능감을 높여주거나 결과기대를 높여줄 수 있다면 환경에서 오는 제약을 극복하고 건강예방행동이나 건강증진행동을 위한 의미 있는 변화를 이끌어낼 수 있다는 확신을 갖게 한다. 얼핏 생각하면 건강 커뮤니케이션보다는 건강심리학에 더 큰 함의를 주는 이론처럼 보이지만, 의미 있는 행동 변화를 이끌어내려는 건강 커뮤니케이션 연구자에게도 중요한 이론적 배경을 제공한다. 인간-환경-행동에 의한 삼원적 상호인과관계에서 가장 중요한 환경은 과거에는 대인관계였지만, 요즘은 대중매체와 소셜미디어이기 때문이다. 다시 말해 대중매체나 소셜미디어에서 받은 여러 형태의 영향이 개인의 지각된 자기효능감이나 결과기대와 결합해 어떻게 건강 관련 행동을 채택할 것인가에 대한 심리적 기재를 설명할 때, 사회인지이론은 검증 가능한 가설을 도출하는 데 중요한 이론적 전제를 제공한다.

사회인지이론은 각종 질병이나 감염병 관련 특정 위험군에 있는 사람들의 예방행동을 바꾸는 공중보건 캠페인이나 위기 커뮤니케이션을 해야 하는 전문가들(예: 질병관리청장)에게도 유용한 실무적 함의를 준다. 특히 예방과 관련 개인의 단기적 희생이 요구되는 행동을 권장하는 중재 프로그램이나 캠페인을 전개할 때 사회인지이론은 효과적인 메시지를 만드는 데에도 도움을 줄 수 있다. 예를 들어 사람들에게 단기적인 인내와 비용의 고통보다 목표 성취를 했을 때 얻을 수 있는 장기적인 결과기대를 언어적으로, 혹은 시각적으로 전달한다면 취약 계층의 사람들의 행동에 의미 있는 변화를 줄 것이다.

사회인지이론은 인간 행동을 설명하고 예측하는 데 매우 유용한 좋은 이론임에는 분명하지만 몇 가지 한계가 있다. 먼저 상호결정론을 형성하는 세 요인들 중에 어떤 요인이 가장 중요한지는 개인이나 상황에 따라 다르기에 행동 예측의 결과도 상황에 따라 유동적일 수 있다는 모호한 답이 나올 수 있다. 이를 역동적이라 말하는 연구자들(Riley et al., 2015)도 있지만, 여전히 환경적 상황이 급격히 바뀌면 인지적 요인은 위축될 수 있다. 이와 관련해 반두라는 세 요인 간 상호 주고받는 힘의 크기는 균질하지도 않고, 어떤 요인이 다른 요인에 영향을 주는 데 있어서 시간상 선후관계가 정해져 있는 것도 아니라고 설명했다(Bandura, 1986). 모든 관계가 요인들 간 상호 영향력의 주고받음을 고려한다고는 하지만, 특정 행동에 있어서 어떤 요인이 다른 요인에 선행하는가에 관해 체계적인 데이터를 수집하기가 어렵다. 인과관계를 밝히기 위해서는 리멀(Rimal, 2001)이 했던 것처럼 종단연구를 통해 특정 시점의 행동 요인(예: 주기적 운동)이 다른 시점의 인지적 요인(예: 운동관련 지식 증가)에 미치는 영향을 구조방정식을 통해 입증해 보이는 방법도 있지만, 사회인지이론의 상호결정론은 요인들 간의 상호작용의 순환에 기반해 있기 때문에 이런 인과적 가설을 세우는 자체가 어찌 보면 반이론적이라는 모순에 빠질 위험이 있다.

두 번째 약점도 첫 번째 단점과 연관이 있다. 사회인지이론은 사회학습이론에서 발전해 왔다. 보보 인형 실험에서 보여줬듯이 타인의 행동을 관찰하며 모방의 결과로 공격적인 행동이 생길 수 있다면, TV나 유튜브의 먹방 등을 보면서 폭식을 학습할 수 있다는 결론에 도달한다. 물론 사회인지이론은 (매체)환경의 요인이 곧바로 행동을 견인한다고 보지 않고 개인의 자기효능감이나 결과기대에 따라 행동을 조절할 수 있다는 반박을 할 수 있다. 그럼에도 불구하고 감정이나 호르몬의 변화에 따라 개인의 자기효능감의 영향력이 반감할 수 있는 가능성도 있다. 세 번째로 사회인지이론에서는 인지와 행동, 환경이 상호작용하는 가운데 행동이 발생하는 것으로 보고 있기에, 행동 유발에 있어서 감정의 역할을 간과하고 있다. 이는 인간 행동을 감정에 대한 대처 행동(coping behavior)으로 규정하는 인지평가이론(cognitive appraisal theory)과는 상당히 다른 관점이다. 특히 위기를 지각하고 특정 행동을 하는 인간에게는 인지적 평가에 의해 유발된 관점이 매우 큰 영향을 준다는 점에서 사회인지이론의 가장 큰 취약점이 될 수 있다. 한편 좋은 이론은 이론적 가정이나 진술문이 동서양 각기 다른 문화권에도 보편타당하게 적용될 수 있어야 한다. 동서양에 사는 사람 모두 공히 자기효능감과 기대 결과를 바탕으로 건강 관련 행동을 설명 혹은 예측할 수 있는가하는 문제를 예로 생각해 볼 수 있다. 이와 관련해서는 자기효능감이나 결과기대 등은 빅 파이브(Big Five)와 같은 보편타당한 성격 요소라기보다는 개인이 자신의 주관적 역량에 관한 믿음 정도를 나타내는 점에서 상황의존적 결정요인이라는 한계가 있다. 향후 이런 문제에 대한 비교문화연구가 필요할 듯 보인다.

참고문헌

Anderson, E. S., R. A. Winett and J. R. Wojcik. 2007. "Self-regulation, self-efficacy, outcome expectations, and social support: Social cognitive theory and nutrition behavior." *Annals of Behavioral Medicine*, Vol. 34, pp.304~312. doi: 10.1007/bf02874555

Ball, K., A. MacFarlane, D. Crawford, G. Savige, N. Andrianopoulos and A. Worsley. 2008. "Can social cognitive theory constructs explain socio-economic variations in adolescent eating behaviours?: A mediation analysis." *Health Education Research*, Vol. 24, pp.496~506. doi: 10.1093/her/cyn048.

Bandura, A. 1984. "Representing personal determinants in causal structures." *Psychological Review*, Vol.91, pp.508~511. doi: 10.1037/0033-295X.91.4.508.

_____. 1986. *Social Foundations of Thought and Action: A social cognitive theory*, Englewood Cliffs, NJ: Prentice-Hall.

_____. 1989. "Social cognitive theory." in R. Vasta(ed.). *Annals of Child Development*, pp.1~60. Greenwich, CT: JAI Press.

_____. 1991. "Social cognitive theory of self-regulation." *Organizational Behavior and Human Decision Processes*, Vol.50, pp.248~287. doi: 10.1016/0749-5978(91)90022-L

_____. 1994. "Social cognitive theory and exercise of control over HIV infection." in R. J. DiClemente and J. L. Peterson(eds.). *Preventing AIDS: Theories and methods of behavioral interventions*, pp.25~59. Boston, MA: Springer US.

_____. 1995. *Self-efficacy in Changing Societies*. New York: Cambridge University Press.

_____. 1997. *Self-Efficacy: The exercise of control*. New York: W.H. Freeman.

_____. 1998. "Health promotion from the perspective of social cognitive theory." *Psychology and Health*, Vol.13, pp.623~649. doi: 10.1080/08870449808407422

_____. 2000. "Cultivate self-efficacy for personal and organizational effectiveness." in E. A. Locke(ed.). *Handbook of Principles of Organizational Behavior*, pp.179~200. NY: Wiley.

_____. 2001a. "Social cognitive theory of mass communication." *Media Psychology*, Vol. 3, pp.265~299. doi: 10.1207/S1532785XMEP0303_03

_____. 2001b. "Social cognitive theory: An agentic perspective." *Annual Review of Psychology*, Vol.52, pp.1~26. doi: 10.1146/annurev.psych.52.1.1.

_____. 2004a. "Health promotion by social cognitive means." *Health Education and Behavior*, Vol.31, pp.143~164. doi: 10.1177/1090198104263660.

_____. 2004b. "Swimming against the mainstream: the early years from chilly tributary to transformative mainstream." *Behaviour Research and Therapy*, Vol.42, pp.613~630. doi: https://doi.org/10.1016/j.brat.2004.02.001.

_____. 2006. "Toward a pychology of human agency." *Perspectives on Psychological Science*, Vol.1, pp.164~180. doi: 10.1111/j.1745-6916.2006.00011.x.

_____. 2018. "Toward a psychology of human agency: Pathways and reflections." *Perspectives on Psychological Science*, Vol.13, No.2, pp.130~136. https://doi.org/ 10.1177/1745691 617699280

_____. 2019. "Applying theory for human betterment." *Perspectives on Psychological Science*, Vol.14, pp.12~15. doi: 10.1177/1745691618815165.

Bandura, A., D. Ross and S. A. Ross. 1961. "Transmission of aggression through imitation of aggressive models." *The Journal of Abnormal and Social Psychology*, Vol.3, pp.575~582. doi: 10.1037/h0045925.

Bricker, J. B., J. Liu, B. A. Comstock, A. V. Peterson, K. A. Kealey and P. M. Marek. 2010. "Social cognitive mediators of adolescent smoking cessation: Results from a large randomized intervention trial." *Psychology of Addictive Behaviors*, Vol.24, pp.436~445. doi: 10.1037/a0019800.

Chao, Y.-Y., Y. K. Scherer, Y.-W. Wu, K. T. Lucke and C. A. Montgomery. 2013. "The feasibility of an intervention combining self-efficacy theory and Wii Fit exergames in assisted living residents: A pilot study." *Geriatric Nursing*, Vol.34, No.5, pp.377~382. doi: 10.1016/j.gerinurse.2013.05.006.

Clark, N. M., N. K. Janz, J. A. Dodge, M. A. Schork, J. R. C. Wheeler, J. Liang, J. T. Santinga. 1997. "Self-management of heart disease by older Adults: Assessment of an intervention based on social cognitive theory." *Research on Aging*, Vol.19, pp.362~382. doi: 10.1177/ 0164027597193005

Clark, N. M. and B. J. Zimmerman. 2014. "A social cognitive view of self-regulated learning about health." *Health Education and Behavior*, Vol.41, pp.485~491. doi:10.1177/ 1090198114547512.

Conner, M. and P. Norman. 2005. *Predicting Health Behaviour Predicting Health Behaviour: Research and practice with social cognition models*, 2nd ed. UK: McGraw-Hill Education.

Dennis, E. A., K. L. Potter, P. A. Estabrooks and B. M. Davy. 2012. "Weight gain prevention for college freshmen: Comparing two social cognitive theory-based interventions with and without explicit self-regulation training." *Journal of Obesity*, Vol.1, No.10. doi: 10.1155/2012/803769.

Dijkstra, A., H. D. Vries, G. Kok and J. Rouackers. 1999. "Self-evaluation and motivation to change: Social cognitive constructs in smoking cessation." *Psychology and Health*, Vol. 14, pp.747~759. doi: 10.1080/08870449908410762

Dilorio, C., W. N. Dudley, J. Soet, J. Watkins and E. Maibach. 2000. "A social cognitive-based model for condom use among college students." *Nursing Research*, Vol.49, pp.208~214.

Evensen, D. T. and C. E. Clarke. 2012. "Efficacy information in media coverage of infectious disease risks:An ill predicament?" *Science Communication*, Vol.34, pp.392~418. doi: 10.1177/1075547011421020

Hallam, J. and R. Petosa. 1998. "A worksite intervention to enhance social cognitive theory constructs to promote exercise adherence." *American Journal of Health Promotion*, Vol.13, pp.4~7. doi: 10.4278/0890-1171-13.1.4

_____. 2004. "The long-term impact of a four-session work-site intervention on selected social cognitive theory variables linked to adult exercise adherence." *Health Education and Behavior*, Vol.31, pp.88~100. doi: 10.1177/ 1090198103259164

Hamilton, K., M. Bonham, J. Bishara, J. Kroon and R. Schwarzer. 2017. "Translating dental flossing intentions into behavior: a longitudinal investigation of the mediating effect of planning and self-efficacy on Young Adults." *International Journal of Behavioral Medicine*, Vol.24, pp.420~427. doi: 10.1007/s12529-016-9605-4

Hull, C. L. 1943. *Principles of behavior*, Vol.422. New York: Appleton-century-crofts.

James, A. S., M. K. Tripp, G. S. Parcel, A. Sweeney and E. R. Gritz. 2002. "Psychosocial correlates of sun-protective practices of preschool staff toward their students." *Health Education Research*, Vol.17, pp.305~314. doi: 10.1093/her/17.3.305

Keller, C., J. Fleury, N. Gregor-Holt and T. Thompson. 1999. "Predictive ability of social cognitive theory in exercise research: An integrated literature review." *Worldviews on Evidence—based Nursing Presents the Archives of Online Journal of Knowledge Synthesis for Nursing*, Vol.E6, pp.19~31. doi: 10.1111/j.1524-475X.1999.00019.x

Klassen, R. M. 2004. "Optimism and realism: A review of self-efficacy from a cross-cultural perspective." *International Journal of Psychology*, Vol.39, pp.205~230. doi: 10.1080/ 00207590344000330

Law, B. and C. Hall. 2009. "Observational learning use and self-efficacy beliefs in adult sport novices." *Psychology of Sport and Exercise*, Vol.10, pp.263~270. doi: https://doi.org/ 10.1016/j.psychsport.2008.08.003

Lim, J. S. and G.-Y. Noh. 2017. "Effects of gain-versus loss-framed performance feedback on the use of fitness apps: Mediating role of exercise self-efficacy and outcome expectations of exercise." *Computers in Human Behavior*, Vol.77, pp.249~257. doi: 10.1016/j.chb.2017. 09.006

Luszczynska, A. and R. Schwarzer. 2003. "Planning and Self-Efficacy in the Adoption and Maintenance of Breast Self-Examination: A Longitudinal Study on Self-Regulatory Cognitions." *Psychology and Health*, Vol.18, pp.93~108. doi: 10.1080/0887044021000019358

_____. 2005. *Social Cognitive Theory*, 2nd ed., pp.127~169. UK: McGraw-Hill Education.

McAlister, A. L., C. L. Perry and G. S. Parcel. 2008. "How individuals, environments, and health behaviors interact: Social cognitive theory." in K. Glanz, B. K. Rimer and K. Viswanath(eds.). *Health Behavior and Health Education: Theory, research, and practice*, 4th ed., pp.169~188. San Francisco, CA, US: Jossey-Bass.

McAuley, E. and B. Blissmer. 2000. "Self-efficacy determinants and consequences of physical activity." *Exercise and Sport Sciences Reviews*, Vol.28, pp.85~88.

McAuley, E. and K. S. Courneya. 1993. "Adherence to exercise and physical activity as health-promoting behaviors: Attitudinal and self-efficacy influences." *Applied and Preventive Psychology*, Vol.2, pp.65~77. doi: 10.1016/S0962-1849(05)80113-1

McCaul, K. D., R. E. Glasgow and L. C. Schafer. 1987. "Diabetes regimen behaviors: Predicting adherence." *Medical Care*, Vol.25, pp.868~881.

Meyerowitz, B. E. and S. Chaiken. 1987. "The effect of message framing on breast self-examination attitudes, intentions, and behavior." *Journal of Personality and Social Psychology*, Vol.52, pp.500~510. doi: 10.1037/0022-3514.52.3.500

Miller, N. E. and J. Dollard, 1941. "Social learning and imitation." *New Haven*. CT, US: Yale University Press.

Moore, G., S. Audrey, M. Barker, L. Bond, C. Bonell, C. Cooper, J. Baird. 2014. "Process evaluation in complex public health intervention studies: the need for guidance." *Journal of Epidemiology and Community Health*, Vol.68, pp.101~102. doi: 10.1136/jech-2013-202869

Myers, L. B. and M. S. Horswill. 2006. "Social cognitive predictors of sun protection intention and behavior." *Behavioral Medicine*, Vol.32, pp.57~63. doi: 10.3200/BMED.32.2.57-63

Pirolli, P. 2015. "A computational cognitive model of self-efficacy and daily adherence in mHealth." *Translational Behavioral Medicine*, Vol.6, pp.496~508. doi: 10.1007/s13142-016-0391-y

Plotnikoff, R. C., S. Lippke, K. S. Courneya, N. Birkett and R. J. Sigal. 2008. "Physical activity and social cognitive theory: A test in a population sample of adults with type 1 or type 2 diabetes." *Applied Psychology*, Vol.57, pp.628~643. doi: 10.1111/j.1464-0597.2008.00344.x

Sallis, J. F., R. B. Pinski, R. M. Grossman, T. L. Patterson and P. R. Nader. 1988. "The development of self-efficacy scales for healthrelated diet and exercise behaviors." *Health Education Research*, Vol.3, pp.283~292. doi: 10.1093/her/3.3.283

Schwarzer, R., A. Antoniuk and M. Gholami. 2015. "A brief intervention changing oral self-care, self-efficacy, and self-monitoring." *British Journal of Health Psychology*, Vol.20, pp.56~67. doi: 10.1111/bjhp.12091

Schwarzer, R., B. Schüz, J. P. Ziegelmann, S. Lippke, A. Luszczynska and U. Scholz. 2007. "Adoption and maintenance of four health behaviors: Theory-guided longitudinal studies on dental flossing, seat belt use, dietary behavior, and physical activity." *Annals of Behavioral Medicine*, Vol.33, pp.156~166. doi: 10.1007/bf02879897

Senécal, C., A. Nouwen and D. White. 2000. "Motivation and dietary self-care in adults with diabetes: Are self-efficacy and autonomous self-regulation complementary or competing constructs?" *Health Psychology*, Vol.19, pp.452~457. doi: 10.1037/0278-6133.19.5.452

Strecher, V. J., B. M. DeVellis, M. H. Becker and I. M. Rosenstock. 1986. "The role of self-efficacy in achieving health behavior change." *Health Education Quarterly*, Vol.13, pp.73~92. doi: 10.1177/109019818601300108

Tedesco, L. A., M. A. Keffer and C. Fleck-Kandath. 1991. "Self-efficacy, reasoned action, and oral health behavior reports: A social cognitive approach to compliance." *Journal of Behavioral Medicine*, Vol.14, pp.341~355. doi: 10.1007/BF00845111

Van Zundert, R. M. P., L. M. Nijhof and R. C. M. E. Engels. 2009. "Testing social cognitive theory as a theoretical framework to predict smoking relapse among daily smoking adolescents." *Addictive Behaviors*, Vol.34, pp.281~286. doi: https://doi.org/10.1016/j.addbeh.2008.11.004

Weston, D., K. Hauck and R. Amlôt. 2018. "Infection prevention behaviour and infectious disease modelling: a review of the literature and recommendations for the future." *BMC Public Health*, Vol.18, p.336. doi: 10.1186/s12889-018-5223-1

Wiedemann, A. U., B. Schüz, F. Sniehotta, U. Scholz and R. Schwarzer. 2009. "Disentangling the relation between intentions, planning, and behaviour: A moderated mediation analysis." *Psychology and Health*, Vol.24, pp.67~79. doi: 10.1080/08870440801958214

Williams, D. M. and R. E. Rhodes. 2016. "The confounded self-efficacy construct: conceptual analysis and recommendations for future research." *Health Psychology Review*, Vol.10, pp.113~128. doi: 10.1080/17437199.2014.941998

Zimmerman, B. J. 1989. "A social cognitive view of self-regulated academic learning." *Journal of Educational Psychology*, Vol.81, pp.329~339. doi: 10.1037/0022-0663.81.3.329

합리적 행동 관점: 합리적 행동이론과 계획된 행동이론

심민선

1 | 머리말

건강 커뮤니케이션 분야에서 가장 널리 사용되는 이론들로 '합리적 행동이론(theory of reasoned action, 이하 TRA)'과 '계획된 행동이론(theory of planned behavior, 이하 TPB)'을 들 수 있다. TRA(Fishbein, 1967; Fishbein and Ajzen, 1975)와 이를 발전시킨 TPB(Ajzen, 1985)는 서로 긴밀한 관련성이 있으며, 이후 '합리적 행동 관점(reasoned action approach, 이하 RAA)'이라는 통합적인 이론틀로 제시되었다(Fishbein and Ajzen, 2010). 피쉬바인(Martin Fishbein)과 에이젠(Icek Ajzen)이 오랜 기간 공동 작업을 통해 이론들을 발전시키고 정교화한 과정은 그 자체로도 흥미롭다. 두 학자가 TRA와 TPB를 적용한 수많은 연구들은 건강 커뮤니케이션 분야의 학문적 발전에 기여했으며, 실용적 함의 또한 높다고 할 수 있다.

TRA와 TPB는 인간의 행동을 예측하고자 하는 사회인지이론 중 대표적인 모델들로, 건강 커뮤니케이션 분야에 한정된 이론은 아니다. 즉, 사람들의 행동을 결정하는 주요 요인들이 무엇인지 이해하고 이를 토대로 행동을 예측하는 한편, 사람들의 행동을 변화시킬 수 있는 원리를 규명하고자 하는 이론이다. 따라서 TRA와 TPB는 건강 커뮤니케이션뿐 아니라 심리학, 보건학, 커뮤니케이학의 기타 세부 분야에서 활발히 연구되어 왔으며, 의학·간호학·관광학·마케팅·체육학 등 다양한 분야에서 폭넓게 적용되어 왔다.

그런데 특히 건강 커뮤니케이션 분야에서 TRA와 TPB가 유용하고 함의가 큰 이유는 사람들이 일상생활에서 행하는 많은 행위들이 자신의 건강과 안녕(well-being)뿐 아니라 다른 사람들, 자신이 속한 집단 및 조직, 더 큰 범위에서는 사회 전체의 건강과 안녕에 지대한 영향을 미치기(Fishbein and Ajzen, 2010) 때문이다. 예를 들어 개인의 흡연 행위는 자신뿐 아니라 가족의 건강에 영향을 끼치고, 공동체 내의 질병률 및 이와 관련한 사회적 비용에도 영향을 줄 수 있다. 따라서 개인과 사회의 건강 문제를 해결하고 정책 결정을 내리기 위해서는 관련 행동을 결정하는 요인들을 이해하고 연구하는 것이 중요하다.

이 장에서는 먼저 TRA와 TPB 각 이론의 배경, 주요 개념과 구성 요소를 살펴본 후에, 이 이론들을 기반으로 한 국내 연구 사례를 간략히 소개하고자 한다. 그리고 마지막으로, 종합적으로 RAA의 의의 및 제한점에 관해서 논의하고자 한다.

2 | 합리적 행동이론

1) 배경

합리적 행동이론(TRA)은 피쉬바인이 1967년에 처음으로 고안한 후(Fishbein, 1967), 에이젠과 함께 수정·발전시켰다(Fishbein and Ajzen, 1975). 본래 피쉬바인이 관심을 기울인 주제는 인간의 태도(attitude)를 어떻게 이론화하고 측정할지에 관한 것이었다(예: Fishbein and Raven, 1962; Fishbein, 1963). 그러다 점차 태도와 행동(behavior) 간의 관계를 규명하는 것에 주목하면서 행동 예측과 관련한 연구에 주력하게 되었다(예: Fishbein, 1967; Ajzen and Fishbein, 1970; Fishbein and Jaccard, 1973).

이러한 연구들의 결과물이자 새로운 수많은 연구의 출발점으로서 TRA가 개발된 것이다. TRA는 여러 다양한 학문적·이론적 배경을 토대로 개발되었으며, 그중에서도 특히 피쉬바인과 에이젠(1975)이 태도를 개념화하며 제안한 기대가치 모형(Expectancy-value Model)과 둘라니(Donelson Dulany, 1968)가 행동의도(behavioral intention)와 선행요인들 사이의 관계를 모형화한 이론(Theory of Prepositional Control)이 근간이 되었다고 할 수 있다(Ajzen, 2012).

2) 주요 개념과 구성 요소

TRA의 구체적인 모델과 그 구성 요소를 살펴보기에 앞서서, 이 이론이 전제하는 바를 이해할 필요가 있다. TRA는 사람들이 대개의 경우 합리적이고 자발적이며, 자신에게 주어지는 정보를 체계적으로 사용한다는 전제에서 출발한다(Ajzen and Fishbein, 1980). 다시 말해 사람들이 무의식적인 동기를 가지고 행동한다거나 사려 분별이나 의지 없이 충동적으로 행동에 임한다고 보지 않는다. TRA에 의하면, 사람들은 어떤 행동을 하거나 하지 않기로 결정하기에 앞서서 자신이 그렇게 행동함으로써 나타날 결과와 그 의미에 대해서 고려하고, 이를 토대로 합리적으로 판단해 스스로의 의지로 행동한다는 것이다. 이러한 전제에 따라서 이 이론은 '합리적 행동이론(Theory of reasoned action)'으로 이름 붙여졌다.

TRA의 궁극적인 목표가 인간의 행동을 예측하고 이해하는 것이기 때문에, 〈그림 4-1〉과 같이 TRA는 행동을 예측하는 주요 선행요인들을 단계적으로 밝히고 그 요인들 사이의 영향 관계를 모형으로 제시하고 있다. 개인의 행동을 예측하는 가장 강력한 선행요인은 행동의도이고, 행동의도는 두 개의

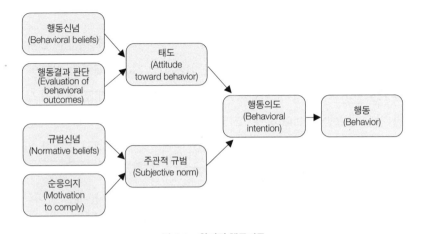

그림 4-1 **합리적 행동이론**
자료: Ajzen and Fishbein(1980: 8, Figure 1.1) 재구성.

주요한 선행요인, 즉 개인이 행동에 대해 가지는 태도(attitude toward behavior)와 행동과 관련한 주관적 규범(subjective norm)에 의해서 형성된다는 것이다. 또한 태도는 행동신념(behavioral beliefs)과 행동결과에 대한 판단(evaluation of behavioral outcomes)에 의해서, 주관적 규범은 규범신념(normative beliefs)과 규범에의 순응의지(motivation to comply)에 의해서 영향을 받는다는 것이다.

그럼 피쉬바인과 에이젠이 저서(Ajzen and Fishbein, 1980; Fishbein and Ajzen, 2010)에서 기술한 내용을 토대로 TRA의 각 구성 요소에 대해 차례로 살펴보도록 하겠다.

(1) 행동

'사람들은 왜 규칙적으로 운동을 하는가 혹은 하지 않는가?', '어떠한 이유에서 흡연자들이 금연을 하는가?', '어떻게 하면 자동차 운전자들이 안전벨트를 반드시 매도록 할 것인가?' 등의 질문은 모두 인간의 행동에 주목하는 것이다. 우리는 일상생활을 하며 이런 질문을 종종 던지며, 사회과학자들은 특히 이렇게 인간의 행동과 관련한 여러 다양한 질문에 답하고자 연구를 수행하는 경우가 많다.

일견 행동을 정의하는 것이 단순하고 쉬운 일이라고 생각할 수 있지만, 행동에 대해 정의하는 일이 마냥 간단하지는 않다. TRA의 목표가 인간의 행동을 예측하고 이해하고자 하는 것이라는 점에서, TRA 기반 연구의 첫 단계이자 가장 중요한 단계라고 할 수 있는 것이 바로 연구하고자 하는 행동을 명확하게 정의하는 것이며, 이를 위해서는 여러 측면에 대해서 고려할 필요가 있다(Ajzen and Fishbein, 1980; Fishbein and Ajzen, 2010).

첫째, 행동과 행동의 결과(outcomes)를 구분할 필요가 있다. 예를 들어, '체중 감소'는 행동 그 자체가 아니고, '저칼로리 식품 섭취' 혹은 '고강도의 규칙적인 운동' 등 여러 다양한 행동에 의해 나타날 수 있는 결과이다. 또한 체중 감소라는 결과는 개인이 취하는 특정한 행동 이외의 다른 요인들, 예를 들면 생리학적 요인이나 심리적 우울감, 질병 등에 의해서도 영향을 받을 수 있다. 따라서 TRA를 기반으로 연구를 할 때, 연구자가 관심을 기울이는 것이 행동인지 아니면 행동의 결과인지를 먼저 결정해야 한다. 행동에 관심이 있다면 TRA의 모형을 적용하는 것이 명쾌할 것이다. 반면 결과에 관심이 있다면 앞서 언급한 예처럼 동일한 결과가 서로 다른 행동에 의해 초래될 수 있는 동시에 그 결과의 원인으로 행동 외 기타 요인들도 존재할 수 있음을 인지하고, 먼저 그 결과의 원인이 되는 행동들을 규명해야 한다. 다시 반복해서 강조하자면, TRA의 주된 초점은 행동이다.

또한 행동을 정의할 경우 개별 행위(single action)와 행동 범주(behavioral category)를 구분할 필요가 있다. 예를 들어서 '다이어트 식이요법을 한다'는 것은 행동 범주에 해당하며, 이는 여러 개별 행위로 구성될 수 있다. 개별 행위의 예로는 '무가당 음료를 마신다', '다이어트 약을 복용한다', '하루 세 끼 중 저녁 식사를 거른다' 등을 들 수 있다. 이 중 어떤 행위는 해당 행동 범주에 더 잘 부합할 것이고, 어떤 행위는 상대적으로 덜 부합할 수 있다. 따라서 TRA에 기반을 두고 연구하고자 하는 행동이 개별 행위라면 비교적 수월하게 행동을 정의할 수 있을 것이다. 그러나 만약 행동 범주를 연구하고자 한다면 한 단계 더 추가해서 행동 범주의 하위 차원으로 포함될 수 있는 다양한 개별 행위들을 생각하고 가장 적합한 행위들을 선택한 조합을 구성해야 할 것이다(이는 행동 범주 측정 시의 타당도 및 신뢰도와도 연관되는 문제이다).

연구하고자 하는 행동(개별 행위이든 행동 범주이든)이 무엇인지 결정했다면, 다음으로는 그 행동의 세부 요소들(elements)이 무엇인지 고려할 필요가 있다. 구체적으로 행동의 대상(target), 맥락(context)과 시간(time)에 대해 고민해 보는 것이다. 대상과 관련해서 예를 들면, '술'을 마시는 행동과 '맥주'를 마시는 행동, '특정 브랜드의 맥주'를 마시는 행동은 의미하는 바가 다를 수 있다. 행동을 취하는 맥락의 측면에서 보자면, 술을 '집에서' 마시는 행동과 '음식점에서' 마시는 행동, 혹은 '혼자서' 마시는 행동과 '친구와 함께' 마시는 행동의 의미가 다를 수 있다. 또한 시간의 측면에서도 '아침에' 술을 마시는 것과 '저녁에' 마시는 것, 혹은 '가끔' 마시는 것과 '거의 매일' 마시는 것은 지칭하는 행동의 의미가 같지 않을 것이다. 행동의 대상·맥락·시간 등은 아주 구체적으로 한정될 수 있고, 때로는 보다 일반적인 수준에서 결정될 수도 있다. 결론적으로, 피쉬바인과 에이젠이 주장하는 것은 연구자가 본인이 연구하고자 하는 행동과 관련해서 여러 세부 측면들을 고려해야 그 행동의 정의를 분명하게 내릴 수 있다는 점이다.

(2) 행동의도

앞에서 이미 밝힌 것처럼, TRA는 사람들이 합리적으로 판단하고 자발적으로 행동하는 존재로서 자신의 행동을 통제할 수 있다고 전제하고 있다. 그러므로 논리적으로, 개인의 행동을 예측하는 가장 강력한 선행요인은 바로 본인이 그렇게 행동하고자 하는 의향, 즉 행동의도라고 할 수 있다. 이에 TRA에서는 〈그림 4-1〉에서 볼 수 있듯이 행동의 바로 앞 단계에 행동의도를 제시하고 있다.

예를 들어서, 어떤 사람이 '일주일에 3회 이상 걷기 운동을 하는 행동'에 직접적으로 영향을 미치는 선행요인들 중 가장 강력한 요인은 그 사람이 '일주일에 3회 이상 고강도의 운동을 하고자 하는 의향'이라는 것이다. 마찬가지로, '운전자가 안전벨트를 매는 행동'에 가장 크게 영향을 미치는 요인은 '운전자가 안전벨트를 매고자 하려는 의도'라고 할 수 있다. 이상의 예에서 알 수 있듯이, 행동의도는 행동으로부터 특정 결과를 얻고자 하는 의도가 아니라 그 행동 자체에 임하겠다는 의도를 말한다. 앞에서 행동과 행동의 결과를 구분하며 들었던 예를 다시 사용하자면, '체중 감소'라는 결과를 얻기 위해서 '저칼로리 식품 섭취'라는 행동을 한다면, TRA에서 정의하는 행동의도는 '체중 감소 의향'이 아니라 '저칼로리 식품 섭취 의향'을 의미한다.

이처럼 TRA에 따르면 행동의도를 아는 것이 행동을 가장 정확하게 예측하는 방법이지만, 이때 주의해야 할 점들이 있다(Fishbein and Ajzen, 2010). 첫째, 행동의도와 행동 각각의 정의(및 각 정의에 준하는 측정 방식)가 정확하게 대응해야 한다는 것이다. 앞에서 행동을 행위·대상·맥락·시간의 측면에서 고려하여 분명하게 규정해야 한다고 말했는데, 행동의도 역시 각 측면에서 동일하게 규명해야 한다. 예컨대 '밤에 혼자서 술을 마시는 것을 그만두는' 행동을 예측하고자 한다면 '밤에 혼자서 술을 마시는 것을 그만두고자 하는 의향'으로 행동의도를 정의해야 하는 것이다.

또 하나 고려해야 하는 사실은 사람들의 행동의도가 불변하는 것이 아니라 시간에 따라 변할 수 있다는 점이다. 예를 들어서 개인의 금연 의향은 현재로부터 1년 전, 한 달 전 그리고 현재 각 시점에서 다를 수 있다. 1년 전에는 전혀 금연을 고려하지 않았으나, 한 달 전에 건강검진을 받고 나서 금연을 하겠다는 의도를 새롭게 형성했을 수 있고, 그러다가 다시 시간이 흘러서 현재 시점에서는 금연 의향의 정도가 다소 약해졌을 수 있다. 따라서 행동을 예측하기 위한 목적으로 행동의도를 알아보는 경우에는 행동과 행동의도 사이의 시간적 차이가 크지 않는 것이 좋다.

(3) 태도

이제 〈그림 4-1〉에서 행동의도의 바로 앞 단계에 제시된 요인들에 주목하도록 하자. TRA에서는 두 가지 요인들이 중요하다고 말하는데, 하나는 개인적 혹은 태도와 관련한 요인이고 다른 하나는 사회적 혹은 규범적인 요인이다. 이 중 첫 번째 요인인 개인의 태도는 해당 행동을 수행하는 것에 대한 태도("attitude toward performing the behavior under consideration")(Ajzen and Fishbein, 1980: 54)를 말한다.

개인의 태도를 개념화하는 방식을 놓고 심리학 분야에서 다양한 이론들이 제기되었으나, 피쉬바인과 에이젠은 태도를 단순하게 정의하고자 했다. 태도를 어떤 대상에 대해 좋아하거나 싫어하는 일반적인 느낌이라고 정의함으로써, 사람들이 어떤 대상에 대해 긍정적인 태도나 부정적인 태도를 가지는 것으로 보는 것이다. 그러므로 TRA에 포함된 '행동에 대한 태도'란 해당 행동을 수행하는 데 찬성하거나 혹은 반대하는 것, 다시 말하자면 그 행동을 하는 것이 좋거나 혹은 나쁘다고 생각하는 것을 의미한다.

예를 들어서, TRA에서 '금연'이라는 행동을 예측할 때 이에 대응하는 행동의도는 '금연 의향'이며, 금연 의향을 예측하기 위한 직접적인 선행요인으로서의 태도는 '금연이 좋거나 나쁘다고 판단하는 것'이 된다. 또한 '밤에 혼자서 술을 마시는 것을 그만두는' 행동을 예측하기 위해서 '밤에 혼자서 술을 마시는 것을 그만두고자 하는 의향'을 알아본다면, 그 선행요인인 태도로는 '밤에 혼자서 술을 마시는 것이 좋거나 혹은 나쁘다고 생각하는 것'을 규명하는 것이 옳다. 이를 단순하게 변형해 '음주가 좋거나 나쁘다고 생각하는 태도'를 알아보는 것은 적절하지 않다. 이상의 예시들에서 드러나듯이, 태도는 행동의도 및 행동과 정확하게 대응이 될 수 있도록 정의해야 한다.

(4) 주관적 규범

행동의도의 바로 앞 단계에 제시된 또 하나의 선행요인은 주관적 규범이다. 앞에서 설명한 태도가 개인의 내적 요인인 반면에, 주관적 규범은 사회환경이 행동의도에 미치는 영향에 주목하는 것이다. 보다 구체적으로, 주관적 규범이라 함은 자신에게 소중한 사람들(예: 부모, 배우자, 친구 등)이 자신이 해당 행동을 해야 한다고, 혹은 하면 안 된다고 생각하는지에 대한 지각(perception)이다. 다시 말해서, 주위 사람들과의 관계로부터 지각된 주관적 규범이다. 이 개념은 사회학에서 일반적으로 정의하는 규범, 즉 옳고 그름에 대해 사회에서 통용되는 규칙보다 그 범위가 좁은 개념이라고 할 수 있다. 왜냐하면 TRA에서의 사회적 규범은 특정 행동에 한해서 적용되는 규범이며, 무엇보다도 개인이 지각하는 규범이기 때문이다. 어떤 사람이 이 행동을 하거나 하지 말아야 하는지에 대해 다른 사람들이 실제로 생각하는 바와 그 사람이 지각하는 타인들의 생각은 일치하지 않을 수도 있지만, TRA에서는 후자가 중요하다고 보는 것이다(Ajzen and Fishbein, 1980; Fishbein and Ajzen, 2010).

TRA에 의하면, 주관적 규범이 높을수록 행동의도가 높아진다. 예를 들어서, '내가 중요하게 생각하는 사람들(예컨대, 가족이나 친구)은 내가 금연을 해야 한다고 생각한다'는 주관적 규범이 강하면 '금연 의향' 역시 높아질 것이라는 주장이다. 마찬가지로, '나에게 중요한 사람들이 내가 밤에 혼자서 술을 마시는 것을 그만두어야 한다고 생각한다'고 강하게 지각할수록 '밤에 혼자서 술을 마시는 것을 그만두고자 하는 의향'이 강해진다는 것이다. 물론 주관적 규범이 행동의도를 보다 더 잘 예측하기 위해서는, 주관적 규범을 정의할 때 행동의도와 서로 대응이 잘되도록 유의해야 한다.

행동에 대한 태도와 주관적 규범 사이에 관련성이 높은 경우가 흔하지만, 반드시 그런 것은 아니다. 예를 들면, 어떤 사람은 금연에 대해서 그다지 긍정적인 태도를 가지고 있지 않지만, 그 사람이 느끼기에 가족들은 자신이 금연을 해야 한다고 생각한다고 인지할 수 있다. 따라서 태도와 주관적 규범은 행동의도에 서로 독립적으로 영향을 미칠 수 있는 선행요인인 것이다. 둘 중 어느 요인이 행동의도에 더 강하게 영향을 미칠지는 행동이 무엇인지에 따라, 그리고 개인마다 다를 수 있다.

(5) 행동신념과 행동결과에 대한 판단

이제 〈그림 4-1〉의 가장 왼쪽에 포함되어 있는 요인들에 주목해 보자. TRA에 따르면, 태도에 영향을 미치는 제일 중요한 두 가지 요인으로 행동신념과 행동결과에 대한 판단을 꼽을 수 있다(Ajzen and Fishbein, 1980; Fishbein and Ajzen, 2010). 〈그림 4-1〉의 가장 오른쪽에 있는 개인의 행동에서 출발해서 행동의도, 태도, 그리고 이제 신념이라는 보다 근본적인 심리적 요인으로 역추적 과정을 거쳐 규명해 온 것이라고 이해하면 쉬울 것이다.

행동신념은 어떤 행동의 특징이나 속성, 더 정확하게는 행동이 어떤 구체적인 결과를 가져올 것이라는 점에 대해 가지는 생각이다. 어떤 신념은 시간이 지나도 변하지 않을 것이고, 어떤 신념은 쉽게 잊힐 것이며, 어떤 신념은 새롭게 형성되기도 한다. 예를 들어서, 금연의 장점과 단점에 대해서 사람들이 생각하는 바가 신념이다. '금연을 하면 내가 폐암에 걸릴 확률이 낮아진다', '금연을 하면 내 배우자가 기뻐할 것이다', '금연을 하면 나의 스트레스 지수가 높아질 것이다' 등이 그 예라고 할 수 있다. 그런데 TRA에서 행동신념이 태도에 영향을 미친다고 말할 때, 신념이란 그 행동에 임하는 것과 관련해서 사람들이 가지고 있는 현저한 신념(salient belief)을 의미한다. 사람들이 어떤 대상이나 행동에 대해서 가질 수 있는 신념은 다양할 수 있지만, 그것을 좋아하거나 싫어하는 태도에 영향을 주는 신념이라면 그중 특히나 중요하게 인지되는 소수의 신념일 것이기 때문이다. 앞에서 예로 제시한 다양한 행동신념들 중 '금연을 하면 폐암에 걸릴 확률이 낮아진다'가 가장 현저한 신념일 수 있고, 이 경우 금연에 대한 태도를 예측하기 위해서는 이 같은 현저한 신념을 이용해야 한다.

이번에는 '운전 시 안전벨트 착용'과 관련한 행동신념들을 예로 들어보자. '운전 시 안전벨트 착용은 불편하다', '운전 시 안전벨트 착용은 혹시나 있을 사고로부터 생명을 지켜준다', '운전 시 안전벨트 착용을 하면 벌금을 낼 필요가 없다', '운전 시 안전벨트 착용은 우리 가족의 행복을 지켜준다' 등 다양한 신념이 존재할 수 있다. 이 중 어떤 신념들이 사람들 사이에서 더 현저한지를 밝히는 것이 중요하다. 그러고 나면 현저한 신념들의 내용에 대해서 사람들이 얼마나 그럴 가능성이 있다고 생각하는지와 각 신념에서 밝히는 행동의 결과가 얼마나 좋고 나쁘다고 생각하는지를 규명할 필요가 있다. 이 둘의 곱으로 태도를 예측할 수 있다는 것이 TRA의 주장이자, 피쉬바인과 에이젠이 TRA 구성 이전에 제안한 기대가치 모형의 핵심 내용이다.

예를 들어서, '운전 시 안전벨트 착용은 불편하다'와 '운전 시 안전벨트 착용은 혹시나 있을 사고로부터 생명을 지켜준다'가 특정 집단에서 제일 현저한 신념들이라고 가정하자. 그렇다면 '운전 시 안전벨트 착용은 불편하다'는 점에 대해 얼마나 그렇다고 확신하는지(신념 강도), 그리고 '착용의 불편함'이 얼마나 좋고 나쁘다고 생각하는지(결과 평가)를 알아야 한다는 것이다. 마찬가지로, '운전 시 안전벨트 착용은 혹시나 있을 사고로부터 생명을 지켜준다'에 얼마나 동의하는지(신념 강도)와 '안전벨트 착용이 생명을 지켜주는 것'에 대해 어떻게 평가하는지(결과 평가)를 알아야 할 것이다.

〈표 4-1〉은 어떤 한 운전자의 안전벨트 착용과 관련한 행동신념을 예로 든 것이다(간략한 예시를 제시하기 위해서 이 표에서는 행동신념을 두 개만 넣었지만, 대부분의 연구에서 더 다양하고 많은 행동신념을 조사한다). 표에 제시된 신념 강도의 값들은 −3(그렇지 않다고 믿음)부터 +3(그렇다고 믿음)까지 있을 수 있다고 가정한 것이며, 신념의 강도 측면에서 보자면 이 운전자는 안전벨트 착용이 자신의 생명을 지켜준다고 믿는 정도(+2)와 안전벨트 착용이 불편하다고 믿는 정도(+2)가 동일하다. 한편, 결과 평가는 −3(나쁨)부터 +3(좋음)까지의 값을 가질 수 있다고 가정한 것이며, 표에 제시된 수치에 따르면 이 운전자는 안전

표 4-1 한 운전자의 운전 시 안전벨트 착용과 관련한 행동신념

운전 시 안전벨트 착용은…	신념 강도 (얼마나 그렇다고 믿는가?)	결과 평가 (얼마나 좋거나 나쁜 결과인가?)	곱한 결과
불편하다	+2	-2	-4
사고로부터 내 생명을 지켜준다	+2	+3	+6
총합			+2

벨트 착용으로 인한 불편함은 나쁘다고 생각하는(-2) 반면에 안전벨트 착용으로 생명을 지키는 것은 좋다고 생각하고(+3) 있다. 개별 행동신념은 각 행의 두 값을 곱한 값들(-4, +6)에 해당하며, 이 값들을 합산한 점수(+2)가 바로 안전벨트 착용에 대해서 이 운전자가 가진 행동신념의 정도라고 할 수 있다.

〈표 4-1〉은 한 명의 운전자의 행동신념을 제시한 결과이지만, 운전자 100명을 대상으로 같은 조사를 한 후에 각 문항에 대한 평균을 구할 수도 있을 것이다(즉, <표 4-1>의 +2, -2, +2, +3 대신에 100명에게서 얻은 평균값 제시). 그리고 그 값들을 곱한 후 합산하면 운전자 100명이 가진 행동신념의 정도를 알 수 있을 것이다. 나아가, 항상 안전벨트를 착용하는 운전자 50명과 안전벨트를 제대로 착용하지 않는 50명별로 구분해서 따로 평균값을 계산하고 곱한 결과의 합을 구한다면, 착용 집단과 미착용 집단 간의 행동신념 정도의 차이가 존재하는지 확인할 수 있다. 아울러 두 집단 간에 가장 큰 차이를 보이는 개별 행동신념을 찾아내고 특히 신념 강도와 결과 평가 중 어느 측면에 의해서 그 차이가 나왔는지를 분석함으로써, 안전벨트 착용과 가장 밀접한 관련성을 가지는 개별 행동신념들을 규명할 수 있을 것이다. 이러한 절차에 따라서 규명된 행동신념들을 토대로 운전자의 안전벨트 착용에 대한 태도를 예측하거나 변화시키고, 나아가 행동의도와 행동을 예측하거나 변화시키고자 하는 것이다.

(6) 규범신념 및 규범에의 순응의지

TRA에 의하면 주관적 규범에 영향을 미치는 주요 요인으로는 규범신념과 규범에의 순응의지를 들 수 있다. 규범신념은 태도에 영향을 미치는 행동신념과 다른 개념이다. 앞에서 TRA가 정의하는 주관적 규범이란 사람들이 본인에게 중요한 이들이 자신이 해당 행동을 해야 한다고 (혹은 하면 안 된다고) 생각하는지에 대한 지각이라고 설명했다. 그렇다면 주관적 규범을 형성하는 과정에서 사람들은 자기 주위 사람들이 어떻게 생각하고 있는지를 고려해야 할 것이다. 다시 말하자면, 자기에게 중요한 사람·집단들을 구체적으로 선택한 후 그 사람들이 가진 의견들을 생각해 보고, 그 생각에 기초해서 주관적 규범을 형성하는 것이다. 그리고 규범신념의 경우에도 행동신념의 원리와 마찬가지로 본인에게 중요한 사람들 중 현저하게 떠오르는 사람(salient referent)들에 의해서 결정된다(Ajzen and Fishbein, 1980; Fishbein and Ajzen, 2010).

앞에서 금연에 대한 행동신념들의 예를 들 때 '금연을 하면 내 배우자가 기뻐할 것이다'라는 신념을 언급한 적이 있다. 본인에게 중요한 사람인 '배우자'가 포함되었지만 예시로 든 이 신념은 규범신념이 아니라 행동신념이다. 왜냐하면, '배우자가 기뻐할 것'은 자신이 생각하기에 금연이 가져올 결과이기 때문이다. 이에 반해서 규범신념은 '내 배우자는 내가 금연을 해야 한다고 생각한다'와 같은 신념이다. 규범신념에는 배우자가 금연에 대해서 생각하는 바가 내포되어 있다. 규범신념과 행동신념은 다소 혼동이 될 수 있는 개념들이지만, TRA를 정확하게 이해하기 위해서는 두 가지 신념의 차이를 명확히 구분할 수 있어야 한다. 금연이 아닌 다른 행동을 예로 들면 이해를 도울 수 있다. '내가 휴직을 하는 것'이라는 행동에 대해서 '내 주치의 선생님은 내가 휴직을 해야 한다고 생각한다'는 신념은 규범신념에 해당하고 '내가 휴직을 하는 것은 주치의 선생님을 기쁘게 한다'는 믿음은 행동신념에 해당한다. 어떤 사람이 휴직과 관련해서 예로 든 규범신념을 가지고 있을 가능성은 크지만, 반면에 예시로 제시된 행동신념을 가지고 있을 가능성은 드물 것이다.

표 4-2 **한 운전자의 운전 시 안전벨트 착용과 관련한 규범신념**

…는 내가 운전 시 안전벨트를 착용해야 한다고 생각한다	규범신념 (그 사람이 얼마나 그렇게 생각한다고 믿는가?)	순응의지 (나는 그 사람의 의견에 얼마나 따르려고 하는가?)	곱한 결과
배우자	+2	+3	+6
아버지	+3	+2	+6
어머니	+2	+2	+4
형제·자매	0	0	0
총합			+16

〈표 4-2〉는 어떤 한 운전자의 안전벨트 착용과 관련한 규범신념을 예로 들어 설명한 것이다. 우선 본인에게 중요한 사람(혹은 집단)들을 구체적으로 떠올려야 한다. 배우자, 아버지, 어머니, 형제·자매 등이 그 예가 될 수 있다. 표에 제시된 규범신념의 값들은 이 각 사람들이 '내가 운전 시 안전벨트를 착용해야 한다고 생각하는' 정도에 대해서 -3(그렇게 하지 말아야 한다고 생각함)부터 +3(그렇게 해야 한다고 생각함)까지 있을 수 있다고 가정한 것이다. 예를 들어서 이 사람이 생각하기에, 자신의 아버지는 자신이 안전벨트를 반드시 매야 한다고 생각하는(+3) 반면에, 자신의 형제·자매는 자신의 행동에 대해서 해야 한다 혹은 하지 말아야 한다는 생각이 그다지 없다(0)고 할 수 있다. 한편, 순응의지는 내가 각 사람들의 의견에 따르고자 하는 의향을 의미하며 0(전혀 없음)부터 +3(강함)까지의 값을 가질 수 있다고 가정한 것이다. 표에 제시된 수치에 따르면 이 운전자는 자신의 배우자의 의견에 따를 의향이 제일 강하고(+3), 아버지와 어머니의 의견에 따를 의향은 그다음 강도로 동일하며(+2), 형제·자매의 의견에 따를 의향은 전혀 없다(0). 개별 규범신념은 각 행의 두 값을 곱한 값들(+6, +6, +4, 0)에 해당한다. 그리고 이 값들을 합산한 점수(+16)가 이 운전자가 안전벨트 착용에 대해서 가진 규범신념의 정도라고 할 수 있다.

이상으로, 우리는 TRA의 주요 구성 요소인 행동, 행동의도, 태도, 주관적 규범, 행동신념 및 행동결과에 대한 판단, 그리고 규범신념 및 규범에의 순응의지에 대해서 차례로 살펴보았다. 각 요인의 정의를 명확하게 파악하고 각 요인 사이의 관계에 대해서 이해한다면, 우리는 TRA의 전체 모형에 대해서 정확하게 이해할 수 있을 것이다. 나아가, TRA를 적용한 논문을 읽거나 우리가 직접 TRA를 적용해 엄정한 연구를 수행하는 일 역시 가능할 것이다.

3 | 계획된 행동이론

1) 배경

계획된 행동이론(TPB)은 에이젠이 TRA를 확장해 제안한 이론이다(Ajzen, 1985). TRA가 제안된 이후 피쉬바인과 에이젠뿐 아니라 많은 연구자들이 많은 경험연구를 수행해 이 이론의 유효성을 검증하는 한편 TRA를 적용한 연구를 활발하게 수행했다. 그러나 그와 동시에 TRA의 약점에 대한 비판도 종종 제기되었다. 비판받은 내용은 주로 TRA의 전제인 사람들이 합리적으로 판단하며 자발적으로 스스로의 의지로 행동한다는 점에 대한 것이었다. 다시 말해, '사람들이 언제나 스스로의 의지로 행동하는가?'와 관련해서 반박 의견이 제기되었다. 특정한 상황에서는 개인의 행동이 비자발적 요인에 의해 좌우될 수 있으며, 이에 따라 TRA에 포함된 태도와 주관적 규범만으로는 개인의 행동 혹은 행동의도를 충분히 예측하는 것에 한계가 있다는 지적이 제기된 것이다. 예를 들면, 어떤 사람이 금연에 대해 긍정적인 태도를 가졌고 본인의 주위 사람들 역시 자신의 금연을 바란다고 생각한다고 해서 무조건 금연 의향이 높아질 것인가, 태도와 주관적 규범을 형성했음에도 불구하고 금연하겠다고 다짐하지 못하는 사람들도 있지 않은가 등과 같은 질문을 받은 것이다. 여기서 핵심은 금연을 못 하겠다고 생각할 가능성과 관련이 있다. 어떤 행동은 사람들이 전적으로 본인의 의지로 통제하지 못하는("behaviors over which people have incomplete volitional control," Ajzen, 1991, 181) 경우도 있는데, TRA로는 이러한 현상을 설명할 수 없다는 한계점이 있다. 이에, 에이젠이 행동의도의 앞 단계에 새로운 선행요인으로 '지각된 행동통제(perceived behavioral control)'를 추가해서 TRA를 TPB로 확장했다.

2) 주요 개념 및 구성 요소

〈그림 4-2〉에 제시된 것처럼, TPB는 TRA와 비교해서 가장 아래쪽, 짙은 색 상자로 표시된 요인들이 추가되었다고 할 수 있다. TRA와 마찬가지로

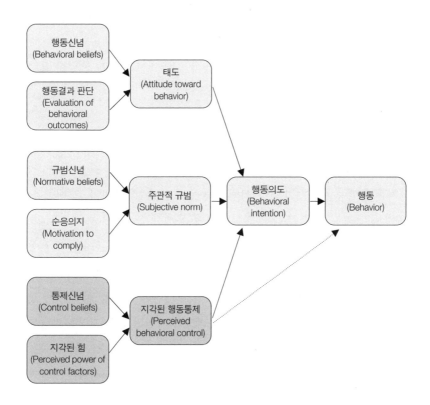

그림 4-2 **계획된 행동이론**
자료: Rimer and Glanz(2005: 18, Figure 3) 참고.

TPB 역시 개인의 행동(behavior)을 예측하는 가장 강력한 선행요인은 행동의
도(behavioral intention)라고 본다. 대신, 행동의도에 영향을 미치는 선행요인으
로는 개인이 행동에 대해 가지는 태도(attitude toward behavior)와 주변 관계로부
터 지각하는 주관적 규범(subjective norm)뿐 아니라 지각된 행동통제(perceived
behavioral control)도 있다고 주장한다. 또한 TRA에서 태도의 선행요인으로 행
동신념(behavioral beliefs)을, 주관적 규범의 선행요인으로서 규범신념(normative
beliefs)이라는 개념을 제안한 것과 마찬가지로, TPB에서는 지각된 행동통제
의 선행요인으로 통제신념(control beliefs)이라는 개념을 새롭게 제안한다.

그럼 에이젠(Ajzen, 1985; 1991)이 기술한 내용을 토대로 TPB의 각 구성 요
소에 대해 차례로 살펴보도록 하자. TRA에 공통적으로 포함되는 요소들(행
동, 행동의도, 태도, 주관적 규범, 행동신념 및 결과 판단, 규범신념 및 순응의지)은 앞서
자세히 살펴보았으니 여기에서는 생략하고, TPB에서 새롭게 포함한 요소들
을 중심으로 설명하도록 하겠다.

1) 지각된 행동통제

지각된 행동통제는 개인이 어떤 행동을 수행할 때 자신이 그 행동을 할
수 있다(be capable of)고, 혹은 자신의 행동을 통제할 수 있다(have control over)고
지각하는 수준을 의미한다. 구체적으로, 지각된 행동통제는 사람들이 행동을
수행하기 위해 필요한 정보, 기술, 기회와 자원들을 고려할 뿐 아니라 행동을
수행하기 위해서 극복해야 할 장애물 역시 고려한다는 점을 전제한다. 그러
므로 태도와 주관적 규범에 의해서 행동의도가 형성된다면, 지각된 행동통제
가 강할수록 행동의도 역시 강해질 것이라는 것이다. 보다 중요한 사실은, 만
약 어떤 사람이 지각된 행동통제를 가지지 못한다면 비록 긍정적인 행동태도
를 가지고 있고, 주위의 규범을 강하게 지각하고 있다고 하더라도 그 행동을
수행하겠다는 의도를 형성하지 못할 것이라는 점이다(Ajzen, 1985; 1991).

개념적으로, 지각된 행동통제는 반두라(Bandura, 1977; 1997)의 사회인지이론(Social Cognitive Theory)의 주요 개념인 지각된 자기효능감(self-efficacy)과 유사하다. 반두라에 의하면, 지각된 자기효능감이란 개인이 어떤 특정한 목적을 달성하기 위해서 필요한 행동을 조직하고 실행할 수 있는 스스로의 능력에 대한 믿음이다. 이는 앞 단락에서 설명한 지각된 행동통제의 정의(즉, 개인이 어떤 행동을 수행할 때 자신이 그 행동을 할 수 있거나 통제할 수 있다고 지각하는 수준)와 아주 유사하다. 그러나 개념적으로 유사한 이 두 개념을 실제로 측정하는 방법은 다소 다르다. 지각된 행동통제를 측정할 때는 "할 수 있다", "나에게 달려 있다", "통제할 수 있다"(예: "If I really wanted to, I could…," "is up to me," "have complete control over") 등의 문항들을 사용하는 반면에, 자기효능감을 측정할 때는 "할 수 있다고 확신한다"("I am certain that I could," "I am sure that I could") 등 본인의 믿음이 내포된 문항들을 사용하는 경향이 있다. 지각된 행동통제와 자기효능감을 개념적, 경험적으로 구분하는 자세한 논의는 피쉬바인과 에이젠의 저서(Fishbein and Ajzen, 2010)를 참고하기 바란다.

　앞에서 TRA와 관련해 예로 든 '금연'을 다시 떠올려 보자. TRA에서 어떤 사람의 금연이라는 행동을 예측할 때 이에 대응하는 행동의도는 그 사람의 금연 의향이고, 금연 의향의 선행요인으로서의 태도는 그 사람이 금연이 좋거나 나쁘다고 판단하는 것, 주관적 규범은 그 사람이 지각하기에 주위 사람들이 자신이 금연을 해야 한다고 생각하는 정도를 의미한다. 그렇다면 TPB에서 새롭게 추가된 지각된 행동통제란 본인이 금연할 수 있는 능력이 있고 스스로 금연 행동을 통제할 수 있다는 지각을 의미한다. 이처럼 개인이 금연에 대한 자신의 통제력을 지각해야 금연 의향을 형성할 수 있을 것이라고 TPB에서는 주장한다. 또한 행동과 관련해서 지각된 행동통제를 정의할 때, 태도와 주관적 규범의 경우에 그러했던 것처럼 지각된 행동통제 역시 행동의도 및 행동의 요소(행위, 대상, 맥락, 시간)와 대응하도록 개념화해야 함은 물론이다.

　〈그림 4-2〉를 자세히 살펴보면, 세 개의 짙은 색 상자가 추가된 것 이외

에 TRA(<그림 4-1>)와 차이점이 한 가지 더 있음을 알 수 있다. 지각된 행동통제와 행동 사이에 점선으로 표시된 선이 바로 그것이다. 이처럼, TRA에서는 모든 선행요인들이 행동의도를 통해 매개되어서 행동에 영향을 준다고 보는 반면, TPB에서는 지각된 행동통제가 행동의도를 거쳐서 행동에 영향을 미치는 점 이외에 추가적으로 행동에 직접적인 영향을 미칠 수 있는 가능성을 인정한다. 왜냐하면 어떤 두 사람의 행동의도 정도가 동일하다 하더라도 자신이 그 행동을 더 잘 통제할 수 있다고 생각하는 사람이 자신의 능력을 의심하는 사람에 비해서 그 행동을 수행할 가능성이 더 크기 때문이다. 또 다른 이유는 '실제 통제(actual control, 예컨대 실제로 존재하는 자원과 기회들)'라는 요인을 추가한 모형을 TPB로 제시하기도 하는데 지각된 행동통제가 실제 통제를 측정하는 도구로 대신 종종 사용되기 때문이다. 요약컨대, TPB는 지각된 행동통제라는 새로운 요인을 행동 예측 모형 안에 추가함으로써 이론의 설명력을 높이고자 했다.

(2) 통제신념 및 지각된 힘

이제 <그림 4-2>의 가장 왼쪽 아랫부분에 제시된 두 가지 요인들에 주목해 보자. 지각된 행동통제에 영향을 미치는 통제신념과 통제요인의 지각된 힘이 이에 해당한다(Ajzen, 1985; 1991). 통제신념은 자신이 행동을 수행함에 있어서 필요한 자원과 기회들에 대한 신념을 의미한다. 예를 들어서, '금연'이라는 행동과 관련해서 개인이 금연을 할 수 있도록 '도와줄 친구', '보조 의약품', '충분한 수면' 등 여러 통제요인들과 관련한 신념이 통제신념에 해당한다. 통제신념에 여러 개별 신념들이 존재하지만 이 중 현저한 신념들이 지각된 행동통제를 예측함에 있어서 특히 중요하다는 사실은 앞에서 행동신념과 규범신념을 설명할 때 이야기한 것과 동일하다. 구체적으로, 위에서 예로 든 각 통제요인들을 본인이 얼마나 가지고 있는지, 또한 각 요인들이 행동 수행을 얼마나 돕거나 방해하는 힘을 가지고 있다고 지각하는지에 따라 개인의

표 4-3   한 운전자의 운전 시 안전벨트 착용과 관련한 통제신념

운전 시 안전벨트 착용과 관련한 통제 요인	신념 강도 (해당요인을 얼마나 가지고 있다고 생각하는가?)	지각된 힘 (해당 통제요인이 행동 수행을 얼마나 장려 혹은 방해하는가?)	곱한 결과
교통법규에 대한 지식	4	+3	+12
안전벨트 착용에 대해 환기해 줄 동승자	3	+2	+6
시간 부족	2	-1	-2
총합			+16

금연 관련 통제신념을 구할 수 있다.

〈표 4-3〉은 어떤 한 운전자의 안전벨트 착용과 관련한 통제신념과 관련한 예시이다. 먼저 운전 시 안전벨트 착용과 관련한 통제요인들을 알아내야 한다. 통제요인의 예로는 '교통법규에 대한 지식', '안전벨트 착용에 대해 환기해 줄 동승자', '시간 부족' 등을 들 수 있다. 앞서 설명한 행동신념(<표 4-1>)과 규범신념(<표 4-2>)과 마찬가지로 〈표 4-3〉에서도 두 값의 곱을 구하게 된다. 첫째, 표에 제시된 신념 강도의 값들은 각 통제요인을 자신이 얼마나 가지고 있는지에 대한 믿음을 뜻하며, 1(그렇지 않음)부터 5(그러함)까지 있을 수 있다고 가정한 것이다. 예시로 든 운전자의 경우 본인이 교통법규에 대한 지식을 4 정도의 수준으로 가지고 있다고 생각하는 반면, 시간 부족이라는 요인은 그에 비해 적게(2) 가지고 있다고 생각하고 있다. 한편, 지각된 힘이란 각 통제요인이 안전벨트 착용을 얼마나 장려 혹은 방해할 힘이 있는지에 대한 지각을 뜻한다. 이 예시에서는 -3(방해)부터 +3(장려)까지의 값을 가질 수 있다고 가정한 것이다. 각 행의 두 값을 곱한(+12, +6, -2) 후 합산한 점수(+16)가 안전벨트 착용에 대해서 이 운전자가 가지는 통제신념의 정도라고 할 수 있다.

이상으로, 우리는 TPB가 TRA를 어떠한 논리에 따라 확장하고 이를 위해서 모델을 어떻게 수정했는지 살펴보았다. 그리고 이론의 확장 과정에서 핵심요소인 지각된 행동통제와 통제신념 및 지각된 힘에 대해 살펴보았다.

TRA와 TPB가 장기간에 걸쳐서 발전해 왔고 이를 적용한 연구들이 아주 많기 때문에 우리가 논문이나 책을 읽다 보면 〈그림 4-1〉이나 〈그림 4-2〉와는 약간 차이가 있는 모델들을 접하는 경우가 있다. 가장 대표적인 경우는 〈그림 4-1〉과 〈그림 4-2〉의 가장 왼쪽에 있는 신념 부분들을 생략하고 태도, 주관적 규범, 지각된 행동통제부터 제시한 경우이다. 또한, TRA를 적용한 연구라고 밝히면서 태도와 주관적 규범 외에 자기효능감을 추가해 모델에 포함한 경우도 있다. 이러한 모형들이 피쉬바인과 에이젠이 TRA와 TPB를 발전시켜 온 커다란 흐름 안에서는 별다른 무리가 없다고 볼 수 있으나, 이 이론들에 관해서 더욱 정확하고 자세하게 알고 싶으면 피쉬바인과 에이젠의 공동저서들(Fishbein and Ajzen, 1975; 2010)을 직접 읽기를 추천한다.

4 | 국내 연구 사례

저자가 최근 '한국언론학회' 60주년을 기념한 학술서적에서 건강 커뮤니케이션 분야의 연구 경향에 관해 공동집필한 챕터(백혜진·심민선, 2019)의 내용을 토대로, TRA·TPB를 이용한 국내 연구 사례를 간략하게 살펴보고자 한다. 해당 챕터에는 국내 주요 다섯 개 학회인 '한국언론학회', '한국방송학회', '한국광고학회', '한국PR학회', '한국광고홍보학회'의 학술지 ≪한국언론학보≫, ≪한국방송학보≫, ≪광고학연구≫, ≪홍보학연구≫와 ≪광고홍보학보≫에 2009년 1월부터 2019년 6월까지 게재된 논문들을 검색해 표집한 총 183편의 건강 커뮤니케이션 논문들을 대상으로 연구 주제, 사용 이론 및 방법론에 대한 양적 분석을 실시한 결과가 보고되었다(자세한 내용은 백혜진·심민선, 2019 참고).

보고된 내용 중 구체적으로 이론과 관련해서, 건강 커뮤니케이션 논문들에서 가장 많이 사용한 10개의 이론들을 일반 커뮤니케이션 이론과 건강 커뮤니케이션 이론으로 구분해 제시했는데, 이 중 건강 커뮤니케이션 이론의 상위 5개 이론에 해당하는 이론은 건강신념모델(17편, 총 분석 논문의 9.3%에 해당함), 공포소구·병행과정확장모형(17편, 9.3%), 계획된 행동이론(12편, 6.6%), 사회인지이론·자기효능감(12편, 6.6%), 위험인지·지각(11편, 6.6%)인 것으로 나타났다. 이처럼 TPB를 활용한 국내 건강 커뮤니케이션 연구가 상당히 활발한 것을 알 수 있다. 국내 건강 커뮤니케이션 연구에서는 TRA보다는 TPB를 적용했다고 명시한 논문들이 대부분이었는데, 이는 TPB가 TRA의 확장 혹은 최신 이론이라고 받아들여지기 때문인 것으로 보인다. 그리고 해당 분석에서는 건강 커뮤니케이션 분야로 한정해서 조사를 했지만, 만약 커뮤니케이션학의 다른 세부 분야와 의학, 간호학, 관광학, 마케팅, 체육학 등 다른 학문 분야를 포함해 조사한다면 TPB 및 TRA에 기반한 연구의 수가 훨씬 더 많이 집계될 것이라고 쉽게 예상할 수 있다.

이상에서 보고한 12편의 논문들은 다양한 건강 관련 주제를 대상으로 연구를 수행했다. TPB를 기반으로 수행된 연구들이 가장 많이 다룬 주제는 음주(여대생의 절주, 대학생의 음주 및 문제성 음주, 음주운전 등 4편)인 것으로 나타났다. 이 외에는 모두 다른 건강 주제로 1편씩 연구가 보고되었다. 구체적으로, 당뇨병 환자의 자가 관리 행동, 미혼 여성의 산부인과 방문, 유아의 구강건강 실천행동, 신종 인플루엔자 예방접종, 헌혈, 인터넷 음란물 중독, 수입식품 구매, 비만 관련 행동 등 다양한 건강 주제들과 관련해서 TPB를 적용한 연구가 수행되었다. 그리고 대부분의 연구에서 최종 종속변인으로 행동을 포함하기보다는 행동의도를 예측하는 연구가 많은 것으로 나타났다. 상당수의 연구들이 단면(cross-sectional) 설문조사로 수행된 경우가 많아서 조사 방법의 한계상 행동의도까지만 예측할 수 있었던 것으로 판단된다.

TRA 및 TPB의 이론적 명료함, 설명력 및 예측력, 그리고 실용적 가치를 생각해 보면, 향후 국내 연구에서 이 이론들을 적용해 우리 사회의 다양한 건강 관련 주제와 현상을 분석하는 연구가 지속적으로 활발히 수행될 것이라고 예상할 수 있다. 아울러, 이 이론들을 적용해 건강 주제를 분석하는 데에서 한 단계 나아가 이론 자체의 정교화와 발전에 기여하는 연구들 역시 활발히 수행되기를 기대해 본다.

5 | 결론

이 장의 머리말에서 밝힌 것처럼 TRA와 TPB는 이후 '합리적 행동 관점 (Reasoned Action Approach, RAA)'이라는 통합적인 이론틀로 제시되었다(Fishbein and Ajzen, 2010). RAA를 그림으로 제시하면 〈그림 4-3〉과 같다(Fishbein and Ajzen, 2010: 22).

〈그림 4-3〉을 자세히 살펴보면, 〈그림 4-1〉의 TRA와 〈그림 4-2〉의 TPB와 비교했을 때 구성 요소들의 명칭이 조금 다름을 알 수 있을 것이다. 예컨대, '주관적 규범' 대신 '지각된 규범'의 명칭이 사용되고 있는데, 이는 피쉬바인과 에이젠이 혼용해서 쓰는 표현들이며 개념적으로는 동일하다고 할 수있다. 그리고 〈그림 4-3〉에서는 태도와 지각된 규범, 지각된 행동통제의 선행요인들을 모두 이에 상응하는 신념 한 개씩으로 제시하고 있으나, 이 신념들은 앞에서 살펴본 두 세부 요소의 곱으로 정의된다는 점에서는 동일하다. 또한 앞에서 지각된 행동통제를 설명할 때 언급한 적이 있는 실제 통제 역시이 그림에는 포함되어 있다.

RAA가 기존의 TRA·TPB와 가진 가장 큰 차이점은 가장 왼쪽에 배경요인들을 직접 포함해 제시하고 있다는 점이다. TRA와 TPB에서도 배경요인들의 영향력을 언급했으나, RAA에서는 보다 더 명확하게 배경요인들이 행동에 영향을 미칠 수 있음을 밝히고, 나아가 어떠한 기제로 행동의도 및 행동에 영향을 미치는지 밝히고 있다. 즉, 개인의 행동의도나 행동에 영향을 주는 여러 다양한 배경요인들이 있을 수 있지만, 이 모든 요인들은 RAA의 주요

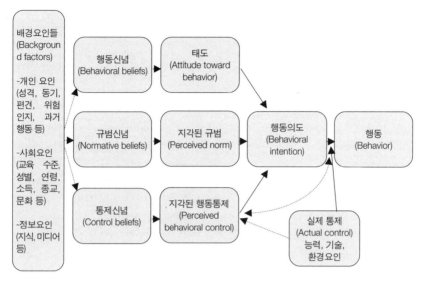

그림 4-3 **합리적 행동 관점 모델**

자료: Fishbein and Ajzen(2010: 22, Figure 1.1) 참고.

구성 요소들을 통해서 매개된다는 것이 RAA의 주장이다. 성격, 동기 등의 개인적 요인이나 교육 수준, 성별, 문화 같은 사회적 요인, 그리고 지식, 미디어 노출 등의 정보 요인 모두 RAA의 구성 요소들(신념 및 태도, 지각된 규범, 지각된 행동통제)들을 거쳐서 개인의 행동의도와 행동에 영향을 미친다는 것이다. 이렇게 다양한 배경요인들을 모형 내에 추가함으로써, RAA는 사회과학 연구 분야에서 보다 더 통합적인 틀로 활용될 수 있을 것이다.

모든 이론과 마찬가지로 RAA 역시 제한점이 없다고 할 수는 없으나, 이 이론적 틀이 건강 커뮤니케이션 분야에서 이론적, 실용적으로 기여한 바가 크다는 사실을 부인할 수는 없을 것이다. 앞으로도 건강 커뮤니케이션 분야에서 TRA, TPB 및 RAA를 기반으로 한 연구가 더욱 활발히 수행되기를 기대해 본다. 아울러 이 이론들을 활용한 건강 커뮤니케이션 캠페인과 중재(intervention) 활동도 더욱 많이 수행되어서 개인과 사회의 건강 및 안녕 증진에 기여할 수 있기를 기대한다.

참고문헌

백혜진·심민선. 2019. 「건강 커뮤니케이션」. 한국언론학회 엮음. 『한국 언론학 연구 60년: 성과와 전망』, 455~492쪽. 나남출판

Ajzen, I. 1985. "From intentions to actions: A theory of planned behavior." in J. Kuhi and J. Beckmann(eds.), *Action-control: From cognition to behavior*, pp.11~39. Heidelberg: Springer.

_____. 1991. "Theory of planned behavior." *Organizational Behavior and Human Decision Processes*, Vol.50, No.2, pp.179~211. doi: 10.1016/0749-5978(91)90020-T

_____. 2012. "Martin Fishbein's legacy: The reasoned action approach." *The Annals of the Americal Academy of Political and Social Science*, Vol.640, No.1, pp.11~27. doi: 10.1177/0002716211423363

Ajzen, I. and M. Fishbein. 1970. "The prediction of behavior from attitudinal and normative variables." *Journal of Experimental Social Psychology*, Vol.6, pp.466~487.

_____. 1980. *Understanding Attitudes and Predicting Social Behavior*. Englewood Cliffs, N.J.: Prentice-Hall.

Dulany, D. E. 1968. "Awareness, rules, and propositional control: A confrontation with S-R behavior theory." in T. Dixon and D. Horton(eds.). *Verbal Behavior and General Behavior Theory*, pp.340~387. Englewood Cliffs, N.J.: Prentice-Hall

Fishbein, M. 1963. "An investigation of the relationships between beliefs about an object and the attitude toward that object." Human Relations, Vol. 16, pp.233~240.

_____. 1967. "Attitude and the prediction of behavior." in M. Fishbein(ed.). *Readings in Attitude Theory and Measurement*, pp.477~492. New York, NY: John Wiley.

Fishbein, M. and I. Ajzen. 1975. *Belief, Attitude, Intention and Behavior: An introduction to theory and research*. Reading, MA: Addison-Wesley.

_____. 2010. *Predicting and Changing Behavior: The reasoned action approach*. New York, NY: Psychology Press, Taylor and Francis Group.

Fishbein, M. and J. J. Jaccard. 1973. "Theoretical and methodological considerations in the prediction of family planning intentions and behavior." *Representative Research in Social Psychology*, Vol.4, pp.37~51.

Fishbein, M. and B. H. Raven. 1962. "The AB scales: An operational definition of belief and attitude." *Human Relations*, Vol.15, pp.35~44.

Rimer, B. and Glanz, K. 2005. "Theory at a Glance: A Guide for Health Promotion Practice. Bethesda, MD: National Cancer Institute, US Department of Health and Human Services." https://cancercontrol.cancer.gov/brp/research/theories_project/theory.pdf

5장
건강신념모델

안지수

이 장에서는 건강행동을 예측하는 변인들을 제시한 건강신념모델을 설명한다. 해당 모델이 등장하게 된 배경과 모델을 구성하고 있는 변인들에 대한 정의와 변인들 간 관계를 밝히고 건강행동 예측에서 이 모델의 가치에 대해 평가한다. 이후, 건강신념모델이 적용된 국내 연구 및 실제 서비스 사례를 통해 독자들의 이해를 돕고자 한다.

1 | 건강신념모델의 개념과 등장 배경

건강신념모델은 1950년대에 사회심리학자 어윈 로젠스톡(Irwin Rosenstock), 고드프리 호흐바움(Godfrey Hochbaum), 스티븐 케겔레스(Stephen Kegeles), 하워드 레벤탈(Howard Leventhal)에 의해 사람들의 건강행동을 설명하기 위해 만들어졌다. 당시 사람들은 증상이 없는 질병들을 초기에 발견하기 위해 검사를 받거나 예방행동을 하는 것을 받아들이지 않았다. 여기에 해당하는 질병들로는 결핵, 자궁경부암, 구강질환, 류마티스열, 소아마비, 인플루엔자가 있다(Rosenstock, 1974). 무료거나 아주 싼값에도 불구하고 사람들이 질병 예방 프로그램에 참여하지 않는 이유 및 동기를 찾고 이 행동을 설명하기 위해 건강신념모델이 등장하게 되었다.

1950년대 초반에는 사회심리학자들이 자극반응이론(Stimulus Response Theory)(Watson, 1925)과 인지이론(Cognitive Theory)(Lewin, 1951)으로 인간의 행동을 설명했다. 자극반응이론은 어떤 사건의 결과 또는 강화/보상으로부터 학습을 해서 행동을 하게 된다고 주장하는 반면, 인지이론에서는 행동을 결과에 대한 주관적인 가치와 주관적인 가능성 또는 기대로 생기는 것이라고 본다(Champion and Skinner, 2008). 그래서 이러한 가치기대이론(value-expectancy model)에서는 생각, 추론, 가설, 기대와 같은 정신적인 과정들이 중요하게 여겨진다. 가치기대이론들 중 하나인 건강신념모델에서도 개인이 결과물에 대해 생각하는 주관적 가치와 가능성, 기대가 행동을 일으키는 데 중요한 역할을 한다고 보았으며, 이를 건강과 관련된 행동에 적용해 보았을 때, 개인이 질병 예방/회피/회복에 대한 가치와 특정 건강 행위가 질병을 예방하거나 줄일 것이라는 기대를 하고 있다고 가정한다.

2 | 건강신념모델의 주요 개념과 영향력

1) 건강신념모델의 주요 개념

초기 건강신념모델에는 개인이 질병을 피하기 위한 행동을 하려면 다음과 같은 네 가지 구성 요소들이 있어야 한다고 주장한다. 즉, 건강증진행동을 하기 위해서는 개인이 ① 그 질병에 걸릴 수 있다고, ② 질병이 발생했을 때 개인의 삶에 심각한 영향을 줄 것이라고, ③ 특정 행동을 취했을 때 질병 발생 가능성이나 심각성을 줄이는 데 효과가 있다고, ④ 비용, 편리함, 고통, 당황과 같은 심리적 장애물을 극복할 수 있다고 믿어야 한다(Rosenstock, 1974).

이 요소들은 개인에 따라 정도가 다를 수 있지만, 개인이 건강행동을 하게 될지를 예측하는 데 적합하다고 보았다.

(1) 지각된 민감성

지각된 민감성(perceived susceptibility)은 어떤 건강 문제가 발생할 가능성에 대한 주관적인 평가다. 자신이 어떤 질병에 걸릴지를 놓고 사람들이 하는 생각의 범위는 굉장히 넓다. 예를 들면 어떤 사람은 자신이 자궁경부암에 걸릴 일은 절대 없다고 생각하는 사람이 있는 반면, 어떤 사람은 밝혀진 통계적 수치만큼 믿는 사람도 있을 것이고, 또 어떤 사람은 높은 확률로 걸릴 수 있다고 믿을 것이다. 이처럼 지각된 민감성은 객관적으로 측정되는 것이 아니라 특정 질병에 걸릴 주관적인 위험을 말한다. 그리고 자신이 특정 건강 문제에 취약하다고 생각할수록 그 문제의 발생 위험을 줄이기 위해 행동하게 된다.

(2) 지각된 심각성

지각된 심각성(perceived severity)은 어떤 건강 문제와 그 결과의 심각성에 대한 주관적인 평가다. 여기서 말하는 심각성은 질병 자체에 대한 심각성뿐만 아니라 그 질병으로 인해 생길 수 있는 보다 넓은 범위의 결과들까지 포함한다. 예를 들면 익히지 않은 수산물을 먹으면 노로바이러스에 걸릴 수 있는데, 노로바이러스 자체에 대해서는 심각하다고 생각하지 않을 수 있지만, 걸렸을 때 한동안 직장에 나가지 못해서 발생하는 경제적 손해와 업무에 미치는 지장 등은 심각하게 다가올 수 있다. 그래서 결과적으로 노로바이러스를 심각한 문제로 생각하게 된다. 그리고 특정 건강 문제에 대해 심각하게 받아들일수록 그 문제를 예방하기 위한 행동을 하게 된다.

지각된 취약성과 심각성은 지각된 위협으로 묶이며, 건강신념모델의 이 두 요소들은 그에 대해 얼마나 지식이 있는지에 따라 달라지기도 한다.

(3) 지각된 이익

지각된 취약성이나 심각성은 행동을 일으킬 수 있는 동기로 작용할 수는 있지만, 직접적으로 행동을 유발하지는 않는 것으로 알려져 있다. 그보다는 개인이 생각하기에 질병의 위험을 줄일 만한 대안들의 효과가 있는지에 대한 믿음이 더 영향을 미친다. 이것이 바로 지각된 이익이다. 주어진 대안들은 개인이 느끼기에 이용 가능해야 하며 취약성이나 심각성을 줄일 수 있는 혜택이 있어야 한다. 예를 들면 메르스를 예방하기 위해 낙타를 멀리하라는 메시지를 받았다고 가정해 보자. 2015년 한국에서 발생한 메르스 사태로 인해 메르스가 얼마나 무섭고 전염이 잘되는지도 알고 있기 때문에 심각성과 취약성은 높을 수 있지만, 한국에 없는 낙타를 멀리하라는 예방법은 질병을 예방하는 데 효과적이지 않다고 생각할 수 있다. 이럴 경우, 사람들은 갈등과 혼란을 겪는다.

지각된 이익(perceived benefits)은 질병의 위험을 줄이기 위한 건강증진행동을 했을 때의 가치에 대한 주관적 평가이기 때문에 그 행동에 대한 객관적인 효과와는 상관없이 발생할 수 있다.

(4) 지각된 장애

어떤 주어진 행동을 시행하는 데 있어서 그 행동으로 인한 혜택과 동시에 그 행동을 하기 어렵게 만드는 요인들이 있을 수 있다. 그 행동을 함으로써 불편해지거나 비용이 많이 들거나 불쾌하거나 고통스러운 상태를 경험하는 것이다. 이렇게 건강행동의 부정적인 측면, 즉 행동 변화에 방해가 되는 요소들을 지각된 장애(perceived barriers)라고 부른다. 지각된 장애가 중요한 이유는, 어떤 건강 문제가 심각하고 나한테 일어날 것 같으며 특정 행동을 하면 그 위협을 줄일 수 있을 것 같다고 생각하더라도 그 행동을 하는 데 장애물이 있으면 건강증진행동이 일어나기 어렵기 때문이다. 예를 들면 흡연으로 인한 폐암의 심각성도 느끼고 내가 폐암에 걸릴 가능성이 있다는 것도 알고 담배를 끊으면 폐암을 예방할 수 있다고 믿지만, 직장 동료들이나 친구들이 같이 모여서 담배를 피우는데 혼자만 끼지 않고 있는 상황이 불편해서 어쩔 수 없이 담배를 피우는 경우도 있다. 바로 지각된 장애가 크게 작용한 경우다.

건강신념모델에서는 지각된 이익이 지각된 장애를 넘어섰을 때 행동 변화가 발생한다고 본다(Janz and Becker, 1984).

(5) 행동단서

원래의 기존 신념 모델에는 앞의 네 가지 요인(지각된 취약성, 심각성, 혜택, 장애)만 포함되어 있었지만, 단서 또는 트리거(방아쇠)로 작용하는 변인이 모델에 추가되었다. 로젠스톡(Rosenstock, 1974)은 "취약성과 심각성의 수준은 행동을 할 에너지 또는 힘을 제공하고, 이익을 지각하는 것은 선호하는 행동의 경로를 제공한다"라고 설명했지만, 이 요소들의 조합이 분명하게 행동을 일으키는지는 확신할 수 없었다. 그래서 행동을 부추길 만한 요소와 과정을 모델에 포함하게 되었다.

건강 영역에서 행동단서(cues to action)는 매스미디어 캠페인, 대인 간 상호작용, 병원 홍보물과 같은 외적 단서와 신체 상태의 부정적인 변화와 같은 내적 단서를 말한다. 상대적으로 취약성과 심각성이 받아들여지지 않은 상태에서는 이런 강도 있는 자극이 사람들의 자극을 일으키는 데 도움이 된다(Rosenstock, 1974). 예를 들면 독감에 별로 걸릴 것 같지도 않고 심각한 질병이라고 생각하지는 않지만, 보건소에서 무료로 접종을 해준다는 광고 문구를 보고 사람들이 독감 예방접종을 하러 갈 수도 있다. 이것이 바로 행동단서로 인해 행동의 변화가 일어난 경우다.

(6) 자기효능감

자기효능감(self-efficacy)은 결과물을 만들어내기에 필요한 행동을 성공적

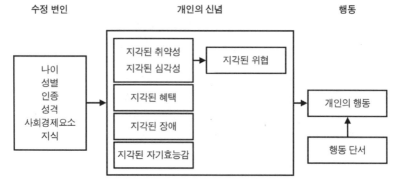

그림 5-1   건강신념모델의 구성 요소들과 연결고리
자료: Champion and Skinner(2008).

으로 실행할 수 있다는 확신이다(Bandura, 1997). 자기효능감의 바탕이 된 사회학습이론(Bandura and Walters, 1977)에서는 사람들의 행동은 객관적인 현실만으로 일어나지는 않으며, 주관적인 가치와 기대에 의해 만들어지기도 한다고 보았다. 특히 멀리 있는 목표를 보고 이뤄낼 수 있는 수행 능력이 중요하다고 설명하는데, 이는 어떤 사건들에 영향을 끼칠 자신의 능력에 대한 믿음에 해당한다.

자기효능감은 사회학습이론을 바탕으로 한 개념으로 여러 모델과 이론에 통합되었다. 건강신념모델에 건강행동을 일으킬 만한 동기 요소들이 더 필요하다는 의견들이 제기되면서 1988년에 자기효능감이 건강신념모델에 추가되었다(Glanz, Rimer and Viswanath, 2008; Resenstock, Strecher and Becker, 1988).

건강신념모델의 변인들은 〈그림 5-1〉과 같이 배치된다. 개인의 신념에 해당하는 취약성, 심각성, 혜택, 장애, 자기효능감에 대한 지각이 개인의 행동을 판단하는 데 영향을 미치는데, 행동단서는 개인의 행동을 촉발하는 직접적인 요소를 제공한다. 이 과정은 나이, 성별, 인종, 성격, 사회경제적 요소, 지식 등에 의해 변할 수 있다.

2) 건강신념모델의 효과와 각 변수의 영향력

여러 연구자가 건강신념모델을 사용한 연구들을 메타분석 했다. 그중 카펜터(Carpenter, 2010)는 인지된 장애와 인지된 혜택이 행동의 가장 강력한 예측변인인 반면, 인지된 심각성은 행동을 예측하기에 그 효과가 약하며, 인지된 취약성은 행동과 관련이 없다고 했다. 카펜터의 메타분석에서 인지된 심각성의 효과가 약하다고 나타난 이유는 질병에 대한 심각성의 변화량이 크지 않기 때문이다. 즉, 유방암의 경우, 사람들은 어떤 경우에나 유방암의 결과는 심각하다고 느낀다. 이렇게 변화량이 낮을 경우 효과도 낮아진다(Harrison, Mullen and Green, 1992). 만약 심각성의 변화량이 큰 질병을 조사한다면 인지된 심각성의 영향력이 크게 나타날 가능성이 있다. 거의 대부분 행동과 관련이 없다고 간주되는 인지된 취약성도 마찬가지다. 이미 질병에 걸린 사람은 그 질병에 걸릴 가능성을 묻는 취약성에서 변화가 있지 않을 것이다. 너무나 분명하게 취약하다고 느낄 것이기 때문에 그 사람이 하는 행동을 취약성으로 설명하기는 어렵다.

하지만 이와는 다른 결과를 보여주는 메타분석 연구도 있었다. 존스와 동료들이 건강신념모델을 적용해 임상시험 프로그램(clinical trial intervention)을 수행한 18개 연구를 분석해 보았더니 건강신념모델의 변인들은 행동과 관련이 없었다(Jones, Smith and Llewellyn, 2014). 18개 연구 중 5개만이 프로그램 전후의 건강신념모델 요소들의 변화를 비교했고, 1개 연구만이 건강신념모델의 매개효과를 분석했다. 다시 말하면 건강신념모델 변수들을 적용하긴 했지만 그 변수들로 인해 결과가 달라졌는지를 측정·분석하지 않았기 때문에, 카펜터가 메타분석에서 발견한 인지된 혜택, 장애, 심각성, 취약성의 예측력에 대한 결론을 확인하기 어려웠다는 것이다.

흥미로운 것은 카펜터(Carpenter, 2010)나 존스와 동료들(Jones et al., 2014)이 정리한 바에 의하면, 공통적으로 인지된 취약성이 행동과 관련이 없다는 결론에도 불구하고 임상시험 프로그램에서는 인지된 취약성이 인지된 혜택에 이어 두 번째로 흔하게 사용되고 있었다. 이 말은 곧 건강신념모델을 사용해 결과가 향상되었다고 해서 모델의 효과가 좋다고 결론지을 수는 없다는 것이다. 좀 더 면밀히 어떤 다른 변인들이 함께 사용되었는지를 확인해 단순히 건강신념모델 변인들이 적용되어서 좋은 결과가 나왔다는 것이 아님을 설명해야 한다.

인지된 취약성, 심각성, 혜택, 장애는 건강신념모델을 적용한 연구에서 많이 확인된 반면, 행동단서와 자기효능감은 거의 측정되지 않았다(Carpenter, 2010; Zimmerman and Vernberg, 1994). 하지만 기존의 건강신념모델에 자기효능감과 같은 다른 변인들을 추가했을 경우 이것을 과연 같은 건강신념모델이라고 할 수 있는지에 대해 의문을 제기하는 학자들도 있다(Zimmerman and Vernberg, 1994).

3 | 건강신념모델의 가치와 평가

1) 건강신념모델 요소들의 일관되지 않은 측정

건강신념모델을 적용한 연구들에서 비판을 받는 것 중 하나는 방법론에 관한 것이다. 특히, 변인들에 대한 정의와 조작화, 건강신념을 측정한 문항의 개수나 척도, 예방행동을 했을 경우에 대해 문항이 조건부였는지 아닌지도 일관되지 않았다(Castle, Skinner and Hampson, 1999; Henshaw and Freedman- Doan, 2009; Jones et al., 2014). 그러다 보니, 각 연구마다 변수의 신뢰도에 차이가 심하다. 예를 들면 베르타키스(Bertakis, 1986)는 표준 준수 설문지(Standardized Compliance Questionnaire)(Sackett et al., 1974)를 수정해 인지된 취약성(5문항), 심각성(5문항), 혜택과 장애(5문항)를 조건부와 조건부가 아닌 문장들로 물어봤다. 응답은 5

점 척도로 답하게 했다. 반면 리스(Rees, 1986)는 인지된 취약성(조건부가 아닌 1 문항), 심각성(6문항)으로 측정했으나 응답 방법이나 척도에 대해서는 설명하지 않았다. 올센과 동료들(Olsen et al., 2012)은 수면 설문지의 기능적 결과 (Functional Outcomes of Sleep Questionnaire)(Weaver et al., 1997)의 문항을 이용해 인지된 심각성을 4점 척도로 측정했으며, 수면무호흡증에 대한 자기효능감 측정 (Self-Efficacy Measure for Sleep Apnea)(Weaver et al., 2003)을 이용해 인지된 혜택(조건부가 아닌 9문항), 장애(조건부 8문항), 자기효능감(조건부 9문항)을 4점 척도로 측정했다. 올센과 동료들이 인지된 혜택과 장애를 측정하기 위해 사용한 문항이 '결과에 대한 기대'라는 변수의 측정 문항이기도 했다(Jones et al., 2014).

이처럼 건강신념모델의 변인들을 측정하는 데 여러 문제점이 발견되면서 건강신념모델이 효과가 있다고 말하기 어렵다는 의견이 많다.

2) 전체 모델의 설명력보다는 개별 변수의 효과 측정

건강신념모델을 적용한 연구들이 가장 많이 받는 지적은 전체 모델을 쓰지 않고 모델의 개별 변수의 효과를 측정했다는 것이다. 존스와 동료들의 메타분석에서 18개 연구 중 6개만 건강신념모델의 모든 변인을 사용했다는 분석 결과가 건강신념모델 연구의 이러한 특징을 보여주고 있다. 특히 인지된 취약성이나 심각성과 달리, 건강행동에 대한 혜택 및 장애에 관한 연구에서는 밝혀진 특정 혜택과 장애가 건강행동에 효과가 있는지를 밝히는 데 초점을 맞추기도 했다. 예를 들면 윌리스(Willis, 2018)는 건강 커뮤니티 이용자들이 온라인에서 정보를 교환할 때 처방전이 필요한 약에 대해 인지된 혜택과 장애가 무엇인지를 물어보았고, 그 혜택과 장애가 권장 행동에 대한 태도와 의도에 영향을 준다는 것을 알았다. 또한 장(Chang, 2016)은 건강 연구를 소개하는 뉴스의 추천 행동이 행동단서로 작용하는지를 확인했다. 그리고 행동 단서가 있을 때, 즉 어떻게 행동하라는 추천 행동이 있는 뉴스가 질병과 자신과의 관련성을 높여 추천 행동에 대한 태도와 의도에 영향을 미친다는 것을 발견했다.

이론이나 모델을 적용한 연구의 경우, 전체 모형이 특정 행동을 얼마나 잘 설명하는지를 검증하는 것이 일반적이다. 하지만 건강신념모델의 경우 개별 변인들의 효과를 확인한다는 것이 특징이면서, 문제로 지적받는 부분이기도 하다. 게다가 앞에서 언급한 측정에 대한 문제와 결합해 지각된 장애와 혜택을 측정하기 위해 어떤 것이 장애이고 혜택인지에 대해서 묻는다는 점이 또 다른 건강신념모델 연구의 특징이다.

3) 편중된 변수 검증: 행동단서와 자기효능감에 대한 연구 부족

존스와 동료들(Jones et al., 2014)의 메타분석에 의하면, 18개 임상시험 프로그램 연구 중 16개 연구가 의학적 조언을 따랐을 경우 인지된 혜택 요소를 적용하고 있었으며, 질병의 인지된 취약성을 적용한 연구는 15개, 조언을 따르는 데 대한 인지된 장애에 대한 연구는 14개, 인지된 심각성을 표현한 연구는 11개였다. 반면 행동단서는 7개의 프로그램에서 설명되어 있었고, 자기효능감은 4개의 연구에만 포함되어 있었다. 이 결과는 건강신념모델이 그자체로 적용되는 않는다는 것과 모델의 변인들이 골고루 연구되지 않는다는 것을 알 수 있다. 즉, 행동단서나 자기효능감에 대한 효과를 조사한 연구가 현저히 부족하기 때문에 연구자들은 보다 균등하게 변인들이 조사되어야 한다고 강조한다.

4) 횡단적 및 종단적 연구에서의 결과 차이

초기 건강신념모델(Rosenstock, 1966)에서는 횡단연구의 데이터를 분석한 경우가 많았다. 즉, 현재의 또는 회상된 행동과 건강신념모델 변인들의 관계를 조사하는 횡단연구 설계에서는 사람들의 인식이 특정 행동을 취한 후에도 변하지 않는다고 가정하고 있다. 하지만 로젠스톡(Rosenstock, 1966)은 인지부조화이론에 의하면 건강신념모델 변인들에 대한 인식은 행동 이후에 변할 수 있다고 주장한다. 다시 말하면, 어떤 행동을 취한 후에 그 사람은 그 행동에 맞게 개인의 신념을 바꿀 가능성이 높다는 것이다. 이 가설은 횡단연구가 건강신념모델 변인들과 행동에 대한 관계를 잘못 설명할 수 있다고 예측한다(Janz et al., 2002).

재즈와 베커(Janz and Becker, 1984)는 횡단연구와 종단연구에서는 반대의 결과가 나타날 수 있다고 보았다. 횡단연구에서 나타난 관계가 종단연구에서 나타난 관계보다 약할 수 있다는 것이다. 어떤 질병에 걸릴 가능성이 높을 것 같아서 예방행동을 했다면, 그 행동을 하고 난 후에는 자신이 부정적인 결과(해당 질병)에 덜 노출이 될 것이라고 믿는 것이 논리적으로 말이 되기 때문이다. 다른 변인들 역시 마찬가지다. 타깃 행동(예방행동)은 질병에 대한 심각성을 낮출 수가 있으며, 한번 행동을 해본 사람은 그 행동에 대한 어려움(장애)을 비교적 낮게 평가할 것이다. 그래서 특정 행동을 하기 전에 건강신념모델 변인들을 측정해 보지 않고서는 행동에 대한 모델의 예측력을 잘못 해석할 수도 있다(Carpenter, 2010)는 것이다.

4 | 건강신념모델의 응용 분야와 새로운 방향

1) 변수끼리의 상호작용

스트레처와 동료들(Strecher, Champion and Rosenstock, 1997)은 건강신념모델 연구에서는 더 복잡한 인과 모형과 변수 간의 상호작용을 조사할 필요가 있다고 제안했다. 예를 들면 인지된 혜택과 장애가 인지된 위협이 낮을 때보다

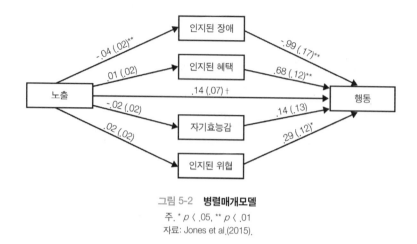

그림 5-2 **병렬매개모델**
주. * p < .05, ** p < .01
자료: Jones et al.(2015).

는 높을 때 더욱 행동이 높을 것이라고 예측하는 모델을 검증해 볼 수 있다.

이러한 새로운 변수의 조합은 최근 건강신념모델 연구에 반영되었다. 존
스와 동료들(Jones, Jensen, Scherr, Brown, Christy and Weaver, 2015)의 연구가 대표적
이다. 이 연구에서는 교육 수준, 성별, 나이, 독감백신 접종 이력, H1N1 백신
접종 이력을 통제하고 3가지 방법으로 건강신념모델의 변인들을 조합해
H1N1 백신 캠페인 노출의 효과를 설명했다. 첫째, 병렬매개모델을 통해서
다. 〈그림 5-2〉에서 보듯이, 건강신념모델 변인들이 병렬로 나열되어 있다.
캠페인 노출이 건강신념모델 변인들을 통해 어떻게 백신 접종 행동과 관련
이 있는지를 조사한 것이다. 즉, 건강신념모델 변인들의 매개효과를 본 것인
데, 이때 변인들 사이의 관계는 동등하다고 본다. 그 결과, 캠페인에 많이 노
출될수록 행동에 대한 장애를 적게 느껴서 백신 접종 행동이 늘어났다. 다른
건강신념모델의 변인들에서는 유의미한 관계가 발견되지 않았다.

두 번째는 직렬매개모델을 이용했다. 직렬 매개는 건강신념모델 변인들
이 병렬매개모델과 같이 동등한 위치에 있는 것이 아니라 인과관계가 있다
고 보는 것이다. 이 연구에서는 단순매개모델(매개변인이 하나인 경우)과 직렬
매개모델(매개변인이 두 개인 경우)을 보여주었다. 〈그림 5-3〉은 단순매개모델

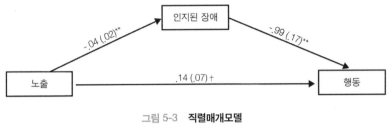

그림 5-3 **직렬매개모델**
주. +p ⟨ .10, * p ⟨ .05.
자료: Jones et al.(2015).

로, 캠페인에 노출이 될수록 장애를 덜 느껴서 백신 접종 행동을 하게 된다
는 결과를 보여준다. 〈그림 5-2〉의 병렬매개모델에서 건강신념모델 변인들
을 하나씩 따로 본 것이다. 직렬매개모델의 경우, 한 번의 과정을 더 거친다
(〈그림 5-3〉). 즉, 건강신념모델의 변인들 사이에도 인과관계가 있으며 인과적
흐름의 방향이 있다고 가정한다. 예를 들면, 노출 → 장애 → 혜택 → 행동의
순서가 가능하다. 반면 노출 → 혜택 → 장애 → 행동의 순서도 생각해 볼 수
있다. 이런 식으로 연구자들이 24개의 가능한 조합을 분석해 본 결과, 노출
은 인지된 장애와 부적 관계, 장애는 혜택과 부적 관계, 혜택은 행동과 정적
관계가 있는 것으로 나타났다. 다시 말하면, 캠페인에 많이 노출된 사람일수
록 인지된 장애가 적고, 장애가 적으면 백신의 혜택이 더 많다고 느끼며, 많
다고 느낀 혜택은 백신 접종 행동을 하게 만든다는 것이다.

　세 번째는 조절된 매개모델을 통해 건강신념모델의 변인들을 배치했다.
조절된 매개모델은 〈그림 5-2〉처럼 건강신념모델의 변수를 거친, 행동에 대
한 노출의 간접효과가 건강신념모델의 다른 변수에 의해 조절되는지를 보는
것이다. 존스와 동료들은 자기효능감이 인지된 장애와 위협의 매개효과를
조절한다는 것을 발견했다. 즉, 캠페인 노출은 인지된 장애를 낮추고 위협을
높이며 이런 인식들은 행동과 관련이 있다. 그런데 이 관계가 자기효능감에
의해서 달라진다. 효능감은 고/중/저 3개로 구분을 했는데, 낮거나 중간 정
도의 효능감을 가진 사람들에게는 인지된 장애만 유의미한 매개변인이었다

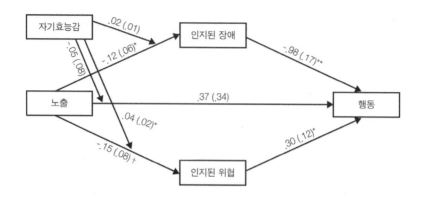

그림 5-4 **조절된 매개모델**
주. $+p < .10, * p < .05$
자료: Jones et al.(2015).

(<그림 5-4>). 다시 말하면, 중간 이하의 자기효능감을 가진 사람들은 캠페인
에 많이 노출될수록 건강행동에 대해 장애를 덜 느껴 그에 따라 건강행동을
더 하게 된다는 것이다. 반면 높은 효능감을 가진 사람들에게는 인지된 장애
가 매개변인으로서 역할을 하지 못했다. 인지된 위협의 경우, 장애와는 달리
높은 효능감을 가진 사람들에게만 유의미한 매개변인이었다. 즉, 건강행동
을 잘할 수 있다고 느끼는 사람들은 캠페인에 덜 노출될수록 해당 질병이 심
각하고 질병에 걸릴 것 같다고 느끼기 때문에 행동을 한다.

2) 행동과 관련된 감정 요소의 고려

건강신념모델에서는 사람들의 질병에 대한 생각 및 인식(perceptions)과 질
병을 예방하거나 증상을 완화하는 방법에 대한 신념(beliefs)이 건강행동을 결
정하는 데 영향을 미친다고 설명한다. 즉, 인지적 처리 과정을 통해 건강 행위
가 발생한다고 가정하는 것이다. 그러나 이러한 과정에 이의를 제기하는 학

표 5-1　행동의도에 관한 위계적 회귀분석 결과

	모형1	모형2	모형3	모형4
	베타 β	베타 β	베타 β	베타 β
연령	.192***	.045	-.059	-.001
학력	.046	.064	.013	.003
수입	.148**	.111*	.050	.065
건강상태		.182***	.166***	.114**
지식수준		.273***	.082	.014
성경험		.213***	.116*	.085*
지각된 심각성			.133**	.030
지각된 민감성			.222***	.143***
지각된 혜택			.378***	.086
지각된 장애			-.114*	-.123**
자기효능감				.456***
공포감				.218***
$\Delta R2$(%)	.070(7%)***	.161(16.1%)***	.213(21.3%)**	.177(17.7%)***
F값	8.793***	17.338***	27.252***	46.280***
Total R^2	.070	.232	.444	.621
수정된 R^2	.062	.218	.428	.608

각주: β: 표준화된 베타계수 / $\Delta R2$: 단계별 변화량.
　＊p 〈 .05 ＊＊ p 〈 .01 ＊＊＊ p 〈 .001
자료: 마샤오통 외(2019).

자들도 있다. 질병과 건강이라는 맥락을 고려했을 때 사람들은 이성적인 판단에만 의존하지는 않는다는 것이다(Keer, Putte and Neijens, 2012). 공포를 유발하는 과정을 설명한 모델과 인지적 반응을 설명한 모델을 통합해서 메시지 수용자가 언제, 왜 메시지를 수용하거나 거부하는지를 설명하는 병행과정 확장모델(Extended Parallel Process Model; Witte, 1992)처럼 공포와 인지를 설명할 수 있어야 한다는 의견이 제기되는 것이다. 건강신념모델의 지각된 심각성과 취약성(민감성)이 일관되지 않은 결과를 보여준 것(Carpenter, 2010; Janz and Becker, 1984)은 아마도 건강신념모델이 사람들의 정서적·감정적 측면을 고

러하지 않기 때문일 수도 있다(Bagozzi, Mahesh and Prashanth, 1994).

최근에는 이러한 제한점을 극복하고자 건강신념모델을 확장하는 연구가 등장하고 있다. 마샤오통·황성욱·이은순(2019)은 20대 중국인들의 자궁경부암 예방행동의도에 영향을 미치는 요인을 알아보고자 건강신념모델의 주요 변인들(지각된 심각성, 민감성, 혜택, 장애)로 모델을 구성하고 추가로 자기효능감과 공포의 예측력을 알아보았다. 건강신념모델의 주요 변인들이 행동의도를 얼마나 설명하는지, 그 외 변인들의 설명력은 얼마나 되는지를 이들의 결과를 분석하면서 확인해 보자.

앞선 〈표 5-1〉에는 4개의 모형이 있다. 모형 1부터 점차적으로 변인들을 추가하면서 추가된 변인들이 행동의도를 얼마나 더 설명하는지를 알려준다.

모형 1: 응답자의 인구·사회통계학적 변인(연령, 학력, 수입)이 자궁경부암 예방행동의도에 영향을 미치는지 보았고, 이 변인들이 행동의도를 7% 설명했다.

모형 2: 자궁경부암에 대한 지각된 건강상태, 지식수준, 성 경험을 모형 1에 추가했을 때, 새로운 변인들은 추가적으로 행동의도를 16.1% 설명하는 것으로 나타났다.

모형 3: 모형 1, 2에서 투입된 통제변인에 건강신념모델의 변인들을 추가해 본 결과, 이 변인들은 행동의도를 추가적으로 21.3% 설명한다는 것을 알 수 있다. 개별 변인들의 영향력을 보면, 지각된 심각성, 민감성, 혜택, 장애 모두 유의미했다. 베타값을 통해 각 변인과 행동의도 간의 관계를 알 수 있다. 행동의도는 지각된 심각성(β = .133), 지각된 민감성(β = .222), 지각된 혜택(β = .378)과 정적인 관계가 있고 지각된 장애(β = -.114)와는 부적인 관계가 있었다. 즉, 자궁경부암이 심각하다고 느낄수록, 자궁경부암에 걸릴 것 같다고 느낄수록, 자궁경부암 백신을 접종하면 혜택이 많을 것이라고 생각할수록, 백신 접종에 대한 어려움 및 불편함이 적다고 생각할수록 자궁경부암에 대한 예방행동을 하려는 의지가 높아진다는 것이다.

모형 4: 자기효능감과 공포감이 모형 3에 추가되었을 때, 이 변인들의 예방행동의도에 대한 추가 설명력은 17.7%였다. 베타값으로 보았을 때, 자기효능감(β = .456)과 공포감(β = .218)은 예방행동의도와 강한 정적 관계를 보였다. 즉, 예방행동을 할 수 있다고 생각할수록, 자궁경부암을 두려워할수록 예방행동을 하려는 경향이 있는 것이다. 이 변인들이 추가되면서 모형 3에서 유의미했던 지각된 심각성과 혜택의 영향력이 사라지긴 했지만, 여전히 지각된 민감성과 장애는 예방행동의도와 직접적인 관련이 있는 것으로 나타났다.

이 연구에서는 건강신념모델의 네 개의 주요 변인 외에도 자기효능감과 공포감이 예방행동을 설명하는 데 중요한 역할을 한다는 것을 보여줌으로써 건강신념모델의 한계점을 확인해 줬다. 향후 연구에서도 인지적 처리 과정뿐만 아니라 감정적 처리 과정을 살펴보면 사람들의 의사결정에 대한 예측이 좀 더 정확해질 것이라고 본다.

3) 질병 외의 분야

건강신념모델은 질병을 극복하고 질병과 관련된 상황을 감소시키기 위해 만들어졌지만, 최근에는 다양한 분야에서 적용되고 있다. 건강의 범위를 확장해서 사이버안전 위협과 개인정보 노출로 인한 스트레스와 웰빙이 최근에 주목을 받고 있다(Liang and Xue, 2010). 도델과 메스크(Dodel and Mesch, 2017)는 사이버 희생을 예방하기 위해 건강신념모델을 적용해 사이버 예방행동(안티바이러스 프로그램 사용)을 예측하고자 했다. 디지털 위협(digital

표 5-2   안티바이러스 예방행동에 대한 위계적 회귀분석

	모형 1	모형 2	모형 3	모형 4
	베타 B	베타 B	베타 B	베타 B
사회경제학적 특징 및 디지털 특성				
나이	-.109**	-.107**	-.115**	-.082**
성별(남)	.145**	.16**	.15**	.141**
교육 수준	.029	.026	.023	.018
지난 3개월 동안 사용 횟수 (하루 4시간 이상)	.061*	.055*	.047*	.048*
6년 이상의 인터넷 이용	.178**	.142**	.115**	.106**
위협에 대한 인식				
취약성		.111**	.085**	.065**
심각성		.193**	.14**	.124**
행동에 대한 기대				
장애			.218**	.183**
혜택			.126**	.121**
건강신념모델에 추가				
이전 희생 경험				.03
자기효능감				.168**
R^2	.079	.132	.194	.219
수정된 R^2	.076	.128	.189	.214

자료: Dodel and Mesch(2017).

threats)에 노출될 가능성과 디지털 위협의 심각성에 대한 신념, 보안에 대한 예방행동이 그 위협을 줄이는 데 미치는 효과(혜택), 보안을 위한 예방행동의 불편함과 비용(장애), 사이버범죄에 희생된 경험(행동단서), 예방행동을 수행할 자신감과 확신(자기효능감)을 측정했다.

〈표 5-2〉을 보면, 모형 1에서는 사회경제학적 특성과 디지털 특성을 투입했고, 모형 2에서는 건강신념모델 중 위협에 대한 인식(심각성, 취약성)을 투입했다. 설명력(R2)을 비교해 보면 모형 1보다는 모형 2가 향상되었고, 향상된 수치만큼 위협에 대한 인식이 예방행동을 얼마나 설명/예측하는지

를 알 수 있다. 모형 3은 모형 2에 행동에 대한 기대(혜택, 장애)가 추가되어 모형 2에 비해 모형 3이 얼마나 행동을 더 잘 예측할 수 있는지를 알 수 있다. 특히, 혜택과 장애가 행동에 미치는 효과를 따로 알 수 있다. 모형 4의 결과에서 자기효능감은 예방행동을 예측하지만 이전 희생 경험은 유의미한 관계가 없는 것을 알 수 있다.

이처럼, 건강신념모델은 다양한 종류의 행동을 설명하는 데 적용되었으며, 건강 외의 분야로도 확장되고 있다.

5 | 건강신념모델을 적용한 국내 연구 사례

1) 미세먼지 예방행동의도 예측

국내에서도 건강신념모델을 바탕으로 건강행동을 예측한 연구들이 있다. 정동훈(2019)은 건강신념모델과 계획된 행동이론(theory of planned behavior)을 결합해 모델을 만들었다. 계획된 행동이론은 태도, 주관적 규범, 지각된 행동통제를 통해 인간 행동을 예측할 수 있다고 설명한다. 여기서 주관적 규범은 자신이 중요하다고 생각하는 사람들이 자신에게 어떤 행동을 하기를 바라는 믿음이며, 이러한 주변의 압력은 행동을 일으키는 데 영향을 끼친다. 지각된 행동통제는 자기효능감과 유사한 개념으로, 자신의 문제해결 능력에 대한 믿음이다.

이 연구에서는 건강신념모델의 변인들(지각된 취약성, 심각성, 혜택, 장애)과 계획된 행동이론의 변인들(주관적 규범, 자기효능감)을 행동의 예측 요인으로 보고 그 관계를 살펴보았다. 그 결과, 지각된 취약성과 장애는 미세먼지 예방행동의도에 영향을 끼치지 않는 반면, 지각된 심각성과 혜택, 주관적 규범, 자기효능감은 유의미한 영향이 있었다. 즉, 미세먼지로 인해 자신의 건강이 얼마나 심하게 위협받는지를 인지할수록, 마스크 착용과 같은 미세먼지 예방행동이 질병을 예방한다고 믿을수록 예방행동을 하게 되는 것이다. 이와 더불어, 주위 사람들의 시선과 압력, 예방행동을 할 수 있다는 자신감은 예방행동을 촉진시킬 수 있는 또 다른 요소임을 알 수 있다. 그래서 커뮤니케이션 전략을 수립할 때, 준거집단이나 다른 사람들의 관심과 기대를 강조하고 예방행동은 쉽게 할 수 있다고 언급하는 것을 추천한다.

2) 자살 예방 웹사이트 서비스 분석

안순태·이하나(2016)는 자살 예방 웹사이트들에서 건강신념모델 변인들을 얼마나 포함하고 있는지를 분석함으로써 현재의 자살 예방 웹사이트가 예방행동(안티바이러스 프로그램 사용)을 유도하는 데 제대로 기능하고 있는지 평가했다. 이를 위해서 연구자들은 지각된 심각성과 취약성을 자살(예: "자살은 국내 사망원인 4위다", "누구나 자살을 할 수 있다")과 정신질환(예: "우울증을 방치하면 일상생활이 불가능하며 자살로 이어질 수 있다", "누구나 우울증에 걸리기 쉽다")으로 구분하고 지각된 혜택(예: "자살은 예방 가능하다")과 지각된 심리적 장애(예: "자살 위기 상황에서 상담을 받는 것은 부끄러운 일이 아니다")와 물리적 장애(예: 무료상담), 간접적 행동단서(예: 생활습관 개선)와 직접적 행동단서(예: 상담센터 전화번호)의 항목들을 정리해 이를 바탕으로 웹사이트 내용을 분석했다.

103개의 자살 예방 웹사이트에 게시된 정보를 분석한 결과, 자살에 대한 심각성을 포함한 웹사이트는 44곳, 정신질환에 대한 심각성을 포함한 곳은 32곳이었다. 자살에 대한 취약성을 언급한 곳은 40곳이었는데 "누구나"와 같이 일반적인 취약성을 언급한 곳이 27곳, "청소년 4명 중 1명"과 같이 특정 집단의 취약성을 언급한 곳이 13곳이었다. 정신질환에 대한 취약성을 다룬 게시 글 중 일반적인 취약성을 언급한 것이 27곳이고, 특정 집단에 대해 언급한 것은 1곳이었다. 자살 예방에 대한 혜택을 제공한 것은 43곳

표 5-3　건강신념모델을 바탕으로 한 분석 단위와 결과

구분			n	%
심각성	자살에 대한 심각성		44	42.7
	정신질환에 대한 심각성		32	31.1
취약성	자살에 대한 취약성	일반적 취약성	27	26.2
		특정 집단 취약성	13	12.6
	정신질환에 대한 취약성	일반적 취약성	27	26.2
		특정 집단 취약성	1	1.0
혜택	자살 예방 혜택		43	41.7
	그 외 혜택		13	12.6
장애	심리적 장애		17	16.5
	물리적 장애		6	5.8
행동단서	직접적 행동단서		66	64.1
	간접적 행동단서		61	59.2

이었고, 심리적 장애는 17곳에서 제공되었으며, 물리적 장애를 제공한 것은 6곳이었다. 직접적 행동단서는 66곳, 간접적 행동단서를 제공한 것은 61곳이었다. 정리된 결과는 〈표 5-3〉에서 볼 수 있다.

　이 결과를 보면 현재 국내 자살 예방 웹사이트가 어디에 초점을 맞추고 있는지를 알 수 있다. 자살예방행동의 혜택이나 장애보다는 심각성과 취약성이 강조되고 있는 것이다. 안순태·이하나(2016)는 심각성과 취약성을 강조할 경우 자살 및 정신질환에 대한 낙인효과가 발생할 수 있다고 우려한다. 또한 건강신념모델을 적용한 여러 연구에서 밝혀졌듯이, 인지된 혜택과 장애가 예방행동의도를 예측하는 강력한 요인임(Carpenter, 2010; Harrison et al., 1992; Jones et al., 2014)에도 국내 자살 예방 웹사이트에서는 이러한 결과를 반영하고 있지 않다. 다른 건강신념모델 변인들에 비해 행동단서에 대한

정보는 굉장히 많이 제공되어 있는데, 예방행동에 대한 혜택과 장애에 대해 충분히 인지하지 못한 채 제공되는 단서들, 예를 들면 상담센터 전화번호는 행동 변화를 유도하기보다는 기관 홍보에 치중되어 있다는 지적을 받고 있다(송인한·장숙랑, 2012; 안순태·이하나, 2016).

참고문헌

마샤오통·황성욱·이은순. 2019. 「대 중국인들의 자궁경부암 예방행동의도에 미치는 영향 요인은 무엇인가?: 자기효능감, 공포감의 변인을 중심으로 한 건강신념모델의 확장」. ≪미디어, 젠더 & 문화≫, 34권 2호, 5~50쪽.

송인한·장숙랑. 2012. "국내외 자살예방캠페인 비교분석". 보건복지부 발간자료. http://www. prism.go.kr/homepage/researchCommon/downloadResearchAttachFile.do;jsessionid=0 3EA0F0C8646057B40A58A3033BF09C4.node02?work_key=001&file_type=CPR&seq_no =001&pdf_conv_yn=N&research_id=1351000-201300143

안순태·이하나. 2016. 「국내 자살예방 웹사이트에 대한 분석: 건강신념모델의 적용」. ≪한국언론학보≫, 60권 5호, 321~350쪽.

정동훈. 2019. 「미세먼지 예방행동의도 결정요인: 건강신념모델 확장을 중심으로」. ≪디지털융복합연구≫, 17권 8호, 471~479쪽.

Bagozzi, Mahesh and Prashanth. 1994. "Public Service Advertisements: Emotions and Empathy Guide Prosocial Behavior." *Journal of Marketing*, Vol. 58, pp. 56~70.

Bandura, A. 1997. "Editorial: The anatomy of stages of change." *American Journal of Health Promotion*, Vol. 12, pp. 8~10.

Bandura, A. and R. H. Walters. 1977. *Social Learning Theory*, Vol. 1. Englewood Cliffs, NJ: Prentice-hall.

Bertakis, K. D. 1986. "An application of the health belief model to patient education and adherence: Acute otitis media." *Family Medicine*, Vol. 18, pp. 347~350.

Carpenter, C. J. 2010. "A meta-analysis of the effectiveness of health belief model variables in predicting behavior." *Health Communication*, Vol. 25, No. 8, pp. 661~669.

Castle, C. M., T. C. Skinner and S. E. Hampson. 1999. "Young women and suntanning: An evaluation of a health education leaflet." *Psychology and Health*, Vol. 14, pp. 517~527.

Champion, V. L. and C. S. Skinner. 2008. "The health belief model." *Health Behavior and Health Education: Theory, research, and practice*, Vol.4, pp.45~65.

Chang, C. 2016. "Behavioral recommendations in health research news as cues to action: Self-relevancy and self-efficacy processes." *Journal of Health Communication*, Vol.21, No.8, pp.954~968.

Dodel, M. and G. Mesch. 2017. "Cyber-victimization preventive behavior: A health belief model approach." *Computers in Human Behavior*, Vol.68, pp.359~367.

Harrison, J. A., P. D. Mullen and L. W. Green. 1992. "A meta-analysis of studies of the health belief model with adults." *Health Education Research*, Vol.7, pp.107~116.

Henshaw, E. J. and C. R. Freedman-Doan. 2009. "Conceptualizing mental health care utilization using the health belief model." *Clinical Psychology Science and Practice*, Vol.16, No.4, pp.420~439.

Janz, N. K. and M. H. Becker. 1984. "The health belief model: A decade later." *Health Education Quarterly*, Vol.11, No.1, pp.1~47.

Janz, N. K., V. L. Champion and V. J. Strecher. 2002. "The health belief model." in K. Glanz, K. Barbara and K. Viswanath. *Health Behavior and Health Education: Theory, research, and practice*, 3rd ed, pp.45~66. San Francisco, CA: Jossey-Bass.

Jones, C. L., J. D. Jensen, C. L. Scherr, N. R. Brown, K. Christy and J. Weaver. 2015. "He health belief model as an explanatory framework in communication research: Exploring parallel, serial, and moderated mediation." *Health Communication*, Vol.30, No.6, pp.566~576.

Jones, C. J., H. Smith and C. Llewellyn. 2014. "Evaluating the effectiveness of health belief model interventions in improving adherence: A systematic review." *Health Psychology Review*, Vol.8, No.3, pp.253~269.

Keer, M., van den Putte, B. and P. Neijens. 2012. "The interplay between affect and theory of planned behavior variables." *American Journal of Health Behavior*, Vol.36, No.1, pp.107~115.

Lewin, K. 1951. "The nature of field theory." in M. H. Marx(ed.). *Psychological Theory: Contemporary Readings*. New York: Macmillan.

Liang, H. and Y. Xue, 2010. "Understanding security behaviors in personal computer usage: A threat avoidance perspective." *Journal of the Association for Information Systems*, Vol.11, No.7, pp.394~413.

Olsen, S., S. S. Smith, T. P. S. Oei and J. Douglas. 2012. "Motivational interviewing(MINT) improves continuous positive airway pressure(CPAP) acceptance and adherence: A randomized controlled trial." *Journal of Consulting and Clinical Psychology*, Vol.80, No.1, pp.151~163.

Rees, D. W. 1986. "Changing patients' health beliefs to improve adherence with alcoholism treatment: A controlled trial." *Journal of Studies on Alcohol*, Vol.47, pp.436~439.

Rosenstock, I. M. 1966. "Why people use health services." *Milbank Memorial Fund Quarterly*,

Vol.44, pp.94~127.

Rosenstock, I. 1974. "Historical Origins of the Health Belief Model." *Health Education and Behavior*, Vol.2, No.4, pp.328~335.

Rosenstock, I. M., V. J. Strecher and M. H. Becker. 1988. "Social learning theory and the health belief model." *Health Education and Behavior*, Vol.15, No.2, pp.175~183.

Sackett, D. L., M. H. Becker, A. S. MacPherson, E. Luterbach and R. B. Haynes. 1974. *The Standardized Compliance Questionnaire*. Hamilton, ON: McMaster University.

Strecher, V. J., V. L. Champion and I. M. Rosenstock. 1997. "The health belief model and health behavior." in D. S. Gochman(ed.). *Handbook of Health Behavior Research I: Personal and social determinants*, pp.71~91. New York: Plenum Press.

Watson, J. B. 1925. "Experimental studies on the growth of the emotions." *The Pedagogical Seminary and Journal of Genetic Psychology*, Vol.32, No.2, pp.328~348.

Weaver, T. E., A. M. Laizner, L. K Evans, G. Maislin, D. K. Chugh, Lyon, K. D. F. Dinges. 1997. "An instrument to measure functional status outcomes for disorders of excessive sleepiness." *Sleep*, Vol.20, pp.835~843.

Weaver, T. E., G. Maislin, D. F. Dinges, J. Younger, C. Cantor, S. McCloskey and A. I. Pack. 2003. "Self-efficacy in sleep apnea: Instrument development and patient perceptions of obstructive sleep apnea risk, treatment benefit, and volition to use continuous positive airway pressure." *Sleep*, Vol.26, pp.727~732.

Willis, E. 2018. "Applying the Health Belief Model to Medication Adherence: The Role of Online Health Communities and Peer Reviews." *Journal of Health Communication*, Vol.23, No.8, pp.743~750.

Witte, K. 1992. "Putting the fear back into fear appeals: The extended parallel process model." *Communication Monographs*, Vol.59, pp.329~249.

Zimmerman, R. S. and D. Vernberg. 1994. "Models of preventative health behavior: Comparison, critique, and meta-analysis." *Advances in Medical Sociology*, Vol.4, pp.45~67.

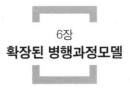

장한진

1 | 공포소구에 대한 개념과 등장 배경

1) 공포소구에 대한 이해

공포는 인간의 기본적 감정의 하나로, 심각하고 개인적으로 관련이 있는 위협이 지각될 때 환기되는 심리적 차원으로 구성된 내적 감정 반응을 말한다(Witte, 1992). 그리고 공포소구(fear appeal)는 흔히 위협 기법(scare tactic)으로 알려져 있는 설득 커뮤니케이션 분야에서 가장 널리 사용되는 기법으로서, 금연 캠페인이나 감염병 예방 캠페인, 에이즈 예방 캠페인, 인간의 이익 혹은 건강을 추구하는 공익 캠페인 및 포스터 등이 공포소구의 대표적인 사례이다. 호블랜드와 동료들(Hovland, Janis and Kelley, 1953)은 이러한 공포소구를 "커뮤니케이터의 결론을 채택하고 준수하는 데 실패함으로써 초래되는 비우호적인 결과를 묘사하는 설득적 커뮤니케이션"이라 정의하면서, 공포소구를 크게 신체적 공포소구 유형과 사회적 공포소구 유형으로 나누었다.

여기에서 설명하는 신체적 공포소구는 건강에 도움을 줄 수 있는 특정한 메시지 처방에 불응한 결과 발생하는 신체적 위해를 사실적으로 묘사하는

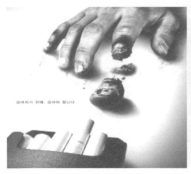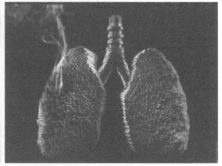

그림 6-1 **신체적 공포소구의 예**

것을 말한다. 금연의 경우 흡연 때문에 유발되는 심각한 질병을 제시하거나 흡연 때문에 변화되는 인체 기관을 보여주는 것이 신체적 공포소구의 예가 될 수 있다. 최근 금연 광고로 나오는 캠페인들이 이와 같은 신체적 공포소구의 한 예다. 신체적 공포소구는 설득적 메시지 권고에 응하지 않을 경우 발생할 수 있는 신체적 위협을 주로 강조한다. 반면 사회적 공포소구의 경우에는 가령 "비만은 자살행위입니다", "뚱뚱한 당신! 고립될 수 있습니다"와 같이 죽음을 표현하거나 사회적으로 고립될 수 있다고 경고하는 것 등을 예로 볼 수 있다. 사회적 공포소구는 메시지 수용자에게 중요한 사람이나 집단에 의한 사회적 부인(외면, 무시, 소외 등)의 위협을 주로 강조한다(Unger and Steams, 1983; 김상훈, 1996 재인용). 또한 오키프(O'keefe, 1982)는 공포소구를 메시지 측면과 수용자 측면으로 나누어 설명하는데, 메시지 측면에서는 "메시지가 부정적인 결과를 명확하고 생생하게 묘사하는 정도"로, "수용자 측면에서는 메시지에 노출된 수용자에게 공포를 불러일으켰는지의 정도"로 그 개념을 정의하고 있다.

공포소구는 우리의 일상생활에서도 찾아볼 수 있다. 한 예로 A라는 사람이 B라는 사람에게 자신이 원하는 행동을 하지 않으면 불이익을 주겠다고 위협을 가해 B가 어떠한 행동을 하도록 했다면, A라는 사람은 공포소구를

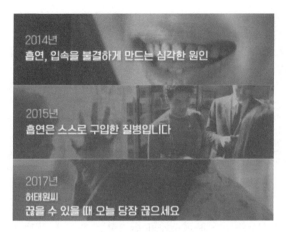

그림 6-2　**사회적 공포소구의 예**
자료: 보건복지부.

사용해 자신의 목적을 달성한 것이다. 이처럼 공포소구는 특정한 행동을 하지 않음으로써 발생하는 부정적인 결과를 메시지 속에 제시해 공포를 유발시킨다(차동필, 2005). 즉, 공포소구는 권고하는 내용을 따르지 않을 경우 발생하는 신체적 혹은 사회적으로 해로운 결과를 강조하는 메시지(Hale, Lemieux and Mongeau, 1995)를 담고 있다. 사람들은 이러한 메시지가 특히 부정적인 결과를 담고 있을 때 공포를 느끼며, 이 감정을 회피하거나 없애기 위해 공포소구 메시지가 권고하는 특정 행동을 할 가능성이 높아진다(Witte, Meyer and Martell, 2001). 물론 공포소구 메시지 자체를 거부할 가능성도 있다. 하지만 건강과 관련한 공포소구 메시지의 경우에는 사람들이 건강 위협에 직면할 때 느끼는 심리적인 공포감을 없애기 위해 공포소구 메시지에 권고된 행동을 이행할 가능성이 상당히 높다는 것이 차동필의 연구를 통해 밝혀졌다. 다시 말해 공포소구 메시지는 사람들의 건강과 관련될 경우, 사람들의 태도나 행동 변화를 일으키게 하는 데 효과적이라는 것이다(Floyd, Prentice-Dunn and Rogers, 2000).

이렇듯 공포소구는 부정적 강화(negative reinforcement) 심리를 이용한다. 부

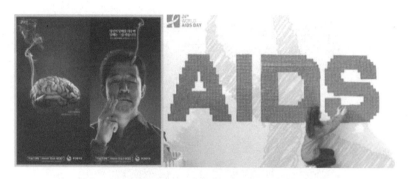

그림 6-3 **금연 캠페인 포스터(좌), 에이즈 예방 캠페인 포스터(우)**

정적 강화 심리는 공포소구 메시지가 권고하는 행동을 취하지 않았을 경우 부정적인 보상이 주어지는 것으로, 공포소구 메시지에서 권고하는 특정한 행동을 취할 경우에 부정적인 보상을 회피하거나 제거할 수 있게 된다. 예를 들어 코로나19를 예방하기 위해 마스크를 착용하자는 캠페인 활동의 경우 마스크를 착용하지 않아서 나타나는 부정적인 상황(고열, 기침, 두통, 구토, 심혈 계질환, 폐질환, 각종 합병증 등)에 대해서 묘사한다. 그리고 이 모든 부정적인 상황들은 캠페인 메시지 말미에 코로나19, 감염병, 흡연 등에 대해 예방하는 행동을 권고함으로써 해소되고, 그로 인해 얻을 수 있는 건강에 대한 메시지를 제공한다.

　이렇듯 공포소구는 사람들의 불안이나 불확실성, 두려움을 이용하지만, 그 목적이 불안이나 두려움을 주는 것이 아니다. 바로 이러한 불안함이나 두려움은 충분히 해소할 수 있는 것이며, 공포소구에서 권고하는 행동을 한다면 충분히 예방할 수 있다고 믿게 하는 것이 바로 공포소구의 목적이다. 이처럼 사람들은 누구나 자신의 건강이 나빠질 수도 있을 것이라는 상황에 대한 불안, 공포, 불확실성을 두려워한다. 그리고 건강에 대한 피해가 아직 자신에게 닥치지 않았고, 앞으로 발생할 가능성이 조금이라도 있다면 그 두려움의 정도는 더 증가할 것이다. 그러한 상황에서 공포감을 느끼게 되면 심리적인 내적 긴장 상태가 더욱 심화되고 자신의 건강이 나빠질지도 모른다는

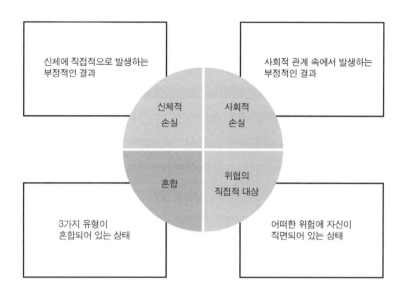

그림 6-4 **공포소구의 네 가지 유형**

두려움에 대한 각성 수준이 더욱더 증가하게 되어, 결국 자신의 건강과 관련된 공포소구 메시지에 집중하여 건강을 지킬 수 있는 대처 방안과 관련한 정보를 처리하고 행동을 변화하는 등의 활동이 활성화될 것이다. 따라서 공포소구는 신체적·심리적 위협과 관련한 효과적인 위험 기법이다.

특히 공포소구는 신체적 손실, 사회적 손실, 위협의 직접적 대상, 혼합의 네 가지 유형으로 나눌 수 있는데(우경훈, 2010), 먼저 신체적 손실은 신체에 직접적으로 발생하는 부정적인 증상을 말하며, 사회적 손실은 개인이 사회적 활동을 하면서 발생할 수 있는 여러 가지 부정적인 결과를 말한다. 그리고 위협의 직접적 대상은 나 자신이 어떤 특정한 위험에 직면한 대상이라는 사실을 말하며, 혼합은 앞서 설명한 3가지 유형인 신체적 손실, 사회적 손실, 위협의 직접적 대상이 함께 혼합되어 나타나는 결과를 말한다.

이 내용들을 정리하자면 공포소구는 특정한 메시지에 포함된 권고 내용을 따르지 않을 경우 발생할 수 있는 부정적인 결과를 강조해 부정적인 행동을 하지 않도록 유도한다고 볼 수 있다. 이러한 감정은 메시지를 받아들이는 사람들의 인식이나 행동을 변화시킬 수 있다. 하지만 일부 학자들은 특정한 커뮤니케이션 상황에서만 공포소구가 효과적이라고 주장한다(Dillard and Peck, 2000). 이들은 공포소구는 특정 커뮤니케이션 상황에 있는 사람들에게 오히려 메시지의 역효과가 나타날 수 있으며, 분노나 만족감 같은 감정이 유발될 경우 공포소구가 약화될 수 있다고 전한다. 이러한 공포소구의 효과를 설명하려는 시도들은 이미 1950년대부터 진행되고 있었다. 이제부터 공포소구의 효과를 설명하는 모델들을 살펴보고, 공포소구의 효과에 영향을 주는 요인들에 대해 알아보도록 하겠다.

2 | 공포소구 연구의 이론적 흐름

1) 공포동인모델

초창기 공포소구의 효과 연구를 대표하는 것은 호블랜드 등(Hovland et al., 1953)과 재니스·페시마시(Janis and Feshbach, 1953)의 공포동인모델(fear-as- acquired drive model)이다. 이 모델은 공포 각성과 설득 사이의 상관관계를 1950년대 지배적인 이론이었던 학습이론에 접목해 높은 평가를 받았다.

공포동인모델에 의하면 수용자는 공포소구 메시지를 받아들일 때 심리적으로 불안·공포·혐오 등과 같은 내적인 긴장이 증가하게 되므로, 심리적 긴장을 줄이기 위한 반응을 찾으려 노력한다는 것이다(De Hoog et al, 2007). 여기에서 동인이란 공포소구 메시지를 받아들이는 수용자가 특정한 자극물에 의해 불쾌하거나 불안한 심리적 상태를 감소시키거나 제거하려는 동기를 말한다. 좀 더 구체적으로 설명하면, 사람들은 불쾌하고 불안한 감정이 생길 경우 평상시보다 긴장을 하거나 들뜬 상황이 되는데, 이러한 긴장 요소를 감

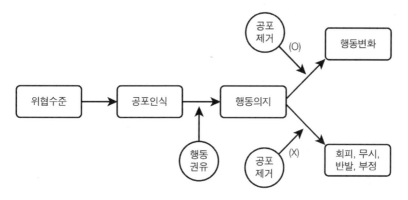

그림 6-5 **호블랜드와 재니스의 공포동인모델**

자료: Hovland and Kelly(1953).

소시키거나 제거하기 위해 평상시보다 신체를 활발하게 움직이려고 한다는 것을 뜻한다(Newcomb, Turner and Converse, 1965).

공포동인모델은 건강 커뮤니케이션 분야에서 주로 연구되고 있다. 특히 공포동인모델은 설득적인 공포소구 메시지를 통해서 사람들은 결국 위협 (threat)에 대한 공포를 학습하고, 공포가 행동을 동기화하는 강력한 동인이라고 주장한다. 좀 더 쉽게 설명하자면 공포는 부정적 동인이면서 불쾌한 감정이고 사람들은 이러한 공포의 감정을 없애고 싶어 한다. 그런데 이때 공포소구 메시지에서 권고하는 특정 행동을 이행한다면, 그 행동으로 인해 공포라는 불쾌하고 부정적인 감정 상태가 제거되는 보상적인 감정을 받을 수 있다는 것이다. 다시 말해 자신의 건강에 위협이 될 만한 상황에 직면하면, 공포소구 메시지에 권고된 행동을 실행하는 것이 공포라는 감정을 제거할 수 있는 보상적인 행동이기 때문에, 공포소구 메시지에서 권고하는 특정한 행동을 실행할 것이라는 것이다. 하지만 공포동인모델은 높은 수준의 공포가 오히려 방어적 행동을 자극해 공포소구 메시지의 설득 효과를 감소시키는 결과에 대해서는 적절하게 설명하지 못한다는 점에서 비판받고 있다.

이와 같은 비판에 대해 재니스는 초창기 호블랜드의 공포동인이론을 수정한 역U 자 모델을 제안한다. 이 모델에 따르면 공포소구에 의해 메시지의 수용자가 공포에 대한 각성을 하게 되면, 어떠한 조건이 우세한가에 따라 다음과 같은 유형의 행동적 결과가 나타나게 된다. 첫째는 무분별한 경계(indiscriminate vigilance)로, 자신의 건강을 위협하는 공포라는 감정을 경험하게 되면 그 경험을 다시 하고 싶지 않아서 건강에 위협이 되는 정보에 주의를 기울이고, 위협과 관련한 일에 대해 더 많이 경계하게 된다. 둘째는 회피적 안도(blanket)로, 공포소구 메시지를 받아들이는 수용자는 정서적으로 안정을 찾기 위해 메시지에서 권고하는 예방책을 취하는 것과 같은 태도 변화를 하게 된다. 마지막으로 적응적 행동(compromise formation)이 있다. 이러한 경우는 위험에 대해 경계를 하고, 위험을 예방할 수 있는 예방책을 찾아 안정적인 심리 상태를 얻으려는 복합적인 태도를 취한다.

재니스의 공포동인모델은 이러한 세 가지 유형의 행동적 결과 중 어떠한 것이 일어날 것인가를 결정하는 요인으로 공포의 수준을 든다. 공포의 수준은 아주 높거나 낮을 때보다 중간 수준의 공포일 때 사람들의 태도나 행동에 변화를 불러온다고 한다. 그 이유는 공포의 수준이 너무 낮을 경우 어떠한 놀람이나 경각심 등이 없어서 무시하게 되고, 반대로 너무 높을 경우 이러한 감정들이 너무 강해져서 방어기제 역할을 하게 되어 메시지에서 권고하는 특정한 행동을 회피한다는 것이다. 즉, 너무 지나치게 높은 공포 수준은 공포소구 메시지의 설득적 효과를 방해한다는 것이다. 하지만 이러한 주장은 이후 많은 연구에서 역U 자 모양의 모델을 반박하는 연구 결과가 나오면서 더 이상 지지를 받지 못했다(Mewborn and Rogers, 1979). 그리고 또한, 당시 연구들을 대상으로 메타분석을 실시한 연구에서도 공포와 수용 간의 관계가 역U 자 관계가 나타나지 않았으며(Boster and Mongeau, 1984), 오히려 공포와 행동의도 및 행동 간의 관계가 정적인 관계가 있는 것으로 확인되었다.

이와 같이 수정된 공포동인모델에 따른 공포소구에 대한 연구도 그 결과가 일관적이지 않고 오히려 모델의 주장과 상반된 연구 결과들이 나오게 되

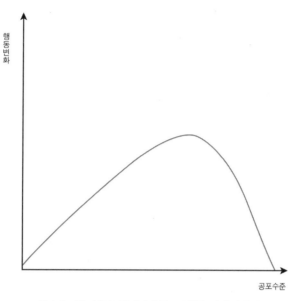

그림 6-6　**공포동인모델에서의 공포와 행동 변화 간의 관계**
자료: 차동필(2005: 91~114).

면서 공포동인모델의 주장은 더 이상 지지를 받지 못했다. 그래서 이후에는 공포가 행동적 채택을 유발하는 데 아주 강력한 핵심 요인이라는 개념을 버리고, 공포소구에 대한 인지적·정서적 과정을 설명하는 방향으로 연구가 변화하기 시작했다(Hoog, Stroebe and Wit, 2005).

2) 병행반응모델

1950년대 등장한 공포동인모델의 주장은 1970년대에 진행된 공포소구의 다양한 연구들의 상반된 연구 결과로 인해 공포와 행동 간의 역U 자 관계가 비판받게 되면서 공포동인모델에 대한 관심이 줄어들기 시작한다. 이렇게 공포동인모델의 효력이 비판받으며 힘을 잃어갈 때 즈음, 레벤탈(Leventhal, 1970)은 공포동인모델의 단점을 보완한 병행반응모델(parallel process model)을 제안한다.

레벤탈의 병행반응모델은 재니스가 주장한 공포동인모델에 비해 공포소구 연구를 더욱더 설득력 있게 설명한다. 공포동인모델은 공포소구 메시지를 수용하는 수용자의 행동을 결정하는 반응적인 요인으로 단순하게 공포의 수준만 제안해 감정적인 측면에만 치우쳐 설명하고 있지만, 병행반응모델은 공포소구 메시지를 수용하는 수용자의 반응적인 요인이 공포를 통제하는 공포통제과정(fear control process)과 위험을 통제하는 위험통제과정(danger control process)이라는 두 가지 독립된 과정이 병행하여 발생한다고 설명했다. 공포통제과정은 설득적 메시지에 의해 사람에게 각성된 공포를 감소시키거나 제거하기 위해 노력하는 정서적 대응 과정이다. 공포소구 메시지에서 권고하는 행동을 회피하거나 따르지 않을 경우, 그에 따른 결과가 좋지 않을 것이라는 위협 상황에 대해 이성적인 판단보다 감정적인 판단을 우선시하여 대처하는 과정에 대해서 설명하고 있다. 그렇기 때문에 공포통제과정 단계에서의 수용자 반응은 공포소구 메시지의 설득적인 효과보다 전혀 관계없는 태도나 행동반응을 보일 수 있다. 반면 위험통제과정은 공포통제과정의 정서적인 요인과는 다르게 공포소구 메시지에서 자신의 건강을 위협하는 대상이 무엇인지를 먼저 파악하고 자신의 건강을 지키기 위해 어떠한 과정을 거쳐야 하며, 어떻게 대처해야 하는지에 관한 정보를 분석한 후 위협 상황에서 감정적으로 대처하지 않고 이성적인 판단을 내려 대응하는 과정을 말한다. 이러한 위험통제과정 단계는 일반적으로 우리가 알고 있는 정보처리 과정과 상당히 맥락이 유사하며, 무엇보다 공포통제과정 단계에서의 행동과는 다르게 공포소구 메시지가 권고하는 바람직한 행동을 유발할 수 있는 단계이기도 하다.

이러한 병행반응모델이 기존의 공포동인모델이나 공포동인모델을 수정한 역U 자 모델과 다른 점은 공포가 인지적 과정(위험통제과정)만을 발생시킨다는 사실을 거부하고 감성적인 과정(공포통제과정)까지도 고려하고 있다는 점이다. 1950년대 공포동인모델은 공포만이 위협자극과 행동의도 및 행동 간의 관계를 매개하고 있다고 보기 때문에 설득적인 메시지에 공포 자체가

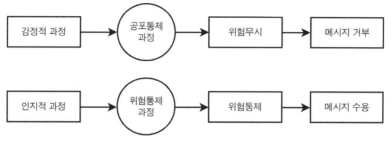

그림 6-7 **레벤탈의 병행반응모델**
자료: Leventhal(1970: 119~186).

없다면 그 메시지에서 권고하는 행동 역시 발생하지 않는다고 주장했다. 하지만 병행반응모델은 사람들에게 공포를 인지시키고자 하는 설득적인 메시지에 대한 태도 혹은 행동적인 반응이 인지적 과정(위험통제과정)과 감정적 과정(공포통제과정)의 상대적인 관여도에 따라서 달라진다고 설명한다. 다시 말해 사람들이 설득을 목적으로 하는 공포소구 메시지에 의해 감성적인 과정인 공포통제과정이 발생하는 경우에는 공포와 설득 사이에는 부적인 관계가 있는 반면, 이와 반대로 위험통제과정이 발생하는 경우에는 공포와 설득 사이에 정적인 관계가 있다고 보고 있다.

레벤탈의 병행반응모델은 이와 같이 공포소구 연구에서 최초로 감정적 반응을 설명하는 공포통제과정과 인지적 반응을 설명하는 위험통제과정을 구별해 공포소구 연구를 한 단계 더욱 발전시키는 계기가 되면서 공포동인모델에 이어 새로운 이론으로서 주목을 받는다. 그리고 레벤탈의 병행반응모델은 로저스(Rogers, 1975)의 보호동기이론과 위트(Witte, 1992)의 확장된 병행과정모델(EPPM: extended parallel process model)에 이론적 틀을 제공했다는 점에서 의미를 찾을 수 있다. 그러나 병행반응모델은 수용자의 행동 변화를 가져올수 있는 위험통제과정이나 공포통제과정이 어떻게 진행되어 공포나 위험을 통제하는지, 혹은 두 경우 모두를 동시에 통제하는지, 아니면 두 경우의 과정들이 언제 상호작용 하는지 등에 대한 발생 조건을 충분히 설명하거나 실증적으로 검증하지 못하고 있으며, 공포와 설득 사이의 관계를 정확하게 예측하기 불가능하다는 단점이 있다. 따라서 1970년대에 소개된 병행반응모델의 효과는 오늘날 여러 연구자들에게 비판받고 있다. 그럼에도 레벤탈의 병행반응모델은 수용자의 감정적 반응을 통해 효과적인 방법을 제안했다는 점에서 높이 평가받고 있다.

3) 보호동기이론

로저스의 보호동기이론(Protection Motivation Theory)은 레벤탈의 병행반응모델에서 제안한 인지적 과정과 감성적 과정 중 인지적 과정인 위험통제과정 관점에 초점을 맞춘 이론이다. 로저스는 보호동기이론을 통해 지각된 심각성(perceived severity)과 지각된 취약성(perceived vulnerability) 이 두 요소로 공포소구 메시지의 위협 요소를 바라보았다. 지각된 심각성은 어떤 위협의 유해함에 대한 지각된 크기를 뜻하고, 지각된 취약성은 어떤 위협이 일어날 것이라는 지각된 가능성을 뜻한다.

보호동기이론은 공포소구를 구성하는 요인이 인지적 매개 과정을 통해 태도에 이어진다고 본다. 구체적으로 보호동기이론에서 공포소구를 구성하는 요인으로는 유해성의 크기, 발생 확률, 권고 사항의 반응효능감으로, 이 구성 요인들이 병행반응모델의 위험통제과정과 공포통제과정을 거쳐 태도 변화까지 이어진다고 주장한다. 더욱이 공포소구를 구성하는 요인이 높은 수준의 인지적 상응매개과정을 유발할 때 보호 동기가 발생해 자신을 보호하는 행동 변화로 이어질 것이라고 가정했다. 하나의 예를 들어보자. 담배는 사람의 건강에 좋지 않은 영향을 준다. 그래서 사람들은 흡연 예방 교육이나 금연 클리닉 등을 통해 금연을 시도한다. 그런데 만약 흡연을 한다면 각종 암과 호흡기질환에 걸릴 가능성이 매우 높고 이러한 질병들이 사망에 이르게 하는 심각한 건강 위협임을 느끼게 하고 흡연을 하지 않는 것이 각종 질

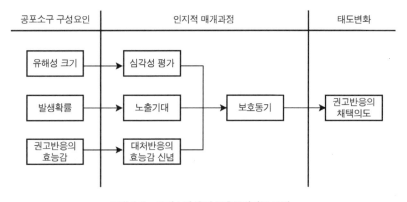

공포소구 구성요인	인지적 매개과정	태도변화

유해성 크기 → 심각성 평가

발생확률 → 노출기대 → 보호동기 → 권고반응의 채택의도

권고반응의 효능감 → 대처반응의 효능감 신념

그림 6-8 **로저스의 초기 보호동기이론 모델**
자료: Rogers(1975: 93~114).

병을 막을 수 있다고 느끼게 한다면, 그리고 좀 더 구체적이고 객관적인 자료를 제시해 흡연으로 인해 받을 수 있는 건강 위협 메시지를 제공한다면, 자기 자신을 보호하고 흡연 예방을 하겠다는 동기가 부여된다는 것이 바로 로저스의 보호동기이론이다. 보호동기이론은 기대가치이론과 인지적 정보처리이론을 기반으로 공포소구에 의한 행동의 변화과정을 설명한다.

로저스는 1975년에 보호동기이론을 발표한 이후 자기효능감이라는 새로운 변인을 추가하고 수정해 발전시켰는데(Rogers, 1983), 로저스가 주장한 자기효능감은 반응효능감과 함께 작용하는 특징이 있다. 자기효능감은 반두라(Bandura, 1995)에 의해 제시된 요인으로 어떠한 행위 및 영역 안에서 자신이 수행할 수 있는 능력에 대한 개인의 신념을 의미하며 자신이 어려움과 장애에 잘 대처할 수 있는 능력을 말한다. 로저스의 개정된 보호동기이론은 부적응적 위협평가과정(maladaptive threat appraisal process)과 적응적 대처평가과정(adaptive coping appraisal process)으로 구분되는데, 위협평가과정은 자신을 보호하려는 동기의 감소로 이어진다는 점에서 부적응적이라 불리며, 대처평가과정은 이 과정이 자신을 보호하려는 동기의 증가로 이어지기 때문에 적응적이라고 불린다(차동필, 2005).

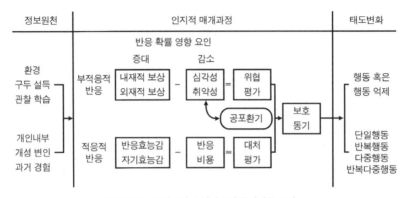

グ림 6-9 **로저스의 수정된 보호동기이론 모델**
자료: Rogers(1983: 153~176).

먼저 보호동기이론의 부적응적 위험 평가에서 위험 메시지에 대해 개인
이 느끼는 심각성과 취약성의 지각이 자신이 행동하는 것에서 오는 다른 보
상보다 낮게 느껴진다면 부적응적 반응이 일어나 자신을 보호하려는 행동
이 발생하지 않는다. 예를 들어 어떤 사람이 미세먼지에 취약하다고 느끼고
비염을 심각한 위협이라고 여기지만, 크게 호흡하는 것이 긴장을 풀어주고
살아 숨 쉬게 해주며 건강한 호흡을 통해 의식을 맑게 해주는 등 호흡으로
인한 보상이 위협보다 크게 지각된다면 그 사람은 계속 크게 호흡할 것이고
비염이라는 질병 위협을 방치할 것이다. 반면 보호동기이론의 적응적 대처
평가과정은 행동 변화를 중재하는 인지 과정에 중점을 둔다. 적응적 대처평
가과정은 개인이 강한 반응효능감과 자기효능감을 가지고 있다는 가정하에
권고된 행동보다 자신의 효능감 신념이 더 강하다면 스스로 위험한 상황을
처리할 능력이 있다고 판단해 더 적극적으로 권고된 행동을 취한다는 것이
다. 따라서 공포보다는 위험에 대한 생각이 오히려 행동 변화를 이끌어낸다
는 것이 보호동기이론의 주장이다. 다시 말해 위협평가과정과 대처평가과
정이 서로 상호작용 하고 있는 것이다.

보호동기이론에서 말하는 상호작용이란 공포소구 메시지를 수용하는 개

인의 대처 평가 수준이 높으면서(자기효능감과 반응효능감의 수준이 반응 비용보다 높으면서), 위협 평가 수준이 증가될 경우(지각된 심각성과 지각된 취약성 수준이 내재적 보상과 외재적 보상 수준보다 높을 경우), 공포소구 메시지를 수용하는 개인은 보호동기이론에서 말하는 적응적인 반응, 즉 단일행동, 반복행동, 다중행동, 반복다중행동 등의 태도 변화를 보일 가능성이 더 커진다는 것이고, 반대로 대처 평가 수준이 낮게 나타난다면(자기효능감과 반응효능감의 수준이 반응 비용보다 낮으면서) 위협 평가 수준이 증가될 경우 공포소구 메시지를 수용하는 개인은 보호동기이론에서 말하는 부적응적인 반응(회피 혹은 거부 반응)을 보일 가능성이 커진다는 것이다.

보호동기이론은 공포소구 연구를 대표하는 모델인 공포동인모델이나 병행반응모델보다 다소 복잡해서 그 실용성이 떨어질 수는 있다. 하지만 이전의 모델에서 제안하지 못했던 구체적 인지 요인인 자기효능감과 반응효능감 요인을 밝혀냈다는 점이 높이 평가받고 있으며, 공포소구 연구를 이해하는 데 상당히 기여한 것도 사실이다. 그러나 보호동기이론은 공포소구 메시지가 권고하는 행동 변화가 왜 실패하는지, 그리고 왜 거부를 하거나 회피를 하는지에 대해서 공포동인모델이나 병행반응모델처럼 구체적인 설명을 하지 못한다는 단점이 있으며, 보호동기이론이 초점을 맞춘 것은 인지 과정이기 때문에 감정적인 과정의 공포 역할을 제대로 설명하지 못하고 있다.

3 | 확장된 병행과정모델

1) 확장된 병행과정모델의 개념과 등장배경

위트가 제안한 확장된 병행과정모델(EPPM: extended parallel process model)은 공포소구에 대한 새로운 이론이라기보다, 1950년대부터 공포소구 이론과 행동 변화를 설명하는 이론들 중 장점만을 취하고 통합해 공포소구 메시지의 효과 원리를 설명하는 이론적 관점을 총망라한 모델이다. 구체적으로 레벤탈이 주장한 병행반응모델을 유지하면서 공포소구 수용자의 반응을 나타내는 구성 요인들 간의 관계는, 1950년대 호블랜드와 재니스를 비롯한 예일대학교 학자들에 의해 개발된 공포동인모델과 1970년대 중반 로저스가 제안한 보호동기이론에 포함된 인지적 과정 요인들로써 설명하고 있다. 그중에서도 확장된 병행과정모델은 로저스의 수정된 보호동기이론이 주장하는 것처럼 위협평가과정과 대처평가과정의 상호작용을 통해 행동 변화를 유추해 내고 있으며, 이러한 평가를 바탕으로 무반응, 위험통제반응, 공포통제반응 중 한 가지가 발생한다고 보고 있다.

특히 확장된 병행과정모델은 위협평가과정을 공포통제과정으로 설명하며, 공포통제과정을 결정짓는 핵심적인 요인을 지각된 위협으로 본다. 그리고 대처평가과정을 위험통제과정으로 설명하고 있으며, 위험통제과정을 결정짓는 핵심적인 요인을 지각된 효능감으로 보고 있다. 이 두 요인은 다시 두 가지 차원으로 구분되는데 지각된 위협의 경우는 지각된 심각성과 지각된 취약성으로, 지각된 효능감의 경우는 반응효능감과 자기효능감으로 구분한다. 확장된 병행과정모델에서는 이 두 가지 요인들이 서로 상호작용할 때, 다시 말해 지각된 위협과 지각된 효능감이 서로 상호작용 할 때 공포소구 메시지의 성공 여부를 확인할 수 있다고 보았다. 이렇게 위협과 효능감이 서로 상호작용 한다는 것은 지각된 위협 수준과 지각된 효능감의 수준에 따라 전혀 다른 결과가 도출된다는 것을 의미한다. 그리고 서로 상호작용하는 두 요인 중에서도 지각된 위협의 정도가 높아야 한다는 것을 전제한다. 만일 지각된 위협의 정도가 낮다면 사람들은 무반응을 보일 가능성이 높다. 무반응은 공포소구 메시지에 있는 위협이 자신과는 전혀 관계가 없거나 사소하다고 생각해 공포소구 메시지에서 제시한 위협에 대해서 어떠한 반응도 보이지 않는다는 것을 뜻한다. 이는 곧 메시지의 실패로 이어진다. 이와 같은 내용들을 정리해 보면 사람들이 공포소구 메시지를 접했을 경우, 위협평가과정을 거치든, 대처평가과정을 거치든 지각된 위험이 높아야 함을 뜻한다. 만약 공포소구 메시지의 위협의 정도가 낮다면 공포소구 메시지를 수용하는 수용자들은 위협에 대한 메시지에 반응을 보이지 않거나 메시지가 권하는 의도를 회피 또는 외면해 버릴 가능성이 높기 때문이다.

확장된 병행과정모델은 이러한 맥락하에서 기존의 공포소구를 대표하는 모델들과 약간 차별성이 있다. 기존의 공포소구 모델들은 주로 지각된 위협을 통해 공포소구 메시지가 왜 성공을 하는지에 대해서만 초점을 맞추었다면, 확장된 병행과정모델은 지각된 위협과 지각된 효능감 간의 상호작용을 통해 공포소구 메시지가 왜 실패하는지에 대해서도 초점을 맞추고 있기 때문이다. 확장된 병행과정모델에서는 사람들이 공포소구 메시지를 접하고 높은 수준의 위험을 지각했다면, 이후에는 지각된 효능감의 수준에 의해 위험통제과정과 공포통제과정이 발생한다고 보았다. 즉, 사람들이 위협을 높게 지각하면서 효능감도 높게 지각했다면 적응적 반응인 위험통제반응을 보일 것이고, 위협은 높게 지각했지만 효능감을 낮게 지각했다면 부적응적 반응인 공포통제반응을 보일 것이라는 것이다(차동필, 2007). 따라서 지각된 효능감은 위험통제과정과 공포통제과정에서 상당히 중요한 조절변인(moderating variable)으로 기능한다고 볼 수 있다. 다시 말해 공포소구 메시지에 위협의 수준과 효능감의 수준이 높게 나타난다면 그 메시지는 보호 동기를 유발하는 위험통제반응을 발생시키기 때문에 성공적인 메시지라 할 수 있고, 공포소구 메시지에 위협의 수준은 높고 효능감의 수준이 낮게 나타난다면 회피 동기를 유발하는 공포통제반응을 유발하기 때문에 실패적인 메시지라 할 수 있다.

이와 같은 주장에 따라 사람들은 건강과 관련한 공포소구 메시지를 경험할 때 위협 정도가 높다고 인식되면 그때부터 지각된 효능감에 대해 평가하고, 이 과정에서 지각된 효능감이 지각된 위협보다 강하다면 사람들은 심각한 위협에 취약하다는 것을 깨닫고 그 위협에 성공적으로 대처할 수 있다고

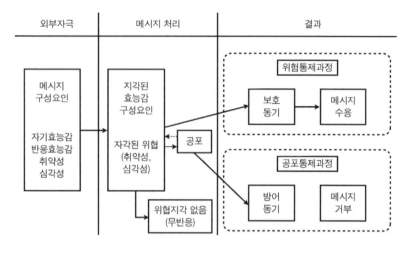

그림 6-10   **위트의 확장된 병행과정모델**
자료: Witte(1992: pp.329~349)

믿게 되는 위험통제과정을 거치게 되어 메시지가 권하는 행동이나 과정을 수용하게 된다. 하지만 반대로 지각된 효능감이 지각된 위협보다 약할 경우, 사람들은 위협에 취약하다고는 생각하지만 그 위협을 성공적으로 대처할 수는 없다고 믿게 되는 공포통제과정을 거치게 되어 공포소구 메시지가 권하는 행동과는 반대로 행동하거나 메시지를 회피 또는 거부하게 되는 실패의 과정을 겪게 된다.

따라서 확장된 병행과정모델에서 주장하는 지각된 위협은 공포소구 메시지에 대한 반응의 강도 혹은 반응의 크기를 결정하는 한편, 지각된 효능감은 공포소구 메시지가 위험통제과정 혹은 공포통제과정 중 어느 과정을 유발하는가 하는 반응의 성격을 결정한다고 볼 수 있다(차동필, 2005). 쉽게 설명하자면 지각된 위협은 사람들이 위험을 전달하는 메시지에 대해서 보호 동기를 유발하는지 방어적 동기를 유발하는지를 결정하고, 지각된 효능감은 위험통제과정인지 공포통제과정인지를 결정한다는 것이다.

이상의 내용을 종합해 보면 확장된 병행과정모델의 핵심 요인은 지각된

표 6-1 **확장된 병행과정모델에서 제안하는 공포소구 메시지의 지각된 위협 수준과 지각된 효능감
수준에 따른 결과**

공포소구 메시지 구성 요인		결과		
위협 수준 (심각성, 취약성)	효능감 수준 (반응효능감, 자기효능감)	반응	과정	메시지
고위협	고효능감	메시지 수용	위험통제	성공
고위협	저효능감	심리적 회피, 거부, 반발	공포통제	실패
저위협	고효능감	무반응		
저위협	저효능감			

위협과 지각된 효능감이며, 지각된 위협은 위협에 대한 취약성과 위협에 대한 심각성, 지각된 효능감은 반응효능감과 자기효능감의 하위 차원으로 구성되고, 지각된 위협과 지각된 효능감 이 두 요인은 공포소구 메시지에서 중요한 핵심 요인이지만, 둘 중 지각된 효능감이 더 중요하다. 지각된 효능감은 사람들이 공포소구 메시지를 통하여 얻게 되는 위험을 피하기 위해, 그 반응의 지각된 효과(반응효능감)를 평가할 뿐만 아니라 그 위험을 효과적으로 예방할 수 있는 능력이 있는지에 대한 신념을 평가하면서, 최종적으로 확장된 병행과정모델에서 제안하는 위험통제과정과 공포통제과정을 결정하기 때문이다.

이러한 확장된 병행과정모델을 처음 주장한 위트 등(Witte, Meyer and Martell, 2001)은 확장된 병행과정모델이 공포소구를 대표하는 공포동인모델, 병행반응모델, 보호동기이론 등과 네 가지 측면에서 차이를 보이고 있다고 전한다. 첫 번째 측면으로 공포소구를 대표하는 공포동인모델, 병행반응모델, 보호동기이론에서는 사람들이 처음에 어떠한 방식으로 공포소구 메시지의 정보를 처리하는지에 대한 구분이 없었다. 이 모델들의 주장은 공포소구 메시지를 접한 사람들에 대해 취약성, 심각성, 반응효능감, 자기효능감 등의 감성적·인지적 과정이 동시에 발생하는 것으로 가정하고 있을 뿐이다. 하지만

확장된 병행과정모델은 이러한 과정이 두 가지 과정으로 순차적으로 나타나 작용한다고 제안한다. 먼저 취약성이나 심각성과 같은 감성적 과정을 통해 위협이 발생되면, 이후에 인지적 과정인 반응효능감이나 자기효능감이 조절 역할을 한다고 보았다. 여기에서 취약성과 심각성은 지각된 위협을 뜻하며, 지각된 위협은 공포소구 메시지에 대한 반응 수준을 결정한다. 그리고 반응 효능감이나 자기효능감은 지각된 효능감을 뜻하며, 공포소구 메시지가 공포 통제과정 또는 위험통제과정 중 어떠한 과정을 유발하는지를 결정한다. 다시 말해 지각된 위협(심각성, 취약성)은 공포소구 메시지에 대해 사람들이 얼마나 강하게 반응하는지를 결정하며(예를 들어, 공포소구 메시지에 대해 무반응 혹은 회피, 거부 등), 지각된 효능감(반응효능감, 자기효능감)은 공포소구 메시지에 노출되고 어떠한 반응이 일어나는지를 결정한다(예를 들어, 공포통제반응 또는 위험통제반응)는 것이다.

두 번째 측면은 태도 혹은 행동의도 등의 방해 요인에 관한 것으로, 확장된 병행과정모델이 제안되기 이전의 공포소구 모델들은 사람들이 공포소구 메시지에 노출된 이후의 사용자 태도 및 행동 변화, 행동의도 등의 요인만을 고려해 측정하고 있었다. 이 모델들은 사용자의 태도나 행동 변화, 행동의도 등에 영향을 주거나 방해할 수 있는 다른 요인에 대해서는 고려하지 않았다. 그렇기 때문에 공포소구 메시지가 어떠한 이유로 사람들에게 거부당하거나 실패하는지에 대해서는 설명하지 못했다. 하지만 확장된 병행과정모델에서는 위험통제반응뿐만 아니라 공포소구 메시지를 거부하거나 회피, 반발 등과 같은 공포통제반응까지 고려해 측정해야 한다고 주장한다.

세 번째 측면으로는, 확장된 병행과정모델은 사람들이 공포소구 메시지에 노출되고 난 이후의 여러 결과들의 범위를 확장시키고 있다. 공포소구 메시지를 설명하는 이전 모델들은 사람들이 공포소구 메시지에 반응해 나타나는 결과에 초점을 맞추는데, 공포소구 메시지에서 권고하는 태도 혹은 권고하는 행동을 이행할 수 있는 메시지의 성공에 초점을 맞췄다. 더불어 이와 같은 태도나 행동을 이행하지 않는 메시지의 거부 혹은 회피, 즉 메시지의 실패에 초점을 맞췄다. 이전의 모델들은 왜 공포소구 메시지가 실패하는지 구분해 내지는 못한 것이다. 그러나 확장된 병행과정모델은 공포소구 메시지가 어떠한 이유로 실패하는지에 대해서 지각된 위협과 지각된 효능감의 관계를 통해 설명하고 있다.

마지막으로 확장된 병행과정모델은 이전의 공포소구를 대표하는 모델들이 지각된 위협과 공포라는 요인을 같은 개념으로 사용했던 것에 반해, 이 두 요인은 개념적으로 구별되어야 한다고 주장한다. 확장된 병행과정모델 이전의 공포소구 연구에서 위협과 공포는 매우 높은 상관관계가 있다고 알려졌지만, 확장된 병행과정모델에 관한 연구에 따르면 이 두 개념은 비록 상관관계가 높다고 하더라도 전혀 다른 결과로 이르게 한다는 것이다. 구체적으로 설명하자면 확장된 병행과정모델에서 주장하는 공포는 직접적으로 공포통제반응을 유발하게 하는 핵심적인 감정 요인이지만, 이 공포라는 요인이 위험통제반응을 유발시키는 직접적인 요인이 아니라는 것이다. 설령 공포라는 감정이 위험통제반응을 유발시키는 데 어떠한 영향을 준다고 한다면 그 영향은 간접적이라고 설명한다. 확장된 병행과정모델은 위험통제반응을 직접적으로 유발시키는 것이 공포라는 감정이 아닌, 위협에 대한 인지 혹은 권고 반응에 대한 인지적 과정이라고 제안한다. 즉, 공포라는 감정적 과정은 공포통제과정에서 핵심적인 역할을 하며, 위협과 권고 반응의 효능감에 대한 인지적 과정은 위험통제과정에서 핵심적인 역할을 한다는 것이다. 〈표 6-2〉는 확장된 병행과정모델의 주요 개념을 정리한 것이다.

2) 확장된 병행과정모델 적용연구

확장된 병행과정모델은 위트에 의해 제안된 이후로 사람들의 건강을 위협하는 흡연, 에이즈, 각종 암, 심각한 질병, 방사능, 재난 등의 주제로 광고,

표 6-2 **확장된 병행과정모델의 주요 개념**

개념		정의
공포(fear)		개인이 자신과 관련한 심각한 위협을 지각할 때 일어나는 심리적(주관적 경험)과 생리적 차원(생리적 각성)의 내적 감정 반응(internal emotional reaction)
지각된 위협 (perceived treat)	취약성 (susceptibility)	사람들이 특정 질병에 노출될 정도와 감염될 위험의 가능성에 대한 주관적 신념
	심각성 (severity)	사람들이 질병에 걸렸을 경우나 그에 따른 치료를 적절히 하지 않았을 때 발생하는 장애와 어려움의 정도에 대한 주관적 신념
지각된 효능감 (perceived efficacy)	반응효능감 (response efficacy)	공포소구 메시지가 제시하는 행동을 취할 경우 위협을 피할 수 있다고 믿는 주관적 신념
	자기효능감 (self efficacy)	공포소구 메시지에서 제시하는 행동을 개인이 이행할 수 있다고 믿는 주관적 신념
공포통제반응 (fear control)		공포소구 메시지에서 권고하는 행동을 수행할 수 없거나 효과적이지 않다고 믿을 때 보호 동기를 유발시키는 감정적 처리 과정 방어적 회피, 거부·반발 등의 공포통제과정을 유발
위험통제반응 (danger control)		공포소구 메시지에서 제시하는 심각하고 자신과 관련이 있는 위협을 효과적으로 예방할 수 있다고 믿을 때, 보호 동기를 유발시키는 인지적 처리 과정 태도, 행동 변화, 행동의도 등의 위험통제과정을 유발

자료: Witte(1996: 317~341).

캠페인, 포스터, 그림, 사진, 언론 보도 등의 다양한 매체에 적용되며 일반적인 논의를 검증하고 있다. 그중에서도 확장된 병행과정모델은 공포를 유발하는 미디어 유형에서 인기가 있으며, 주로 건강에 위협을 주는 공포소구에 대한 노출을 그림 또는 사진·텍스트·영상을 통해 제시하거나, 좀 더 복잡한 형태로 그림과 텍스트가 복합된 복합형 텍스트, 혹은 텍스트와 영상이 복합된 형태의 복합형 영상메시지 형태로 제시한다. 이러한 미디어의 특징은 주로 시각적인 공포 수준을 통해 확장된 병행과정모델의 효과를 확인하는 데 초점을 맞추고 있다. 한 예로 텔레비전은 공포소구 메시지를 전달받는 수용자에게 이미지와 텍스트, 오디오와 비디오 모두를 이용함으로써 감정적 소구를 가능하게 해준다.

우형진(2007)은 텔레비전에서 제공하는 건강 관련 정보가 질병에 대한 공포와 질병 대처 지식을 불러일으키고 이것이 보호 동기를 자극해 건강증진 의지를 높일 것이라고 예측하고 실험을 진행했다. 연구 결과, 텔레비전과 같은 전통적인 미디어에서 제공하는 공포소구 메시지가 질병에 대한 공포와 질병 대처 지식에 정적인 영향을 미치는 것으로 나타났으며, 텔레비전을 통해 공포소구 메시지를 많이 접할수록 신종 질병에 대한 공포심이 높아지며, 질병 대처 지식도 높아짐을 알 수 있었다.

또 다른 연구에 따르면, 흡연의 위험성을 알리는 경고 그림은 일반적인 흡연의 위험성을 알리는 문구에 비해 흡연자들의 주의를 더 집중시키고 강한 정서적 반응을 유도하며 흡연에 대해 부정적 태도를 가지게 함을 보여주었다(LaVoie et al., 2017). 그리고 흡연에 대한 경고 그림이나 사진이 금연 의도를 높이고(Mays et al., 2014), 금연을 시도하게 하는 행동 변화를 증가시키며(Thrasher et al., 2014), 무엇보다 흡연 욕구를 감소시키는 데에도 효과적이라는 것이 연구를 통해 관찰되었다(Azagba and Sharaf, 2012). 국내의 경우 전승우와 박준우(2016)가 흡연의 위험을 알리는 경고 그림과 경고 문구가 금연 의도에 미치는 영향에 대한 연구를 진행했는데, 흡연의 위험을 알리는 경고 그림이 오히려 경고 문구보다 지각된 위협과 지각된 효능감을 매개로 했을 때 금연 의도를 더욱더 상승시킨다는 것을 검증했다. 이러한 연구들은 흡연의 위험을 나타내는 경고 그림이나 사진이 유발한 위협감, 혹은 공포 등의 부정적인 정서가 흡연의 위험성을 더 뚜렷하게 나타내는 정보원으로서 역할을 한다는 주장에 힘이 되는 결과이다. 그 밖에 확장된 병행과정모델의 효과를 검증하기 위해 진행된 연구는 〈표 6-3〉과 같다.

이 외에도 일부 확장된 병행과정모델 연구에서는 공포소구를 보여주는 사진이나 그림과 같은 인쇄매체 형태의 전통적인 미디어가 오히려 공포소구 메시지가 권고하는 예방행동의도에 역효과를 가져올 수 있다는 연구 결과들이 보고되고 있다. 이러한 연구들에 의하면 공포소구를 표현하는 경고 그림

표 6-3 **확장된 병행과정모델 적용 연구**

연구	주제	연구방법	주요 내용
Witte, 1992	공포소구	질적연구	EPPM에 대한 소개
Witte et al., 1992	트랙터 안전	설문조사 인터뷰	캠페인 형성평가 연구, 농부들은 권고된 안전 이행 사항에 대해 강한 효능감을 지각하고 있으나, 충분한 이행 동기가 부족했음(위협/공포 유발 필요). 지각된 효능감이 결과의 가장 강력한 예측변인으로 검증됨.
Casey et al., 1995	에이즈	질적연구	위협평가와 위협지각 사이의 매개변인으로서 숙명적 사고를 포함시켜 확장된 병행과정모델을 수정함.
Stepheoson, 1998	피부암	실험연구	공포 유발 사진이 식역 수준 이상으로 그리고 식역 수준 이하로 조작 가능함을 발견함. 식역 수준 이상의 사진은 더 강한 공포통제반응을 유발했으며, 식역 수준 이하 사진은 더 강한 위험통제반응을 유발함.
Witte and Morrison, 2000	에이즈	실험연구	확장된 병행과정모델을 설명하기 위해 새로운 변인인 근심을 추가했고, 근심은 위험통제반응 혹은 공포통제반응에 직접, 간접, 상호작용 효과면에서 영향을 미치지 못함을 발견함.
Shi, R and Hazen, M. D., 2012	마약 방지	실험연구	확장된 병행과정모델의 네 가지 주요 요인(심각성, 취약성, 반응효능감, 자기효능감)을 이용해 마약에 대한 경고 그림의 설득력을 평가함.
Zonouzy et al., 2019.	유방암	실험연구	확장된 병행과정모델의 주요 요소인 지각된 위협과 지각된 효능감의 차이를 두는 두 개의 경고 이미지를 제공해 유방암에 대한 예방행동의도를 설명함.
Mays et al., 2014	흡연	실험연구	각각 다른 공포소구 메시지가 포함된 4개의 담배 경고 그림을 독립변인으로 설정하고 실험한 결과, 지각된 위협과 효능감이 높게 설정된 담배 경고 그림을 관찰한 흡연자들 사이에서 금연 의도가 증가됨.
Horan, L. M. 2015	속도위반	실험연구	영국의 차량 운전자들을 대상으로 시뮬레이션한 주행 실험과 세 가지 다른 유형의 속도위반 경고 그림을 제공해 실험을 했는데, 가장 부정적이고 위협의 수준이 높은 속도위반 경고 그림이 속도 제한을 준수할 수 있는 가능성을 높여 준다는 것을 발견함.
Yong et al., 2014	흡연	실험연구	확장된 병행과정모델이론을 바탕으로 흡연에 대한 경고 그림 라벨을 세 가지 유형으로 나누어 흡연자들에게 실험한 결과, 심리적 위협과 효능감이 강하게 나타나 있는 흡연에 대한 경고 그림 라벨이 금연 의도와 연관되어 있음을 확인함.
Hong and Lee, 2017	규제 메시지	실험연구	규정준수효과에서 중요한 공포소구 메시지가 권고하는 예방 활동에 예방 중심 문자보다는 예방 중심 이미지가 더 큰 영향을 미치고 있음을 발견함.
Hollands and Marteau, 2013	체내 지방	실험연구	개인화된 건강위험평가에 효율적인 메시지가 무엇인지 알아보기 위해 문자로 작성된 메시지와 이미지가 포함된 메시지를 독립변인으로 설정해 실험한 결과, 이미지가 포함된 메시지에서 위협 평가가 높게 나타났으며, 행동의도에 대한 영향을 조절함.

Noar et al., 2016	흡연	실험연구	담배 경고 그림과 경고 문구 중 경고 그림이 강한 인지 및 정서적 반응을 유발했으며, 흡연에 대한 부정적인 태도를 증가시켰고, 금연 의도를 증가시키는 것을 실험을 통해 관찰함.
Scharks, 2016	기후변화	실험연구	기후변화에 대한 위협이 포함된 경고 그림에 효능감 메시지가 높을수록 행동의도나 태도를 증가시키는 것으로 나타남.
Fehrenbach, 2015	육식 소비	실험연구	육식 소비에 대한 메시지에 텍스트와 이미지의 공포 수준과 효능감 메시지의 수준이 육식 소비를 줄이려는 행동의 도를 증가시키고 있음을 발견함.
Azagba and Sharaf, 2012	흡연	실험연구	담배에 대한 경고 이미지가 흡연 유행을 감소시키고 금연 시도를 증가시키는 것을 실험을 통해 확인함.
조수영, 2015	낙태 예방	실험연구	낙태에 대한 공익 캠페인 메시지에 공포소구 강도가 높은 이미지가 포함될수록 지각된 위협을 증가시키고, 낙태에 대한 부정적인 태도가 증가하는 것으로 나타남.
전승우, 박준우, 2016	흡연	실험연구	담배에 대한 경고 문구와 그림을 2, 30대 남녀에게 노출한 결과, 경고 그림이 금연 태도에 미치는 효과를 증가시키는 것으로 나타남.
전승우, 박준우, 김주현, 박준호, 2016; 최유진, 전승우, 박준우, 2018	흡연	실험연구	담배에 대한 경고 문구와 그림을 실험 대상자에게 노출한 결과, 경고 그림이 더 높은 공포와 혐오감을 유발했으며, 확장된 병행과정모델의 주요 요인인 자기효능감이 금연 의도를 조절하는 것으로 나타남. 금연 태도에 미치는 효과를 증가시키는 것으로 나타남.

이나 사진 등이 공포소구 메시지가 권고하는 행동을 회피하게 하여 메시지를 거부하게 하고, 방어적인 태도를 유발하며(Sussenbach et al., 2013), 메시지가 권하는 예방행동과 반대되는 심리적 저항(psychological reactance) 욕구를 오히려 더 강화하는(Erceg-Hurn and Steed, 2011; Loeber et al., 2011) 부메랑 효과를 유발한다는 것이다. 이렇듯 전통적인 미디어 환경에서의 공포소구 연구는 개인적 요인이나 환경을 고려하지 못하는 단점이 있다. 따라서 앞으로의 공포소구 연구는 사용자와 미디어 간의 관계에서 다양한 개인적 요인을 고려하고, 더 많은 선택과 차별화를 누릴 수 있는 능동적인 미디어 환경에서 논의될 필요가 있다.

참고문헌

김상훈. 1996. 「광고에서 사용되는 공포소구에 관한 연구」. ≪광고학연구≫, 7권 1호, 83~126쪽.

우경훈. 2010. 「금연공익광고 메시지의 구성요인 분석 및 청소년 수용자에 대한 설득력 향상 방안 고찰: 미국의 유산재단(American Legacy Foundation)과 한국의 보건복지가족부 TV 공익 광고를 중심으로」. ≪디지털디자인학연구≫, 10권 2호, 95~106쪽.

우형진. 2007. 「텔레비전 뉴스 시청이 시청자의 건강증진의지에 미치는 영향에 관한 연구」. ≪한국언론학보≫, 51권 2호, 308~333쪽.

전승우·박준우. 2016. 「담뱃갑 경고그림이 금연태도와 금연의도에 미치는 영향: 대처양식의 조절효과의 남녀차이」. ≪한국심리학회지≫, 17권 3호, 591~613쪽.

전승우·박준우·김주현·박준호. 2016. 「공포소구에서 공포와 위협, 효능감의 관계: 담뱃갑 경고그림을 중심으로」. ≪한국심리학회지≫, 17권 4호, 645~664쪽.

조수영. 2015. 「낙태 예방 공익 캠페인 메시지 연구: 공포소구와 메시지 주체를 중심으로」. ≪한국광고홍보학보≫, 17권 1호, 136~166쪽.

차동필. 2005. 「공포소구모델 EPPM의 예측력 연구」. ≪한국사회과학연구≫, 27권 3호, 91~114쪽.

_____. 2005. 「폭음행위이해: 계획행동이론의 적용과 확장」. ≪한국언론학보≫, 49권 3호, 346~372쪽.

_____. 2007. 「공포소구 메시지에서 위협과 효능감의 역할: 승수적 관계, 혹은 합산적 관계」. ≪한국광고홍보학보≫, 9권 2호, 339~363쪽.

최유진·전승우·박준우. 2018. 「부정적 정서와 자기효능감의 조절된 매개효과가 담뱃갑 경고그림 평가와 금연의도에 미치는 영향: 죄책감, 공포, 혐오감 비교분석을 중심으로」. ≪한국언론학보≫, 62권 1호, 199~232쪽.

Azagba, S. and M. F. Sharaf. 2013. "The effect of graphic cigarette warning labels on smoking behavior: evidence from the Canadian experience." *Nicotine and Tobacco Research*, Vol. 15, No.3, pp.708~717.

Bandura, A. 1995. *Self-efficacy in Changing Societies*. New York, NY, US.

Boster, F. J. and P. Mongeau. 1984. "Fear-arousing persuasive messages." *Annals of the International Communication Association*, Vol.8, No.1, pp.330~375.

De Hoog, N., W. Stroebe and J. B. De Wit. 2005. "The impact of fear appeals on processing and acceptance of action recommendations." *Personality and social psychology bulletin*, Vol. 31, No. 1, pp.24~33.

_____. 2007. "The impact of vulnerability to and severity of a health risk on processing and acceptance of fear-arousing communications: A meta-analysis." *Review of General Psychology*, Vol.11, No.3, pp.258~285.

Dillard, J. P. and E. Peck. 2001. "Persuasion and the structure of affect. Dual systems and discrete emotions as complementary models." *Human Communication Research*, Vol.27,

No.1, pp.38~68.

Erceg-Hurn, D. M. and E. Steed. 2011. "Does exposure to cigarette health warnings elicit psychological reactance in smokers?" *Journal of Applied Social Psychology*, Vol.41, No.1, pp.219~237.

Fehrenbach, K. S. 2015. *Designing Messages to Reduce Meat Consumption: A test of the extended parallel process model*. Arizona State University.

Floyd, D. L., S. Prentice-Dunn and R. W. Rogers. 2000. "A meta-analysis of research on protection motivation theory." *Journal of Applied Social Psychology*, Vol.30, No.2, pp.407~429.

Hale, J. L., R. Lemieux and P. A. Mongeau. 1995. "Cognitive processing of fear-arousing message content." *Communication Research*, Vol.22, No.4, pp.459~474.

Holland, G. J. and T. M. Marteau. 2013. "The impact of using visual images of the body within a personalized health risk assessment: An experimental study." *British Journal of Health Psychology*, Vol.18, No.2, pp.264~278.

Hong, J. M. and W. N. Lee. 2017. "If it feels right: The interplay between regulatory-fit and image-message congruence in fundraising messages." In *American Academy of Advertising. Conference. Proceedings*(Online), p.226.

Horan, L. M. 2015. "Exploring the influence of message framing and image valence on the effectiveness of anti-speeding posters."

Hovland, C. I., I. L. Janis and H. H. Kelley, 1953. *Communication and Persuasion*.

Hovland, C., Janis, I., and Kelly, H. 1953. *Communication and Persuasion*. New Haven, CT: Yale University.

Janis, I. L. and S. Feshbach. 1953. "Effects of fear-arousing communications." *The Journal of Abnormal and Social Psychology*, Vol.48, No.1, pp.78~92.

LaVoie, N. R., B. L. Quick, J. M. Riles and N. J. Lambert. 2017. "Are graphic cigarette warning labels an effective message strategy? A test of psychological reactance theory and source appraisal." *Communication Research*, Vol.44, No.3, pp.416~436.

Leventhal, H. 1970. "Findings and theory in the study of fear communications." *Advances in Experimental Social Psychology*, Vol.5, pp.119~186. Academic Press.

Loeber, S., S. Vollstädt-Klein, S. Wilden, S. Schneider, C. Rockenbach, C. Dinter and F. Kiefer. 2011. "The effect of pictorial warnings on cigarette packages on attentional bias of smokers." *Pharmacology Biochemistry and Behavior*, Vol.98, No.2, pp.292~298.

Mays, D., M. M. Turner, X. Zhao, W. D. Evans, G. Luta and K. P. Tercyak. 2014. "Framing pictorial cigarette warning labels to motivate young smokers to quit." *Nicotine and Tobacco Research*, Vol.17, No.7, pp.769~775.

Mewborn, C. R. and R. W. Rogers. 1979. "Effects of threatening and reassuring components of fear appeals on physiological and verbal measures of emotion and attitudes." *Journal of Experimental Social Psychology*, Vol.15, No.3, pp.242~253.

Newcomb, T. M., R. H. Turner and E. Philip Converse. 1965. *Social Psychology.*

Noar, S. M., M. G. Hall, D. B. Francis, K. M. Ribisl, J. K. Pepper and N. T. Brewer 2016. "Pictorial cigarette pack warnings: a meta-analysis of experimental studies." *Tobacco Control*, Vol.25, No.3, pp.341~354.

O'Keefe, D. J. 1982. "Persuasion: Theory and research." *Communication Theory*, Vol.147, p.191.

Rogers, E. M., J. W. Dearing, N. Rao, S. Campo, G. Meyer, G. J. Betts and M. K. Casey. 1995. "Communication and community in a city under siege: The AIDS epidemic in San Francisco." *Communication Research*, Vol.22, No.6, pp.664~678.

Rogers, R. W. 1975. "A protection motivation theory of fear appeals and attitude change 1." *The Journal of Psychology*, Vol.91, No.1, pp.93~114.

_____. 1983. "Cognitive and psychological processes in fear appeals and attitude change: A revised theory of protection motivation." *Social Psychophysiology: A sourcebook*, pp.153~176.

Scharks, T. 2016. *Threatening Messages in Climate Change Communication.* Doctoral dissertation.

Shi, R. and M. D. Hazen. 2012. "Applying the extended parallel process model to examine posters in the 2008 Chinese Annual Anti-Drug Campaign." *Journal of Asian Pacific Communication*, Vol.22, No.1, pp.60~77.

Stephenson, M. T. and K. Witte. 1998. "Fear, threat, and perceptions of efficacy from frightening skin cancer messages." *Public Health Reviews*, Vol.26, pp.147~174.

Süssenbach, P., S. Niemeier and S. Glock. 2013. "Effects of and attention to graphic warning labels on cigarette packages." *Psychology and Health*, Vol.28, No.10, pp.1192~1206.

Thrasher, J. F., K. Swayampakala, R. Borland, G. Nagelhout, H. H. Yong, D. Hammond and J. Hardin. 2016. "Influences of self-efficacy, response efficacy, and reactance on responses to cigarette health warnings: a longitudinal study of adult smokers in Australia and Canada." *Health Communication*, Vol.31, No.12, pp.1517~1526.

Unger, L. S. and J. M. Stearns. 1983. "The use of fear and guilt messages in television advertising: issues and evidence." *American Marcketing Association Educators*, pp.16~20.

Witte, K. 1992. "Putting the fear back into fear appeals: The extended parallel process model." *Communication Monographs*, Vol.59, No.4, pp.329~349.

Witte, K. and K. Morrison. 2000. "Examining the influence of trait anxiety 'repression-sensitization' on individuals' reactions to fear appeals." *Western Journal of Communication(includes Communication Reports)*, Vol.64, No.1, pp.1~27.

Witte, K., G. Meyer and D. Martell. 2001. *Effective health risk messages: A step-by-step guide.* Sage.

Witte, K., T. R. Peterson, S. Vallabhan, M. T. Stephenson, C. D. Plugge, V. K. Givens and R. Jarrett. 1992. "Preventing tractor-related injuries and deaths in rural populations: Using a persuasive health message framework in formative evaluation research." *International Quarterly of Community Health Education*, Vol.13, No.3, pp.219~251.

Yong, H. H., R. Borland, J. F. Thrasher, M. E. Thompson, G. E. Nagelhout, G. T. Fong and K. M. Cummings. 2014. "Mediational pathways of the impact of cigarette warning labels on quit attempts." *Health Psychology*, Vol.33, No.11, p.1410.

Zonouzy, V. T., S. Niknami, F. Ghofranipour and A. Montazeri. 2019. "An educational intervention based on the extended parallel process model to improve attitude, behavioral intention, and early breast cancer diagnosis: a randomized trial." *International Journal of Women's Health*, Vol.11, No.1.

7장
프레이밍 효과

주영기

1 | 프레이밍 개념

프레이밍(framing)은 "한 이슈의 특정 측면을 부각시킴으로써 문제를 정의하거나 원인을 규명하거나 도덕적 평가를 하기도 하고, 처방을 제시하는 등의 다양한 효과를 끌어내는 하나의 소통 행위"로 정의된다(Entman, 1993: 52). 하나의 이슈에 대해 문제가 무엇이고 원인과 해결책이 무엇이라고 주장하는 행위는 사회참여적이고 정치적인 행동이라고 생각할 수 있고, 따라서 프레이밍도 정치적인 행위로만 생각하기 쉽다. 실제로 국내외 정치인들이 불리한 여론 상황에 처할 경우 "잘못된 프레임"이라며 불평하는 모습을 심심치 않게 볼 수 있다. 게다가 1990년대에 이 개념의 정의를 제시한 로버트 엔트먼 (Robert Entman) 또한 정치 커뮤니케이션 학자이니 프레이밍을 처음 접하는 이라면 이 개념이 사회·정치 영역에 국한되는 무엇인가로 인식하기 십상이다.

그러나 프레이밍은 인지적 구두쇠(cognitive miser)인 인간의 인식론적 한계 (Stanovich, 2009)에서 비롯되었다고 할 수 있는데, 이 말의 의미를 이해하기 위해서는 사회학·인류학·철학·심리학 등 다양한 학문 분야에서 프레이밍과 관련된 인간의 본성을 공통적으로 포착하고 이에 대해 언급했던 학자들의 생각을 좀 더 폭넓게 살펴볼 필요가 있다.

우선 프레이밍이라는 말 자체가 개념화되어 등장하는 것은 1970년대 인류학, 사회학자들에 의해서였다. 1972년에 인류학자 그레고리 베이트슨(Gregory Bateson)은『마음의 생태학에 이르는 계단(Steps to an Ecology of Mind)』이라는 저서에서 프레이밍을 "일련의 상호작용 메시지들에 공간적·시간적 경계를 부여하는 것"으로 정의한다. 두 남녀가 마주 보고 있는 상황에서 남자 쪽에서 눈을 깜빡거리는 상황을 예로 들어보자. 그 비언어적 메시지의 의미는 그 메시지가 어떤 시간과 공간에서 발생하느냐에 따라 달라질 수 있다. 안과에서 남자 환자가 눈을 깜빡거리는 것은 여의사의 지시에 따른 것이거나 안약 투입이라는 의료 행위 후에 벌어지는 치료 과정의 한 장면일 수 있다. 그러나 카페에서 마주 앉은 두 남녀 사이에서 깜빡거림이라면 이 남자의 '윙크'는 다른 의미가 있을 것이다. 이 대목에서 같은 남자의 깜빡거림이라는 동일 행위에 다른 의미를 부여하는 시공간적 세팅이 프레이밍이라는 것이다. •

사회학에서 제시하는 프레이밍 개념의 정체는 어빙 고프먼(Erving Goffman)의 저서『프레임 분석: 경험의 구성에 관한 에세이(Frame Analysis: An Essay on the Organization of Experience)』에서 찾아볼 수 있다(Goffman, 1974). 고프먼에 따르면, 인간은 기본적으로 복잡다단한 세상의 갖가지 행위와 상호작용들을 모두 완벽하게 이해할 수가 없다. 그러므로 새로운 경험과 자극이 들어올 때마다 그것들을 자기 머릿속에 형성된 '분류/해석 체계(scheme of classification and interpretation)'의 어느 한 범주에 귀속(categorization)시킨다. 이것이 인간이 세상을 이해하고 해석하는 과정인데, 여기서 이 분류 체계가 '기본 틀(primary framework)'이고 프레이밍은 이 '기본 틀'을 활용해 "끊임없는 이벤트, 그룹,

---

• 인류학에서 제시하는 이 프레이밍 개념은 하나의 행위가 갖는 의미를 이해하기 위해서는 그 행위의 맥락을 제대로 이해해야 함을 인식시키는 한편, 이 맥락에 대한 설명이 누락됨으로써 발생하는 현대사회의 뉴스 현상의 문제점들을 상기시킨다.

개체들의 흐름을 조직하는 것"이다.

여기서 주목할 부분은 인류학과 사회학에서 제시된 프레이밍 개념의 공통적인 측면에 관한 것이다. 그것은 한마디로 인간은 복잡한 세상을 파악하기 위해 단순한, 혹은 이해가 빨리 되는 '틀'을 활용한다는 것을 두 학문의 프레이밍 개념이 시사하고 있다는 점이다. 인류학에서는 세계 공용의 24시간 체계와 학교, 병원, 시장, 공원 등 대다수 인류 문화권에서 공히 사용되는 장소 카테고리들로 구성된 시공간의 틀에 의해 각종 행위들에 문화적 의미가 부여되는 것이 프레이밍인 반면, 사회학에서는 시공간 대신 '기본 틀'을 이용해 복잡한 세상을 단순하게 이해하는 것이 프레이밍이다.

이 대목에서 한 가지 덧붙이자면, 이와 유사한 시각은 심리학에서도 찾아볼 수 있다. 셰리프(Sherif, 1967)는 사회학자 고프먼이 '프레임 분석'을 발간하기 7년 전, 실험연구를 통해 개인의 판단과 인식이 특정한 '레퍼런스의 틀 (frame of reference)'에 의해 결정된다고 제시했다. 또, 노벨상을 수상한 카너먼과 트버스키(Kahneman and Tversky, 1984)는 셰리프와 같은 맥락에서, 하나의 주어진 정보는 개인이 이 정보에 어떤 스키마를 적용하느냐에 따라 인식이 달라질 수 있다고 제시했다. 여기서 스키마는 "하나의 주어진 개념 혹은 대상에 대해 조직화된 지식을 대변하는 인식 구조"인데(Fiske and Taylor, 1984) 이 스키마 역시 주어지는 개별 정보에 대해 연산, 논리적 추론 등의 개별적인 사고과정을 거치지 않고 이미 짜여져 (어릴 때 형성된) 있는 인식 구조를 활용해 인식하고 이해함을 시사하는 개념이다. 결국 고프먼의 기본 틀, 셰리프의 레퍼런스 틀, 혹은 스키마가 인간의 인식과정에서 작용하는 동일한 기제를 다루고 있다고 할 수 있을 것이다. ● 이 모두 존재론적으로 정신적인 에너지의 소모

●　심리학자들의 '레퍼런스 틀'이 시기적으로 빨리 발표되었지만 고프먼의 프레임 분석이 프레이밍 개념 논의에서 보다 널리 인용되는 것은, 심리학자들의 레퍼런스 틀에서는 논리적으로 틀 자체보다 레퍼런스가 주요한 개념적 역할을 하는 데 반해, 고프먼이 자신의 프레임 분석에서 사용한 '기본 틀'은 현재 사용 중인 프레이밍(틀 짓기)과 같은 맥락에서 '틀' 자체에 역점을 두는 개념이기 때문인 것으로 보인다.

를 가급적 피하려는 경향을 가진 '인지적 구두쇠(cognitive miser)'로서의 인간이, 정신 에너지를 적게 쓰면서 세상을 이해하고 그 이해된 바에 따라 적절한 대응을 함으로써 생존하는 메커니즘에 프레이밍이 작용할 것임을 암시한다. 따라서 인류학적·사회학적·심리학적 프레이밍은 개념적으로 인식론적 한계를 안고 사는 인간의 본질에 대한 통찰과 맞닿아 있다고 할 수 있다.

한편 이 프레이밍 개념은 다소 추상적인 점에도 주목할 만하다. 고프먼의 '기본 틀'과 "끊임없는 이벤트, 그룹, 개체들의 흐름을 조직하는 것"의 구체적인 내용과 일상적 사례가 저절로 떠오르는 것이 쉽지 않겠기 때문에 이 프레이밍 개념은 추상적으로 느껴질 수 있다. 비교적 추상적인 사회학적·인류학적 프레이밍 개념에 보다 생생한 구체성이 부여되는 계기는 1970년대 말 이 개념이 미국의 미디어 연구에 사용되기 시작하면서부터이다. 프레이밍 과정, 즉 연속적인 세상일들의 발생(= 끊임없는 이벤트, 그룹, 개체들의 흐름)을 이해가 가능한 내용으로 조직, 구성하는 이 인식 행위의 결과물(=프레임)이 뉴스 기사 혹은 다양한 포맷의 미디어 콘텐츠 형태로 입증 가능해졌기 때문이다. 터크먼(Tuchman, 1978)은 4개 신문사에서 인류학적 데이터 수집 방식인 참여관찰(participant observation)을 실시해 이를 통해 얻은 정보들을 기반으로 한 뉴스 제작 과정에서 일어나는 프레이밍 과정을 연구했고, 토드 기틀린(Todd Gitlin)은 매스미디어가 1960년대 미국 학생운동을 어떻게 해석하는지를 보여주기 위해, 이 이슈에 대한 뉴스 보도의 프레임, 즉 프레이밍의 결과물을 분석했다.

중요한 것은 이 과정에서 프레이밍 개념의 질적인 전환이 일어난다는 사실이다. 기틀린은 수많은 현상들을 기본 틀에 의거해 분류하고 조직한다는 의미의 고프먼식 프레이밍 개념에서 한 걸음 나아가 그 조직화의 구체적 방식을 언급하며 프레이밍을 정의한다. 즉, "(언어와 같은) 상징을 다루는 사람들이 일상적으로 이야기들을 조직하는 과정에서 선택(selection)·강조(emphasis)·배제(exclusion)를 통해 보여주는 인식(cognition)·해석(interpretation)·표현(presentation)

상의 일관된 패턴(persistent patterns)"이 프레이밍이라는 것이다(Gitlin, 1980: 7). 이는 프레이밍 개념을 설명하면서 인식 대상을 조직화하는 것이라는 일반론의 수준을 넘어 그 조직화의 방법으로서 '선택', '강조'를 제시하는 것으로 한 걸음 나가는 것이다. 이런 프레이밍의 선택성의 부각은 앞서 언급한 엔트먼(Entman, 1993)의 프레이밍론에서도 발견된다. 요컨대 70년대 인류학, 사회학에서 등장한 프레이밍 개념은 처음에는 "어떤 단순한 '틀'을 활용해 복잡한 세상을 이해할 수 있도록 조직하는 것"으로 시작해, 1980, 1990년대 미디어와 정치 커뮤니케이션 연구에 이 개념이 적용되면서 조직화의 방법이 구체화되어 프레이밍의 '선택성'이 부각되는 방향으로 개념화가 진전되었다고 할 수 있다.

2 | 프레이밍의 개념적 모호성의 근원

1) 프레이밍의 역설적 두 요소: 연결/묶음과 선택/배제

프레이밍 개념은 다양한 학제의 다양한 연구에 널리 활용되고 있지만, 한편으로는 이들이 하나의 개념으로 수렴되기보다 "여기저기 분산된 개념화(scattered conceptualization)"의 상태, "연구 패러다임의 균열(fractured paradigm)" 상황에 머물러 있다는 1990년대의 평가(Entman, 1993: 51)를 완전히 극복하지는 못한 측면도 존재한다. 무려 300여 편의 논문을 발표하며 매스커뮤니케이션 현상 연구에 괄목할 만한 성과를 내고 있는 위스콘신대학교의 슈펠(Dietram Scheufele) 교수는 프레이밍 연구가 여전히 "여러 측면에서 모호함"이 남아 있고, 그 이유는 학자들이 이론적인 전제에 대한 면밀한 검토와 설명 없이 제각기 프레이밍 현상에 대해 귀납적으로 접근하기 때문이라고 주장한다(Tewksbury and Scheufele, 2009). 이는 프레이밍이 21세기에 들어와서도 1990년대 엔트먼이 진단한 '패러다임의 균열' 상태를 여전히 극복하지 못하고 있음을 암시하는 대목이다. 이런 상황에서 프레이밍의 개념을 보다 적확하게 이해하기 위해서뿐만이 아니라, "여러 측면에서의 모호함"을 줄이는 차원에서도 이 "균열된 패러다임"의 균열 지점을 보다 가까이 들여다보는 작업이 필요해 보인다.

프레이밍 개념의 변화 과정을 유심히 살펴보면, 1970년대 인류학, 사회학적 프레이밍 개념이 1980년대 미디어 프레이밍 연구로 넘어가며 나타나는 질적 전환에서 그 균열 지점의 단초를 발견할 수 있다. 우선, 초기 인류학, 사회학적 프레이밍 개념이 본질적으로 내포하는 것을 압축적으로 표현한다면, 잇달아 발생하는 낱낱의 사실들을 연결해 하나의 이해를 형성하는 것이라 할 수 있다. 고프먼이 말하는 '기본 틀'이나 베이트슨의 시공 개념을 활용해서 말이다. 이 대목에서, 초기 개념화 단계에는 선택이나 배제라는 구체적인 방법론이 등장하지 않는 것에 주목할 필요가 있다. 이 초기 개념화에서는 '기본 틀'을 활용한 낱낱의 묶음, 연결을 통한 이해, 혹은 의미의 구축에 초점을 맞추고 있고, 이를 위해 선택·강조·배제와 같은 방법이 사용되는 것에는 주목하고 있지 않다. 이런 개념화는 1980년대 말 미디어 연구에서도 나타나는데 갬슨과 모딜리아니(Gamson and Modigliani, 1989)는 행위로서의 프레이밍 대신 그 결과물인 프레임에 대해 "벌어지는 일련의 사건들에 연결고리를 제공함으로써 각 사건에 의미를 부여하는, 중심적(central)이고 전체를 아우르는(organizing) 아이디어 혹은 스토리라인"이라고 정의를 내린다. 윌리엄 갬슨(William Gamson)과 아메데오 모딜리아니(Amedeo Modigliani)의 중심 아이디어는 고프먼의 기본 틀과 유사한 것으로, 여러 가지 낱낱의 사안을 연결해 하나의 이해를 도출해 내는 역할을 한다. 따라서 이들의 정의 역시 낱낱의 연결을 통한 의미 구축이라는 프레이밍 기능에 역점을 둔 개념화라 할 수 있다.

그러나 다른 한편으로 프레이밍은 본질적으로 선택과 배제를 필요로 한다. 복잡다단한 세상을 간편한 준거틀을 활용해 인식하고 이해하기 위해 필요한 행위는 많은 세세한 내용들을 버리는 것이다. 기본 틀의 역할은 그 선택과 버림의 기준이 되어 그에 따라 의미 패키지에 부합하는 일부 사실들을 연결하고, 그러지 못하는 다른 부분들을 제외하는 것이 프레이밍에 의한 인식 과정인 것이다.

인간의 선택적 인식행위에 대한 주장은 단순히 프레이밍의 개념화 과정에만 등장하는 것이 아니다. 19세기 말 근대 심리학의 창시자 중 하나로 평가되며 '의식의 흐름(stream of consciousness)'이라는 말을 처음 사용하기도 했던 윌리엄 제임스(William James)에게서도 선택적 인식에 의해 형성되는 인간 존재에 대한 각성을 발견할 수 있다. 자신의 저서『주목(Atention)』에서 제임스는 다음과 같이 주장을 펼친다.

> 수백만의 외부 세계 아이템들이 내 오감에 제시되지만 나의 경험 세계로는 들어오지 않는다. …… 나의 경험은 내가 주목하기로 동의한 것에 다름 아니다. 내가 주목한 것들만이 내 마음을 형성한다. 선택적인 관심이 없으면 경험은 완전한 혼란에 빠진다. 스펜서●와 같은 경험론자는 예를 들어, 존재를 하나의 수동적인 점토로 이해한다. 경험이 폭우처럼 많이 쏟아지면 이 찰흙은 깊이 파이게 되고 그렇게 우리 마음의 모양이 형성된다(James, 1966: 403~404).

인식론적 한계에서 비롯된 선택적 인식에 의해 그 존재 자체가 형성된다는 인간의 본질에 대한 제임스의 통찰은 인간이 세상을 이해하는 과정에서 본질적으로 '선택' 행위가 일어나는 것이 불가피함을 알려줄 뿐 아니라, 선택적 인식에 기반을 둔 프레이밍이 인간 존재의 본질을 구성하는 한 요소가 될 수 있음을 암시하고 있다.

이런 맥락적 지식들에 기초해 보면, 요컨대 프레이밍은 한편으로는 개별

● 허버트 스펜서(Herbert Spencer)는 베이컨 이래 17~18세기 경험론을 집대성했다고 여겨지는 영국의 경험주의 철학자다.

적인 정보들을 하나의 중심 아이디어나 스토리라인 아래 묶어주는 연결 기능을 통해 인간의 인식과 이해를 가능케 하지만 그 과정에서 기준이 되는 중심 아이디어 혹은 기본 틀이 필요하고, 개별 사안과 한 인식 대상의 중요한 다른 측면들은 이 중심 아이디어와의 부합 여부에 따라 선택·강조·배제된다고 하는 것이 프레이밍의 본질이라 할 수 있다. 여기서 낱낱을 묶어주는 연결 기능과, 기본 틀과 부합성에 따라 낱개의 정보나 측면(aspect)을 선택·배제하는 것은 서로 상충되는 프레이밍의 두 본질적 작용인 것이다. 초기 인류학과 사회학의 프레이밍 개념화에서는 전자에, 1980년대 이후 미디어 연구와 정치 커뮤니케이션 분야에서는 후자에 역점을 둔 개념화가 진행이 되었고, 이후 많은 프레이밍 연구들이 이 두 양상의 개념들을 문헌 고찰의 필수적 부분으로 빠뜨리지 않고 소개하고 있다. 그러나 연결과 선택/배제라는 상충되는 작용의 어느 한편에 치중해 프레이밍을 개념화하는 이 두 프레이밍 정의를 나열적으로 소개는 하지만, 본질적으로 프레이밍이라는 인식 행위●가 궁극적으로 세상의 자극물들을 선택/배제하는 행위인지, 낱낱의 자극물들을 묶어 하나의 아이디어를 구축하는 행위인지에 대해서는 온전한 답을 제시하지는 못하는 것으로 보인다. 두 이질적 작용을 아우르는 개념화가 결여되었다는 말이다.

이런 문제점을 극복하는 하나의 대안은 결국 프레이밍의 상충되는 두 본질적 속성을 모두 반영해 개념화를 시도하는 것일 게다. 이를테면 선택/배제를 강조한 기틀린의 정의와 중심 아이디어를 강조한 갬슨과 모딜리아니의 개념을 조합하면, 프레이밍은 "중심적(central)이고 전체를 아우르는(organizing) 아이디어를 활용해 세상을 인식하는 과정으로, 노출되는 개별 정보들의 중심 아이디어와의 부합성 정도에 따라 선택(selection)·강조(emphasis)·배제(exclusion) 작용을 수반하는 인식 행위"로 정의할 수 있을 것이다.

●　프레이밍은 개인의 인식 차원뿐 아니라, 미디어 텍스트 차원에서도 진행되는 것으로 연구되고 있지만, 그 본질은 인간의 세상 인식 메커니즘에서 비롯된다고 할 수 있다.

2) 중심 아이디어의 두 차원

프레이밍 개념의 모호함을 촉발하는 요인은 상충하는 정신 작용이 동시에 프레이밍을 통해 진행된다는 사실에서만 초래되는 것은 아니다. 프레이밍 개념을 복잡하게 만드는 또 다른 요인은 하나의 중심적인, 구성하는 아이디어가 두 가지 다른 차원에서 존재할 수 있다는 사실에서 비롯된다. 즉, 이 중심 아이디어는 구체적인 내용을 가진 테마로 존재할 수도 있고 정보를 선택·강조·배제하는 패턴의 차원에서 존재할 수도 있다. 예를 들어 1983년 소련군에 의한 대항항공 여객기 격추 사건과 1990년대 미군에 의한 이란 민간항공기의 격추 사건이 《뉴욕타임스》에 의해 어떻게 다르게 프레이밍 되는지를 연구한 결과 전자에 대해서는 '도덕적 파탄(moral bankruptcy)'이라는 프레임, 후자에는 '기술적 착오(technical error)'라는 프레임을 쓴 것으로 나타났다. 이 프레임은 기사 전체를 관통하는 혹은 달리 표현해 기사 전체 팩트들을 조직하는 하나의 테마이자 스토리라인이라 할 수 있다. 이런 테마 프레임은 해당 이슈나 사안에 고유 프레임(unique frame)으로 이질적인 다양한 주제 영역의 상황에 공히 사용될 수 있는 범용성이 떨어진다고 할 수 있다(Ju, 2006).

선택, 강조, 배제의 패턴 차원에서 진행되는 프레이밍의 예로는 TV가 사회 이슈 중 하나인 빈곤문제를 어떻게 프레이밍 하는가를 분석한 아엥가(Iyengar, 1991)의 연구에서 보고된 에피소드/테마(episodic/thematic) 프레임을 들 수 있다. 빈곤문제를 다루면서 다양한 빈곤층 주민의 사례들을 세세히 다루는 것이 에피소드 프레이밍이라면, 빈곤 관련 사회통계 수치, 구조적 원인 등을 짚어보는 것이 테마 프레이밍이다. 이 프레이밍은 빈부에 관한 TV 뉴스 보도의 어떤 구체적인 주제가 프레이밍을 좌우하는 것이 아니다. 개인 사례를 많이 삽입하느냐, 통계 수치 등 거시적인 접근법을 취하느냐는 어떤 사실들을 선택·강조·배제하느냐의 차원에서 다룰 수 있는 문제인 것이다. 주영기(2006)의 연구에서는 이런 프레이밍을 일반 프레임(generic frame)으로 간주

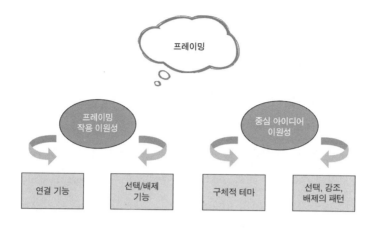

그림 7-1 **프레이밍 연구 패러다임의 균열을 초래하는 요인들**

한다. 기사 주제와 무관하게 보다 범용성이 강화된 프레임이라 할 수 있다. 이 범용성이 강화된 일반 프레임의 또 다른 예로는 진단(diagnostic)과 예후(prognostic) 프레이밍도 제시되는데 핵 산업시설 유치(Benford, 1993), 오리 사냥 문제(Munro, 1997), 낙태 문제(Evans, 1997) 등의 보도에 이런 진단과 예후 프레이밍이 적용된 것으로 보고되고 있다. 정치보도에서 이슈 프레이밍(issue framing)과 전략 프레이밍(strategic framing) 또한 그 자체로 구체적인 테마가 제시되지 않는 일반 프레임이라 할 수 있다.

이처럼 낱낱의 사실들을 하나로 묶는 중심 아이디어가 구체적 테마일 수도 있고 그 사실들을 선택·강조·배제하는 패턴의 차원을 가리키는 것일 수도 있다는 중심 아이디어 존재 차원의 이원성은 프레이밍의 모호함을 가중하는 요인으로 생각할 수 있다. 결국 프레이밍 패러다임의 균열을 초래하는 두 가지 요인을 정리하자면 〈그림 7-1〉과 같이 도식화할 수 있다. 이에 대해, 프레이밍 연구들에 대한 보다 강도 높은 문헌 고찰과 탄탄한 논리 구축을 통해 보다 융합적인 프레이밍 개념의 정교화 작업을 진행함으로써 프레이밍 연구 패러다임의 균열을 극복해 갈 수 있을 것이다.

3 | 프레이밍 연구 동향

1) 내용분석 연구

프레이밍 연구를 커뮤니케이션 분야로 국한해 본다면 크게 커뮤니케이션 결과물에서 프레이밍을 찾아내는 작업과 프레이밍의 효과를 증명하는 연구로 이분할 수 있다. 전자의 경우 현실을 파악하는 여러 측면 중 일부가 선택·강조되는 것에 주목하는 데서 암시되듯, 핵에너지 이용(Gamson and Modigliani, 1989), 민간항공기의 격추 사고(Entman, 1991), 자동차 회사의 감원(Martin and Oshagen, 1997), 대학에 대한 주정부 지원 감축(Price, Tewksbury, Powers, 1997), 코소보에 대한 나토 공격(Yang, 2003) 등 논란의 여지가 있는 이슈들에 대한 뉴스 보도 분석 등에 활용되었다.

다양한 정치사회 이슈 중 특정 지역에 국한되지 않고 비교적 다양한 국가에서 그 프레이밍이 빈번하게 연구되고 있는 이슈 중 하나를 꼽는다면 기후변화를 들 수 있다. 전 지구적인 영향을 예고하고 있고, 또 감지되고 있는 현안이기 때문이다. 이 이슈에 대한 다양한 미디어 프레이밍 연구를 살펴보는 것은 프레이밍 내용분석 연구가 구체적으로 어떻게 진행되는지에 대한 이해를 돕는 데 도움이 될 것이다.

다양한 기후변화 보도 분석 연구는 특히 미국에서 다수가 진행되었다. 기후변화라는 하나의 이슈에 대해 뉴스미디어 보도에서 어떤 프레임이 두드러질까를 살펴보기 전에 먼저 '기후변화' 하면 내 머릿속에는 무엇이 떠오르는지를 생각해 보는 것이 프레이밍의 의미를 더욱 생생히 실감하는 방법이 될 것이다. 하나의 이슈가 중심 아이디어에 집중하는 선택적 인식을 통해 어떻게 해석될 수 있는지를 보다 쉽게 이해하는 방식은 하나의 동일한 이슈에 상이한 프레이밍이 작용한다는 것을 비교, 대조를 통해 알게 될 때, 프레이밍의 존재감을 더 명료하게 인식할 것이기 때문이다.

다시 본론으로 돌아가 보자. 미국 언론들의 기후변화 프레임, 그중에서 인간 활동에 따른 기후변화에 대한 '과학적 동의 부족' 프레임은 보수언론에서 특히 두드러진 것으로 나타났다(Dunlap and McCright, 2008; McCright and Dunlap, 2011). 기후변화는 어떤 재난을 가져올 것인가와 같은 영향(consequence) 등의 측면에 집중하기보다 '기후변화가 진짜 일어나고 있는가'라는 문제에 집중하고, 이에 대한 구체적인 테마로서 '불확실성'이 중심 아이디어로 작용하는 기사들이 많았다는 의미다. 일례로 대표적인 보수 채널인 '폭스 뉴스'의 경우, 인간 활동에 의한 기후변화를 입증하는 사실을 보도하기보다 기후변화의 실재를 의심하는 뉴스를 더 많이 보도한 것으로 조사되었다(Feldman, Maibach, Roser- Renouf and Leiserowitz, 2011).

미국 4개 전국 신문과 251개 커뮤니티 신문들을 분석한 또 다른 연구에서는 기후변화에 대한 보다 다양한 테마적인 중심 아이디어들이 포착되었다. '타당한 과학(valid science)', '불명료한 원인 혹은 효과(ambiguous cause or effects)', '불확실한 과학(uncertain science)', '논란의 여지가 있는 과학(controversial science)'의 프레임이 보고된 것이다(Antilla, 2005). 이 중 '타당성 있는 과학' 프레임이 가장 두드러진 것으로 나타났지만, 이를 제외한 모든 프레임이 기후변화의 실재성을 의심하는 것임을 알 수 있다. 게다가 '타당한 과학' 프레임의 경우에도 기후변화가 몰고 올 재앙이라든지, 기타 영향의 측면에 초점을 맞춘 것이 아니라 기후변화 부인론자와 마찬가지로 기후변화의 실재성에만 매달리는 기사였다. 같은 프레이밍의 영향을 받고 있는 태도들이라는 말이다.

이런 기후변화가 실제로 존재하느냐에 초점을 맞추는 미국 언론의 기후변화 프레이밍은 미국의 사회문화적 환경을 반영한 것으로 보인다. 구체적으로 미국 공화당 지지자의 59%가 지구온난화의 심각성이 과장됐다고 생각하는 반면, 민주당 지지자의 18%만이 그렇게 생각하는 것으로 조사됐다(Dunlap and McCright, 2008). 이에 반해 지구가 더워지고 있다는 사실에 동의하는 민주당 지지자는 1998년 47%에서 2008년에는 76%로 늘어났다. 이는 결국 양당 정치체제를 구축하고 있는 미국 사회에서 기후변화의 실제성 여부가 하나의 정치적 이슈로서 이를 놓고 양당이 대립하고 있고, 개인의 정치성향이 기후변화의 실재성에 대한 인식과 상관관계가 있음을 시사한다. 미국 뉴스미디어의 기후변화 프레이밍도 이런 정치사회적 맥락과 같은 양상을 보이고 있다.

참고로 이 대목에서 프레이밍의 개념과 관련해 눈여겨볼 만한 사안은 기후변화의 근거는 불확실하다는 테마(theme)도, 이와 같은 맥락이지만 구체성은 떨어지는 '기후변화의 확실성 여부'라는 주제(topic)도 하나의 프레임으로 간주할 수 있다는 사실이다. 전자는 고유 프레임으로, 후자는 일반 프레임으로 볼 수 있다(Ju, 2006). 이는 〈그림 7-1〉에서 살펴본 것처럼 중심 아이디어가 테마 차원에서 존재할 수도 있고, 혹은 선택·강조·배제의 패턴 차원에서도 존재할 수 있어서 프레이밍 개념을 모호하게 하는 한 예가 되는 것이다. 선택·강조·배제 행위의 관점에서 본다면 테마 프레임은 좀 더 구체적인 콘텐츠를 담보하고 있어서 선택성(selectivity)이 더 강하고, 이에 반해 일반 프레임은 선택성의 강도가 상대적으로 낮다 할 수 있다. 예를 들어 기후변화에 적용될 일반 프레임으로서 '기후변화의 확실성 여부'는 '기후변화는 확실히 존재한다'는 테마와 '기후변화는 불확실하다'는 테마를 아우르는 프레이밍이기에 선택성의 강도를 상대적으로 낮게 볼 수 있는 것이다.

다시 본론으로 돌아가 미국 이외 지역에서의 기후변화 프레이밍 양상을 살펴보면, 유럽에서도 미국의 '불확실성' 프레이밍과 같이 지구온난화에 대한 회의주의(skepticism) 측면에서 기후변화 프레이밍이 연구되었지만, 그 회의적 관점의 대상이 다르다(Evans, 2016; Schmid-Petri, 2017). 예를 들어 2012~2013년에 나온 영국·독일·스위스 신문의 기후변화 보도들에 대한 연구에서는 보수주의·자유주의 언론 모두 기후변화의 존재 여부를 의심하는 보도 양상은 잘 보이지 않았지만, 기후변화의 여파(impact)나 기후변화 대응(response)에 대한 회의주의는 세 나라 모두 보수언론에서 두드러졌다(Schmid-Petri,

2017). 이 연구는 기후변화의 긍정적 효과를 강조하는 것을 '부정적인 효과에 대해 의심한다'는 의미에서 영향회의주의(impact skepticism)로, 기후변화에 대한 대응으로 정부 규제를 강화해야 한다는 데 부정적 견해를 보이는 입장을 대응회의주의(response skepticism)로 규정한다. 유럽 사회의 보수파 언론에서는 기후변화 자체는 인정하지만, 기후변화로 입게 될 피해나 이를 막기 위해 조세를 투입해 환경정책을 펼치는 것 자체에는 회의적인, 테마 프레이밍이 포착된 것이다. 유럽 언론의 기후변화 프레이밍 양상이 기후변화의 영향이 부정적이라는 보도와 긍정적이라는 보도가 양적으로 대등한 양상을 보였다면, 프레이밍 연구 차원에서는 '영향(impact)'이라는 일반 프레임이 두드러졌다고 할 수 있다. 그러나 기후변화의 긍정적 영향에 대한 보도가 눈에 잘 띄지 않는다면 이런 보도 양상은 '영향회의주의'이라는 고유 프레이밍이나 테마 프레이밍이 작용한 것으로 볼 수 있을 것이다.

이 밖에 아시아 국가인 필리핀 언론의 기후변화 보도 연구에서는 기후변화 회의론이 실재론과 동등하게 취급되지 않고, 거의 모습을 보이지 않는 것으로 나타났다(Evans, 2016). 에번스는 이런 결과에 대해 서구 저널리즘에서 강조하는 개인화(personalization), 드라마(drama), 시의성(novelty), 균형(balance) 등의 뉴스 규범이나 미디어 제작 관행(media routine)이 작용하지 않았기 때문이라고 풀이했다. 에번스의 해석이 맞는다면 이는 미디어 관행도 프레이밍에 영향을 미칠 수 있음을 시사하는 것이다.

한편, 기후변화를 프레이밍 하는 데 그 실재성 여부나 영향, 대응에 대한 회의주의만이 프레이밍의 중심 아이디어가 된 것은 아니다. 프랑스와 네덜란드 신문의 기후변화 보도 연구(Dirikx and Gelders, 2010)에서는 책임 귀인(attribution of responsibility), 갈등(conflict), 영향(consequences), 인간적 관심(human interest), 도덕성(morality) 프레임들이 발견되었고, 이 중 (경제적) 영향에 초점을 맞추는 기사가 가장 많은 것으로 나타났다. 이 5가지 프레임들은 원래 유럽의 정치 보도 프레이밍 분석 연구(Semetko and Valkenburg, 2000)에서 비롯된 것이다. 이 프레임 카테고리들은 기후변화라는 '위험'의 해결 혹은 리스크 관리 과정에서 선택적으로 관심을 가질 수 있는 측면들을 대변하고 있다고 할 수 있다. 즉, 위험의 원인과 책임 소재, 위험으로 인한 갈등과 (경제적) 여파, 위험 대응에 따른 도덕적 문제 등과 같이 '위험' 발생과 해결을 둘러싼 중심 아이디어로 작용 가능하다는 말이다. 인간적 관심은 위험 대응과 직접적으로 연관성이 있다고 할 수는 없지만 정치 이슈를 프레이밍 하거나(Semetko and Valkenburg, 2000), 감염성 질환과 관련된 위험을 프레이밍 하는 등(Bardhan, 2001; Beaudoin, 2007) 원 토픽과는 거리가 있는 듯하면서도 빠지지 않고 등장하는 프레임이다. 이는 대규모의 심각한 사건·사고·이슈와 같이 관심이 집중되는 사안일수록 본 주제와 무관하게 인간의 흥미와 감동, 정서적 욕구를 충족하는 콘텐츠로서 에피소드가 다뤄질 가능성이 커지는 뉴스 속성과 맞닿아 있는 현상이라 할 수 있을 것이다(Iyengar, 1991).

페루 언론도 기후변화에 대해 유사한 접근법을 취하는 것으로 나타났다 (Takahashi, 2011). 특이하게 이 페루 언론의 기후변화 보도 연구에서는 기사에 인용된 취재원의 주장에 반영된 프레이밍들을 분석했는데, 이를 통해 '효과(effects)', '해결 방법(solutions)', '정책(policy)', '과학(science)' 등의 프레임 카테고리가 확인되었고, 이 중 '해결 방법'과 '효과' 프레임들이 빈번하게 등장했다. 위험을 야기하는 사회문제에 대한 해결 방법, 위험 발생에 따른 여파에 초점을 맞추고 있음을 보여주는 것이다.

이 위험 현실이라는 사회문제 중심의 접근 방식은 국내 언론의 기후변화 보도에서도 확인된다. 3개 종합일간지의 기후변화 보도(1999~2009)에 나타난 프레이밍을 조사한 연구에서는 사실나열형, 태도정립형, 행동조직화형 프레임이 등장했는데, 기후변화 현실과 그에 따른 여파와 같은 '사실나열형' 기사가 더 많았다가 2008년 이후부터는 기후변화 관련 행사 및 환경단체 활동 같은 대응 행동과 관련된 '행동조직화형'의 기사들이 더 많아지는 현상이 확인되었다(김현철·김학수·조성겸, 2011). 이는 위험 현실의 심각성을 파악하는 것보다 어떻게 대처할 것이냐는 측면으로 기후변화 보도의 포커스가 옮겨 갔음을 시사한다. 또, 이 사실나열형, 태도정립형, 행동조직화형 프레임은 고유/일반 프레임의 관점에서 본다면 일반 프레임에 속한다는 점도 인식할 필요가 있겠다. 이런 종합·분류 과정이 엔트먼이 인식한 프레임 패러다임의 균열을 땜질하는 작업이 될 수 있을 것이기 때문이다.

또 다른 연구에서는 국내 6개 일간지, 3개 지상파TV, 2개 케이블방송과 2개 인터넷 뉴스채널의 334건(2014년 6~11월)의 기사를 통해 기후변화를 어떻게 프레이밍 하는지를 분석한 결과, 기후변화의 현황과 여파의 '심각성'에 초점을 맞춘 '진단' 프레임과 어떻게 대응할 것인지에 치중하는 '예후' 프레임 중 어느 한 프레임에 대한 특별한 선호 현상은 확인되지 않았다. 그러나 매체별로는 지상파 TV와 인터넷 뉴스채널에서 예후 프레임이 두드러졌고, KBS를 보수언론으로 분류할 경우, 보수 성향의 언론은 예후 프레임을 선호하는 현상도 확인되었다. 이 연구 결과는 기후변화의 실재성, 영향, 대응에 대해 불확실성 프레이밍이 두드러진 유럽과 북미 연구 결과와 대조적이다. 기후변화 현황과 여파의 '심각성'은 기후변화와 그에 따른 영향의 존재를 전제로 한 개념이기 때문이다. 게다가 한국의 보수 언론은 기후변화의 실재성, 영향, 대응에 불확실성을 더 부각시키던 유럽 및 북미 보수언론과 달리, 문제 해결을 지향하는 예후 프레이밍에 치중하는 모습을 보였다.

기후변화 프레이밍 내용분석 결과들을 요약하자면, '기후변화의 존재·영향·대응 불확실성', '책임 귀인/갈등/인간적 관심/도덕성', '효과/해결 방법/정책/과학', '사실나열형, 태도정립형, 행동조직화형', '진단과 예후' 프레이밍이 확인되었다. 이와 같은 사회·정치 이슈로서의 기후변화에 대한 뉴스 프레이밍의 분석은 단순히 커뮤니케이션 연구라는 특정 학문 분과에서만 공유되는 차원을 넘어 사회적으로 실천적인 함의를 갖는 것이라 할 수 있다. 이런 이슈와 관련된 정보들을 뉴스가 어떻게 처리하고 그것을 대중이 어떻게 받아들이는가라는 정치 커뮤니케이션 과정은 한 사회의 민주주의 역량과 성숙도를 가늠하는 하나의 기준이 된다는 원론적인 차원뿐 아니라 개별 이슈에 대한 대응 자원으로서 각 지역사회 여론의 동향을 파악할 수 있는 데이터의 일부를 제공하기 때문이다. 그런 의미에서 뉴스미디어가 한 정치사회 이슈를 어떻게 프레이밍 하는가, 그리고 그런 뉴스미디어의 선택적인 프레이밍이 사회에서 어떤 여론을 형성하는가 하는 것은 우리 사회가 끊임없이 스스로를 돌아보는 과정에 수반되어야 할 '돋보기'라 할 수 있고, 프레이밍은 그 맥락에서 유용한 렌즈를 제공하고 있는 것이다.

2) 설문조사 연구

상대적으로 빈도수는 적지만, 프레이밍 연구를 위해 설문조사(survey)를 통해 데이터를 수집하는 방식도 존재한다. 본질적으로 프레임은 미디어 텍스트에만 존재하는 것이 아니라 발화자, 청취자 그리고 문화 속에도 존재한다(Entman, 1993). 구체적으로 엔트먼은 문화를 "다수의 사람들의 사고와 대화를 통해 표시되는 공통적인 프레임들의 조합"으로, 개인의 머릿속에 존재하는 프레임은 '정보처리 스키마(information-processing schemata)'로 간주한다(1991: 1993). 한마디로, 복잡다단한 세상을 파악하기 위해 개인들은 어린 시절부터 형성된 구조화된, 달리 말해 미리 제작되고 구조화된 지식 단위로서의 인식틀을 별다른 정신 에너지의 투입 없이 사용한다는 말이다. 문화는 이런 개인들의 스키마 중 공통된 것을 가리킨다. 그러므로 미디어 프레이밍뿐 아니라 개인의, 혹은 대중의 마음속에 있는 프레임을 살펴보려는 것은 충분히 예측 가능한 시도다.

이 대중의 마음속 프레임을 찾기 위해 서베이 이외의 방식을 사용하기도 했다. 기후변화에 관한 실제 대중의 프레이밍을 파악하기 위해 신문 독자투고 글 793건을 내용분석 하고 기후변화 회의론자들의 컨퍼런스를 참여관찰한 것이 그 예다(Hoffman, 2011). 그러나 기본적으로 프레임이나 스키마가 개인에 저장된 기억(memory)이라는 사실을 감안한다면, 이 기억을 파악하는 심리학의 기본적인 방식인 자유회상(free recall) 방식을 빼놓을 수 없다. 실제로, 한국인의 기후변화 프레이밍을 파악하기 위해 "'기후변화'라는 말을 들으면 떠오르는 생각을 최소 한 문장 이상 기술해 주세요"라는 설문 항목에 대한 응답을 코딩한 것이 그 예다(You and Ju, 2018). 이에 대한 응답 결과는 기존 연구(Benford 1993; Evans 1997; Munro 1997; Benford and Snow 2000)에서 제시된 분석틀에 따라 진단 프레이밍(diagnostic framing)과 예후 프레이밍(prognostic framing)으로 분류되었다. 즉, 전자는 어떤 기후변화 상황이 발생하고 있고 그 여파로 또 어떤 피해, 혜택 등이 일어나고 있다는 데 초점을 맞춘 답변들에 담긴 중심 아이디어를 가리키고, 후자는 기후변화에 대응하기 위한 행동 방향과 실제 행동 프로그램들에 대한 답변에 담긴 중심 아이디어가 된다.

내용분석을 통해 파악된 미디어의 프레이밍과 설문조사에서 나타난 대중여론의 비교를 통해 미디어 프레이밍 효과를 조사해 볼 수도 있다. 2006년 *International Journal of Public Opinion Research*에 실린 논문(Ju, 2006)에는 ≪조선일보≫가 김영삼 대통령과 10년 후 취임한 노무현 대통령의 업무 수행을 어떻게 프레이밍 하는가를 내용분석 했다. 그 결과 노무현 대통령은 행정수반으로서 판단·결정·수행하는 갖가지 사회·경제·정치 이슈들의 보도(policy frame)를 통해 대통령 활동 소식이 전해지기보다는, 대통령의 인간성·지도력·말투·습관 등 한 정치인으로서의 개인적 면모라는 측면(politics frame)에 뉴스의 초점이 맞춰진 것으로 나타났다. 이에 반해 김영삼 대통령은 청와대 개방, 공직자 비리 척결 등 구체적인 대통령 업무 자체에 초점을 맞춘 것으로 확인되었다. 이 내용분석에는 기사의 주제(theme)와 취재원, 대통령에 대한 호칭이 어떻게 다른 양상을 보이는지를 살펴봤는데, 취재원의 경우 정책 프레이밍에서는 공무원들이 많이 인용된 반면, 정치 프레이밍에서는 정당 관계자와 시민들이 더 많이 인용된 것으로 나타났다. 정책 프레임에서는 '대통령'이라는 호칭이 주로 사용된 반면, 정치 프레임에서는 '정권'이라는 표현의 사용이 증가한 것으로 나타났다.

설문조사 결과는 이런 내용분석 결과와 유사한 양상을 보였는데, 이를테면 노무현 대통령을 싫어하는 이유로 경박한 언행, 지도력 부재 등이 등장한 반면, 김영삼을 좋아하는 이유로는 청와대 개방, 공직자 비리 척결과 같은 구체적인 정책이 1, 2위로 꼽혔다. 이는 대통령 보도가 프레이밍을 달리 함에 따라 대통령에 대한 지지 혹은 반대 여론의 프레이밍도 유사한 양상을 보인 것으로 미디어 프레이밍 효과를 암시한다.

3) 실험연구

사회현상 연구(research)는 그 현상을 '맥락(context)'과 연결시켜 종합적으로 '이해(understanding)'하기 위한 것일 수도 있고, 해당 현상의 인과관계를 '설명'함으로써 유사한 상황에서 사태의 전개를 예측하거나 문제 요인을 통제하거나 바라는 효과를 도출하려는 목적일 수도 있다. 이해를 추구하는 연구자들은 보통 텍스트분석(textual analysis)·담론분석(discourse analysis)·수사분석(rheoric analysis)·참여관찰(participant observation) 등과 같은 질적인(qualitative) 방법으로 알려진 연구 기법을 많이 쓰는 반면, 현상을 설명하려는 양적 방법론자들은 설문조사·내용분석(content analysis)·실험 등을 통해 수량 데이터를 수집하고 통계 기법을 활용한 분석 절차를 거쳐 개념들 간의 관계와 차이 등을 설명한다.

프레이밍에 대한 실험연구는 주로 실험 조작을 통해 실험 참가자들을 이슈는 같지만 서로 다른 프레이밍 자극물에 노출시킨 뒤, 이들의 상이한 반응을 수집함으로써 프레이밍 효과를 입증한다. 이는 앞에서 말한 대통령에 대한 뉴스미디어의 프레이밍과 대중의 대통령에 대한 여론을 비교하는 방식이 미디어 프레이밍과 여론의 인과관계를 증명하지 못한 데 비해 미디어 프레이밍 효과를 직접 확인할 수 있는 방식이라 할 수 있다.

산토 아엥가(Iyengar, 1991)의 '빈곤' 연구는 대표적인 프레이밍 효과 연구로 잘 알려져 있다. 아엥가는 1980년대 초 뉴욕주립대학교에 인근 주민들을 사례비를 주고 초청해, 미국의 사회문제 중 하나로 여겨지던 빈곤문제를 다루는 뉴스를 보여주었다. 한 그룹은 홈리스나 실업자 등 개인의 에피소드가 주로 담긴 뉴스를 시청했고(에피소드 프레이밍), 다른 그룹은 개인 사례보다는 높은 실업률, 빈곤율 등 통계수치를 기반으로 빈곤문제에 거시적 접근을 하는 유형의 뉴스를 접했다. 그 결과 첫 번째 그룹은 빈곤문제를 나태함, 낮은 학력 등 개인의 문제로 돌리는 경향이 강한 반면, 두 번째 시청자 그룹은 빈곤문제의 원인과 해결 방안의 책임 소재를 개인에게서 찾기보다 정부 정책의 문제로 돌리는 경향이 강한 것으로 나타났다. 이런 연구 결과는 하나의 사회문제를 다루면서 피해자 중심으로 접근하는 것이 오히려 부작용을 낳을 수도 있음을 보여준다.

이 밖에 전 지구적 문제인 기후변화와 관련해서도 실험을 통한 프레이밍 효과 연구가 다수 진행되었는데 이 연구들에서는 이득/손실(gain/loss) 프레이밍(Van de Velde et al. 2010), 글로벌/로컬 프레이밍(Spence and Pidgeon 2010; Wiest, Raymond and Clawson 2015), 동기부여(motivational) 프레이밍(Gifford and Comeau 2011)이 기후변화 위험 인식에 영향을 미치는 것으로 나타났다. 위험 인식이 위험 대응을 위한 하나의 자원임을 감안한다면, 기후변화 위험 인식에 영향을 끼치는 요인에 대한 연구들이 현실의 문제해결에 어떻게 실천적인 함의를 내포할 수 있는지를 보여주는 사례라 할 수 있다. 마찬가지로 빈곤문제에 대한 아엥가의 연구도 하나의 사회문제를 어떻게 제시할 것인지에 대해 실천적인 함의를 제시한다.

4 | 프레이밍의 위치

프레이밍은 텍스트, 개인, 문화와 같이 다양한 차원에서 존재하는 것으로 이해되고 있지만(Entman, 1993), 미디어 연구의 차원에서 좀 더 깊이 들어가 보면 텍스트의 어디에서 프레이밍을 찾을 수 있을 것인가라는 문제가 떠오른다. 이는 프레이밍 분석 연구자에게는 프레이밍을 어떻게 측정할 것인가 라는 방법론의 문제일 수 있고, 프레이밍을 실행하는 사람에게는 어떤 장치를 활용해 프레이밍을 진행할 것인지가 문제시될 수 있다. 프레이밍 연구 패러다임의 균열이 아직도 완전히 극복되지 않은 상황임을 감안한다면, 이 이슈는 프레이밍 연구에서 아주 중요한 대목이라고 할 수 있다. 신뢰할 만한 (reliable) 프레이밍 측정 방식의 정착은 연구 패러다임의 일원화와도 직결되기 때문이다. 게다가 공공 커뮤니케이션의 설득 효과를 높이기 위해 프레이밍을 활용하는 실무자에게도 유용한 정보가 될 것이다.

우선 텍스트에서 프레이밍을 찾는 작업은 본질적으로 테마와 일치하는 특정 단어들, 시각적 이미지들을 면밀히 조사함으로써 발견된다. 이 때문에 이 특정 단어와 시각적 이미지들로 구성된 프레이밍 장치를 발견해 기술하는 것이 프레이밍 연구의 주된 목표다(D'angelo, 2002). 단어와 시각적 이미지라는 가장 기초적이고 단순한 설명 수준을 넘어 좀 더 구체적인 해답을 먼저 제시한 것은 갬슨과 모딜리아니(Gamson and Modigliani, 1989)이다. 이들은 한 프레임을 구성하는 5가지 프레이밍 장치를 제시하는데 비유, 예시, 선전 문구 (catchphrase), 묘사(depiction), 시각적 이미지가 그것이다.

많은 메시지들의 프레이밍 과정에 이 장치들이 작동하고 있을 것임은 충분히 짐작할 수 있으므로 갬슨과 모딜리아니의 설명은 프레이밍 담론에 기여하는 바가 없지 않지만, 이 5가지 프레이밍 장치가 과연 모든 메시지 프레이밍을 대변하는 필요충분 한 장치들인가에 대해서 의문 또한 수반된다. 실제로 1990년대에는 이 대목에 대한 대안적 시각들이 제기되었다.

우선 팬과 코시키(Pan and Kosciki, 1993)는 이 프레임이 단순히 특정 단어의 존재 여부라는 어휘 차원에서만 존재하는 것이 아니라 텍스트 내 여러 차원에서 존재하는 데다, 차원에 대한 이론적인 합의가 이루어지지 않았기 때문에 프레이밍 분석이 어렵다고 주장한다. 이들에 따르면, 프레이밍 장치는 뉴스 텍스트 안팎으로 네 가지 차원에서 존재할 수가 있는데 구문론적 구조(syntactic structure), 스크립트 구조(script structure), 테마 구조(thematic structure), 수사적 구조(rhetorical structure)가 그것이다. 갬슨과 모딜리아가 제시한 5개 프레이밍 장치는 시각 이미지를 제외하고는 수사적 구조에 해당한다는 것이 그들의 주장이다. 기자들이 기사를 쓰면서 선택적으로 채택하는 기사 스타일의 영역에서 진행되는 프레이밍이라는 것이다.

한편, 구문론적 구조는 단어와 구들의 배열에서 안정적인 패턴을 의미하는데 기사 대부분에서 보이는 역피라미드 구조나 기사 제목, 리드, 사례(episode), 배경(background), 종결부(closure)로 구성되는 기사 구조가 이 구문론적 구조의 예로 볼 수 있다. 테마 구조는 기사 내용이 갖는 '가설 검증'의 측면을 가리킨다. 흔히 일선 기자들이 기사 작성 시에 '야마'라고 표현하는 기사의 핵심을 잡고 이 핵심을 뒷받침하는 관련 팩트들을 적재적소에 배치하라고 권유받는데, 기사 핵심과 이를 뒷받침하는 관련 팩트들의 구조가 테마 구조라 할 수 있다.

마지막으로 스크립트 구조는 한 사건의 구성 요소들과 일련의 활동들의 구조를 가리킨다. 팬과 코시키에 따르면 기사는 "하나의 역사의 연속적 흐름 가운데 특정한 조각의 팩트들만 자의적으로 선택되는 것이기 때문에" 이 뉴스 역시 스토리로 간주할 수 있다(Pan and Kosciki, 1993: 60). 여기서 스크립트는 기사 가치가 있는 스토리들의 안정적인 패턴으로 일반적으로 5W1H로 구성된다. 이 스크립트 구조라는 프레이밍 장치 때문에 비록 뉴스 보도가 일부 팩트들만 선택해 전해져도, 하나의 사건에 대해 시작, 클라이맥스, 종결부를 온전히 다 전해준다는 인상을 받는다.

팬과 코시키의 프레이밍 장치 다차원론은 엔트먼(1993)에게서도 발견된
다. 이 미국 정치 커뮤니케이션 학자는 "특정 키워드, 상용 문구(stock phrase)
와 같은 어휘적 장치뿐 아니라 스테레오타입화된 이미지(stereotyped images),
취재원(source of information), 주제를 강조하는 일련의 팩트 혹은 의견들의 집합
(thematically reinforcing culusters of facts or judgments)의 존재, 혹은 부재에 의해" 프
레임이 "분명해진다"라고 말한다(Entman, 1993: 52). 여기서 엔트먼이 제일 마지
막에 제시한 주제 강조 팩트와 의견군(群)은 팬과 코시키의 테마 구조를 의미
한다고 볼 수 있다. 또한 스테레오타입화된 이미지는 갬슨과 모딜리아니의
시각적 이미지와 같은 맥락의 프레이밍 장치임을 짐작할 수 있다.

이와 같은 다양한 차원의 프레이밍 장치의 존재는 한편으로는 프레이밍
연구 패러다임의 균열성이라는 인식을 초래할 수도 있지만, 또 한편으로는
갬슨과 모딜리아니, 팬과 코시키, 엔트먼 등이 제시하는 이 같은 프레이밍
장치에 대한 인식과 담론들의 활성화 자체가 이 프레이밍 연구 패러다임의
분산 극복 효과를 가져오리라고 기대해 볼 수 있다. 보다 풍부한 미디어 텍
스트 프레이밍 분석에 대한 지원은 물론이고 말이다.

5 | 건강 커뮤니케이션과 프레이밍

세계보건기구(WHO)는 "건강이란 신체적·사회적·영적 웰빙의 상태로 단
순히 질병이나 허약함의 부재를 의미하는 것은 아니다"라고 정의한다(1948).
사회적·영적 웰빙의 상태까지 고려하는 것 자체도 일반적인 상식의 수준을
넘어선 건강 개념으로 볼 수 있지만, 이후 WHO는 "사회적·경제적으로 생산
적인 삶을 영위할 수 있는 능력"으로까지 확대된 건강 개념을 제시한다. 이
WHO의 건강 정의는 "너무 광범위하다"라는 비판이 없는 것은 아니지만, 한
편으로는 우리 사회가 이 확대된 의미의 건강 문제를 다루는 데 전개될 다양

한 이슈에 대한 개인의 인식, 건강 행위 선택은 물론이고, 나아가 사회적 차원에서의 소통과 여론, 의사결정 과정을 이해하고 예측하기 위한 연구들에 프레이밍의 역할이 작지 않을 것임을 예고하고 있다.

실제로 현재 건강 커뮤니케이션 연구에서 프레이밍은 유용한 분석과 검증의 틀을 제공하고 있다. 주요한 건강 이슈의 어떤 측면에 미디어가 포커스를 맞추는지를 살펴보거나, 바람직한 건강 행위를 촉진하기 위한 설득 메시지 개발에서 어떤 프레이밍을 차용하는 것이 효과적인가라는 실천적인 문제에 대한 해답을 구하는 연구에 주로 활용되었다. 건강 보도 내용분석 연구의 경우, 불치의 병으로 알려진 AIDS 보도(Watts, 1993; Bardhan, 2001)나 줄기세포 연구(Taylor, 2003), 비만(Hawkins and Linvill, 2010; S.-H. Kim and Willis, 2007; Lawrence, 2004), 감염성 질환인 스페인 독감(Spratt, 2001), 급성 호흡기 증후군(SARS, Beaudoin, 2007), 신종플루(주영기·유명순, 2011) 등 사회적 반향과 동요를 불러일으킨 다양한 질환에 대한 뉴스 보도의 프레이밍 분석이 진행되었다. 일례로 줄기세포 연구에 대한 뉴스 보도에서는 '치료를 위한 살인(kill to cure)', '기적적인 치료(miracle cure)', '불확실성(uncertainty)'이라는 세 가지 프레임이 포착되었는데, 이 중에서 줄기세포 연구의 불확실성이라는 프레임이 가장 두드러졌다(Taylor, 2003). 이는 고유한 프레임에 해당하는 테마 프레임으로 볼 수 있는데, 황우석 박사 논란을 경험한 한국 사회에서는 어떤 테마 프레임의 발견이 가능한지 살펴보는 것도 의미 있는 일일 것이다. 유사 사안을 대하는 한국과 해외의 뉴스 프레이밍을 비교함으로써 해당 사안에 대한 국내 소통 메시지의 의미를 새로운 각도에서 조명할 수 있고, 아직 개발 단계로 그 파급효과에 대한 사회적 확신이 정립되지 않은 줄기세포 연구에 대한 미디어 프레임의 경험 데이터를 축적할 수 있을 것이기 때문이다.

신종 바이러스의 잦은 출현으로 전 지구적 건강 위협요인으로 부상 중인 감염성 질환에 대한 프레이밍 연구도 지속적으로 발표되고 있다. 제1차 세계대전 당시 전 세계에 퍼져 미국에서 미군 참전 전사자보다 많은 사망자를 낸 스페인독감에 대한 미국 신문들의 프레이밍 연구(Spratt, 2001)가 나온 데 이어, 2003년 아시아 지역을 뒤흔든 급성호흡기증후군(SARS, 이하 사스)에 대한 중국 신화사통신과 미국 AP통신의 프레이밍을 비교한 연구(Beaudoin, 2007)가 뒤를 이었다. 전자는 스페인독감이 한창이던 1918년 ≪뉴욕타임스≫와 시사 주간지 ≪서베이(Survey)≫, 전문 과학 주간지 ≪사이언스(Science)≫, ≪사이언티픽 아메리칸(Scientific American)≫에 게재된 관련 기사와 글들을 분석했다. 분석 결과 '종교 재앙' 등의 비과학 설명이 주가 되던 과거 기사들과 달리 스페인독감 보도는 객관성(objectivity), 중립성(neutrality), 경험 자료(empirical data)에 입각한 것으로 파악됐다. 또한 4개 매체 모두 스페인 독감의 유행을 '관계 당국과 해당 질병과의 전투(struggle)'로 프레이밍하고 이를 통해 당국과 전문가들의 권위가 강화되었다고 분석했다(Spratt, 2001).

스프랫(spratt)의 스페인독감 보도 연구는 20세기 전반의 헬스 저널리즘 양태, 특히 1세 기 전 발생한 신종감염성 질환 보도에 드러난 뉴스 프레이밍이라는 역사적 정보를 제공한다는 점에서 의의를 찾을 수 있다. 몽고메리(Montgomery, 1996)에 따르면 모든 질환은 검출 확인이 가능한 기생충, 박테리아, 바이러스에 의해 발병한다는 내용을 골자로 하는 병원균 이론(Germ theory)이 19세기 루이 파스퇴르(Louis Pasteur) 이래 확립되면서, 미생물 침투와 신체의 저항을 기본축으로 하는 '생물학적 군사주의 테마(bio-militarism theme)'가 의학·인체의 설명에 도입되기 시작했다. 스프랫의 연구는 이런 몽고메리의 해석에 실증 자료를 제공하고 있다.

뷰도인(Beaudoin, 2007)의 연구는 2003년 아시아 지역에 발생한 사스 뉴스 보도에 대해 연역적인 방법에 의거하여 '책임 귀인(attribution of responsibility)', '인간적 흥미(human interest)', '경제적 영향(economic consequences)', '심각성(severity)'이라는 네 가지 프레임을 이전 프레이밍 연구들을 토대로 예견한 뒤, 이 프레임들이 나타나는 빈도를 살폈다. 그 결과, 당기관 매체의 성격을 띤

신화사 보도는 AP 보도에 비해 책임 귀속 프레임의 활용이 극히 적었다. 이에 대해 뷰도인은 공산당의 직간접적인 개입에 따라 사스 관련 정보의 흐름이 제한된 탓이라고 해석했다. 또한 헬스 저널리즘에 대한 이런 외재 개입이 공중보건에 미칠 부정적 영향에 해서도 언급했다.

2009년 한국을 강타한 신종플루에 대한 한국 언론 보도의 프레이밍 분석에서는 감염 피해 확인 중심의 진단 프레이밍과 개인과 사회의 대처 방안에 초점을 맞춘 예후 프레이밍의 활용도를 비교했다. ≪조선일보≫와 ≪한겨레신문≫의 기사 제목과 리드 문장•을 분석한 결과, 뉴스 보도는 진단 프레이밍이 예후 프레이밍보다 유의미하게 많이 차용된 것으로 나타났다. 뉴스 보도의 세부 프레이밍 비교에서는 진단 프레이밍의 경우 '증상'보다는 감염 '피해' 확인에 치중하고 예후 프레이밍은 '개인 수칙'보다는 '공중보건' 차원의 사안들을 더 빈번하게 다루었다.

한편, 상대적으로 위험 인식 정도가 높지 않다고 할 수 있는 비만에 대한 뉴스 프레이밍도 분석되었다(Hawkins and Linvill, 2010; S.-H. Kim and Willis, 2007; Lawrence, 2004). 이 건강 이슈에 대해서는 '개인적' 프레이밍과 '사회적' 프레이밍이 활용되었데, 이 연구들에서는 공통적으로 개인 귀인, 즉 개인의 책임을 묻는 기사가 사회의 책임을 묻는 기사보다 더 많은 것으로 나타났다.

미디어의 건강 이슈 프레이밍은 이에 노출되는 개인의 태도에 영향을 미칠 수 있기 때문에 다양한 건강 이슈들에 대한 미디어 프레이밍 연구가 많이 이루어지고 있지만, 개인의 건강 행위에 대한 인식과 태도, 행동 유도에 보다 직접적인 도움이 될 실험연구들도 지속적으로 이어져 왔다.

예를 들어, 독감 예방접종 의향에 안내 메시지가 미치는 효과 연구에서는 혜택(gain) 프레이밍에 부작용 정보가 가미된 메시지가 혜택(gain) 프레이밍으로만 구성된 메시지보다 예방접종 의향을 떨어뜨리는 것으로 나타났

•　기사 제목과 리드는 흔히 가장 강력한 프레이밍 장치로 간주된다(Pan and Koscicki, 1993).

다(Kim, Pjesivac and Jin, 2019). 또한 연구자들은 이런 메시지 프레이밍 효과가 개인이 원래 갖고 있던 예방접종 효능에 대한 인식에 의해 조절되는 현상도 보고했다. 또 다른 연구는 물 마시기, 자외선차단제의 사용, 요가를 권장하는 메시지의 프레이밍에 관한 것이다(Aubrey, Speno and Gamble, 2019). 이 연구에 따르면 "물을 많이 마시면 젊어 보인다"와 같은 외관상의 혜택에 치중하는 동영상(외모 프레임)에 노출된 10대 여성 실험 참가자들은 '신체 단련과 건강'을 강조하는 동영상(건강 프레임)에 노출된 그룹보다 자기대상화(self-objectification)가 심한 것으로 나타났다. 여기서 자기대상화란, 미디어에서 신체를 클로즈업한 이미지 등 신체를 대상화하는 메시지에 노출되면 사람들이 자신의 신체를 어떻게 볼까를 생각하여, 결과적으로 자신의 내면적 가치보다 외면적 모양새에 더 치중하게 되는 현상을 가리킨다(Fredrickson and Roberts, 1997). 이런 연구 결과는 외모 프레임이 자기 대상화를 유발한다는 점과 함께, 어릴수록 이 프레이밍 효과가 강해지는 나이 조절 작용까지 보여준다.

6 | 프레이밍 연구의 과제와 가능성

앞에서 살펴본 내용들을 토대로, 프레이밍 연구의 향후 과제와 프레이밍 자체에 내재된 가능성에 대해 간단히 살펴보는 것으로 프레이밍 효과 개괄을 마무리하고자 한다. 1970년대 전반부에 사회학, 인류학, 심리학과 같은 사회과학의 다수 분야에서 등장한 프레이밍 개념은 시간이 흐를수록 많은 연구 결과들이 축적되어 다양한 분야의 소통 현상들에 대한 질적인 이해의 폭을 넓히는 방향으로 전개되어 왔다.

하지만 그것들이 전반적인 소통 현상을 설명하고 예측할 수 있는 지혜로 수렴되고 단순명료화됨으로써, 엔트먼(1993)이 20여 년 전에 인식했던

"균열된 패러다임"의 한계를 완전히 극복했는지에 대해서는 이론의 여지가 남아 있다. 앞서 〈그림 7-1〉에서 살펴본 것처럼 프레이밍 기능 자체와 그 핵심인 중심 아이디어에 내재된 이원성은, 축적된 연구 결과들이 다양한 '작은 발견'의 수준을 넘어 '큰 그림'으로 수렴되지 못하는 연구 현실의 실질적 배경으로 보인다. 따라서 프레이밍 개념의 이론적 약점을 구성하는 이런 배경에 대한 적극적 인식과 논의들이 보다 활발하게 진행됨으로써, 궁극적으로 '다양한 프레이밍 연구 경험의 축적이 프레이밍 효과 이론의 큰 그림을 보다 선명히, 그리고 프레이밍 효과를 조절하는 세부 조건에 대한 이해를 심화'하는 단순 명료한 연구 패러다임 구축의 기틀을 마련해야 할 것으로 보인다.

이에 덧붙여, 프레이밍 연구가 사회적 실천으로서 갖는 잠재적 가능성에 대해서도 인식이 강화될 필요가 있다. 그 가능성은 다음의 질문에서 그 단초를 찾을 수 있다. 프레이밍은 단순히 텍스트 분석과 효과 실험연구를 통해 발견되고 존재를 확인하는 것이기만 할까? 개체의 바깥 세상에 존재하는 수많은 자극물을 선택하고 배제하는 과정에 작용하는 중심 아이디어는 초기 이론가인 고프먼 시절에는 하나의 문화적 현상으로 간주되었다. 지금도 여전히 한 사회의 상식과 문화 차원에서 존재하는 다양한 프레임들을 생각해 볼 수 있겠지만, 프레이밍은 개념 자체가 '또 다른 선택'의 가능성을 내포하고 있다. 건강 커뮤니케이션 연구에서 프레이밍 개념의 유용성에 주목해야 하는 것도 바로 이 지점이라 할 수 있다. '사회적·경제적 가능성을 최대한 실현하기 위한 자원'으로서의 건강을 도모하기 위해 개인과 사회에 필요한 합리적 선택, 배제되어야 할 비합리적 선택의 사이에서 존재하는 다양한 프레이밍의 가능성을 포착하고 사회문화적으로 반향을 일으키는 프레임을 건강 커뮤니케이션을 비롯한 다양한 사회적 설득과 교육 과정에 활용하려는 노력들이 활성화된다면, 이는 프레이밍의 잠재적 가능성이 실현되는 과정이라 할 수 있을 것이다.

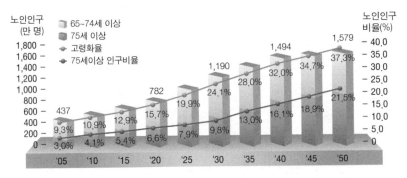

그림 7-2 **저출산 고령화 심각, 지구상에서 사라지는 최초의 국가는 한국**
자료: 통계청(2005, 2006).

일례로 고령화 문제에 대응해야 하는 한국 사회를 생각해 보자. 〈그림 7-2〉의 그래프 제목은 국내 미디어 보도를 통해 익숙한 문제의 '심각성'에 치중한 '진단' 프레임을 시사하고 있다. 만약, 이 제목 대신에 "15%대 한국, 10대 강국 평균보다는 낮아⋯ '고령화' 해법 찾을까"라는 제목을 넣고 한국과 해외 주요국들의 고령화 비교 그래프를 보여준다면 어떻게 될까? 한국 고령화율을 해외 강국들과 비교하면서 그 경쟁적 구도에서 우리가 중간 위치에 있음을 알려주면, 고령화 속도를 늦추기 위한 경쟁적 노력의 결과에 대해 기대를 갖게 할 수도 있다. 적어도 〈그림 7-2〉보다 그 가능성이 높아질 것이라 예상할 수 있다. 정부와 미디어 담론에서 어느 프레이밍이 더 바람직한 결과를 유도할 수 있을까? 프레이밍 연구는 이런 실천적인 문제에 대해 연구를 수행할 동기와 틀을 제공하고 있다.

참고문헌

김현철·김학수·조성겸. 2011. 「한국 일간신문의 기후변화 관련 뉴스프레임의 변화」. ≪사회과학연구≫, 19권 2호, 76~107쪽.

주영기·유명순. 2011. 「한국 언론의 신종플루 보도 연구: 진단과 예후 프레이밍을 중심으로」. ≪한국언론학보≫, 55권 5호, 30~54쪽.

통계청. 2005. "장래인구특별추계".

_____. 2006. "2005 인구주택총조사 인구부문 전수집계결과".

Antilla, L. 2005. "Climate of Scepticism: US newspaper coverage of the science of climate change." *Global Environmental Change*, Vol.15, No.4, pp.338~352.

Aubrey, J. S., A. G. Speno and Gamble, H. 2019. "Appearance framing versus health framing of health advice: assessing the effects of a YouTube channel for adolescent girls." *Health Communication*, pp.1~11.

Bardhan, N. 2001. "Transnational AIDS-HIV news narratives: A critical exploration of overarching frames." *Mass Communication and Society*, Vol.4, No.3, pp.283~309.

Beaudoin, C. E. 2007. "SARS news coverage and its determinants in China and the US." *International Communication Gazette*, Vol.69, No.6, pp.509~524.

Benford, R. D. 1993. "Frame disputes within the nuclear disarmament movement." *Social Forces*, Vol.71, No.3, pp.677~701.

Benford, R. D. and D. A. Snow. 2000. "Framing processes and social movements: An overview and assessment." *Annual Review of Sociology*, Vol.26, No.1, pp.611~639.

D'angelo, P. 2002. "News framing as a multiparadigmatic research program: A response to Entman." *Journal of Communication*, Vol.52, No.4, pp.870~888.

Dirikx, A. and D. Gelders. 2010. "To frame is to explain: A deductive frame-analysis of Dutch and French climate change coverage during the annual UN Conferences of the Parties." *Public Understanding of Science*, Vol.19, No.6, pp.732~742.

Dunlap, R. E. and A. M. McCright. 2008. "A widening gap: Republican and Democratic views on climate change." *Environment: Science and Policy for Sustainable Development*, Vol.50, No.5, pp.26~35.

Entman, R. M. 1991. "Framing US coverage of international news: Contrasts in narratives of the KAL and Iran Air incidents." *Journal of Communication*, Vol.41, No.4, pp.6~27.

_____. 1993. "Framing: Toward clarification of a fractured paradigm." *Journal of Communication*, Vol.43, pp.51~58.

Evans, J. H. 1997. "Multi-organizational fields and social movement organization frame content: The religious fro-choice movement." *Sociological Inquiry*, Vol.67, No.4, pp.451~469.

Evans, M. 2016. "Framing policy paradigms: Population dispersal and the Gaza withdrawal."

Israel Affairs, Vol.22, No.2, pp.379~400.

Feldman, L., E. W. Maibach, C. Roser-Renouf and A. Leiserowitz. 2011. "Climate on cable: The nature and o impact of global warming coverage on Fox News, CNN, and MSNBC." *The International Journal of Press/Politics*, Vol.17, No.1, pp.3~31.

Fiske, S. and S. S. Taylor. 1984. *Social Cognition.* New York: Random House.

Fredrickson, B. L. and T. A. Roberts. 1997. "Objectification theory: Toward understanding women's lived experiences and mental health risks." *Psychology of Women Quarterly*, Vol.21, No.2, pp.173~206.

Gamson, W. A. and A. Modigliani. 1989. "Media discourse and public opinion on nuclear power: A constructionist approach." *American Journal of Sociology*, Vol.95, No.1, pp.1~37.

Gifford, R. and L. A. Comeau. 2011. "Message framing influences perceived climate change competence, engagement, and behavioral intentions." *Global Environmental Change*, Vol.21, No.4, pp.1301~1307.

Gitlin, T. 1980. *The World is Watching: Mass media in the making and unmaking of the new left.* Berkeley: University of California Press.

Goffman, E. 1974. *Frame Analysis: An essay on the organization of experience.* Cambridge: Harvard University Press.

Hawkins, K. W. and D. L. Linvill, 2010. "Public health framing of news regarding childhood obesity in the United States." *Health Communication*, Vol.25, No.8, pp.709~717.

Hoffman, A. J. 2011. "Talking past each other? Cultural framing of skeptical and convinced logics in the climate change debate." *Organization and Environment*, Vol.24, No.1, pp.3~33.

Iyengar, S. 1991. *Is Anyone Responsible? How Television Frames Political Issues.* Chicago, IL: University of Chicago Press.

James, W. 1966. "Attention." in P. Bakan(ed.). *Attention.* New York *and* London: Nostrand.

Ju, Y. 2006. "Policy or politics? A study of the priming of media frames of the South Korean president in the public mind." *International Journal of Public Opinion Research*, Vol.18, No.1, pp.49~66.

Kahneman, D. and A. Tversky. 1984. "Choices, values, and frames. American Psychologist, Vol.39, No.4, pp.341~350. https://doi.org/10.1037/0003-066X.39.4.341

Kim, S. H. and L. Anne Willis. 2007. "Talking about obesity: News framing of who is responsible for causing and fixing the problem." *Journal of Health Communication*, Vol.12, No.4, pp.359~376.

Kim, S., I. Pjesivac and Y. Jin. 2019. "Effects of message framing on influenza vaccination: Understanding the role of risk disclosure, perceived vaccine efficacy, and felt ambivalence." *Health Communication*, Vol.34, No.1, pp.21~30.

Lawrence, R. G. 2004. "Framing obesity: The evolution of news discourse on a public health issue." *Harvard International Journal of Press/Politics*, Vol.9, No.3, pp.56~75.

McCright, A. M. and R. E. Dunlap. 2011. "The politicization of climate change and polarization in the American public's views of global warming, 2001~2010." *The Sociological Quarterly*, Vol.52, No.2, pp.155~194.

Martin, C. R. and H. Oshagan. 1997. "Disciplining the workforce: The news media frame a General Motors plant closing." *Communication Research*, Vol.24, No.6, pp.669~697.

Montgomery, S. L. 1996. *The Scientific Voice*. New York: Guilford Press.

Munro, L. 1997. "Framing cruelty: The construction of duck shooting as a social problem." *Society and Animals*, Vol.5, No.2, pp.137~154.

Pan, Z. and G. M. Kosicki. 1993. "Framing analysis: An approach to news discourse." *Political Communication*, Vol.10, No.1, pp.55~75.

Price, V., D. Tewksbury and E. Powers. 1997. "Switching trains of thought: The impact of news frames on readers' cognitive responses." *Communication Research*, Vol.24, No.5, pp.481~506.

Schmid-Petri, H. 2017. "Do conservative media provide a forum for skeptical voices? The link between ideology and the coverage of climate change in British, German, and Swiss newspapers." *Environmental Communication*, Vol.11, No.4, pp.554~567.

Semetko, H. A. and P. M. Valkenburg. 2000. "Framing European politics: A content analysis of press and television news." *Journal of Communication*, Vol.50, No.2, pp.93~109.

Sherif, M. 1967. S*ocial Interaction: Processes and products*. Chicago: Aldine.

Spence, A. and N. Pidgeon. 2010. "Framing and communicating climate change: The effects of distance and outcome frame manipulations." *Global Environmental Change*, Vol.20, No.4, pp.656~667.

Spratt, M. 2001. "Science, journalism, and the construction of news: How print media framed the 1918 influenza pandemic." *American Journalism*, Vol.18, No.3, pp.61~79.

Stanovich, K. E. 2009. *What Intelligence Tests Miss: the psychology of rational thought*. New Haven: Yale University Press.

Taylor, K. R. 2003.8. "Promise or peril: How newspapers frame stem cell research." *AEJMC Conference in Kansas City*, Missouri.

Takahashi, B. 2011. "Framing and sources: A study of mass media coverage of climate change in Peru during the VALCUE." *Public Understanding of Science*, Vol.20, No.4, pp.543~557.

Tewksbury, D. and D. A. Scheufele. 2009. "News framing theory and research." in J. Bryant and M. B. Oliver(eds.). *Media Effects: Advances in theory and research*, pp.17~33. Hillsdale, NJ: Erlbaum.

Tuchman G. 1978. *Making News: A study in the construction of reality*. New York: Free Press.

Van de Velde, L., W. Verbeke, M. Popp and G. Van Huylenbroeck. 2010. "The importance of message framing for providing information about sustainability and environmental aspects of energy." *Energy Policy*, Vol.38, No.10, pp.5541~5549.

Watts, L. 1993. "Coverage of polio and AIDS." *Ohio Journalism Monographs*, Vol.4. Athens, OH: Scripps School of Journalism.

WHO. 1948. "Constitution." *World Health Organization*. Geneva.

Wiest, S. L., L. Raymond ans R. A. Clawson. 2015. "Framing, partisan predispositions, and public opinion on climate change." *Global Environmental Change*, Vol.31, pp.187~198.

Yang, J. 2003. "Framing the NATO air strikes on Kosovo across countries: Comparison of Chinese and US newspaper coverage." *Gazette(Leiden, Netherlands)*, Vol.65, No.3, pp. 231~249.

8장
혁신확산이론

조재희

로저스(Rogers, 1995)에 따르면, 혁신은 아이디어·행동·제품·서비스 등을 포함하며 사람들 주위의 수많은 구성 요소와 직·간접적으로 연관되어 있다. 특히 기술의 발달이 지속적으로 가속화되면서 기술 및 기술 관련 서비스나 정책, 그리고 콘텐츠와 관련된 혁신까지 끊임없이 개발 및 확산되는 중이다. 일례로 스마트폰 기술이 개발되고 소유율이 지속적으로 높아지면서, 스마트 폰을 활용한 기술과 서비스(예: 음식 주문 및 배달 서비스, 뉴스 서비스, 동영상 시청 서비스, 금융 서비스 등)가 빠르고 광범위하게 발전하며 그에 대한 보급이 이루 어졌다. 스마트폰과 관련된 시장이 커지면서 이와 관련된 기술자를 지원하 는 각종 교육 프로그램 또한 새롭게 개발되어, 현재는 대학과 같은 고등교육 기관뿐만 아니라 전문교육기관에서도 관련 프로그램을 제공할 수 있게 되었 다. 스마트폰을 활용하면서 발생하는 윤리적 혹은 법적 갈등이나 피해를 예 방하고 사회적 가치를 유지하기 위한 정책들이 새롭게 개발되고 있는 것은 물론이다. '기술'·'서비스'·'정책' 등은 이전에는 없었던 혁신들이며, 이러한 혁신들은 여러 차원(예: 공동체, 사회, 국가, 세계적 차원)으로 확산되며 현대인의 삶에 깊숙이 침투되고 있다.

특히 의료 및 헬스케어 기술과 모바일 기술의 융합에 따라 최근 들어서 의료 및 헬스케어 기술이나 서비스와 관련된 수많은 혁신이 이루어지고 있고 다양한 방식을 통해 확산되고 있다. 육체 및 정신질환을 치유하고 건강을 관리하는 수많은 애플리케이션(이하 앱)이 개발되고 있으며, 약물 치료를 대체 혹은 지원하는 '디지털 치료제' 시장의 급격한 확장은 이러한 변화를 대변한다. 미국의 경우, 디지털 치료제 시장은 2017년에 약 9억 달러 규모였고 2023년에 이르러서는 약 45억 달러에 가까울 정도로 성장할 것으로 예상되고 있다. 이러한 기술의 예로는 미국 식품의학청(FDA: Food and Drug Administration)이 2017년 처음으로 승인한 약물중독 디지털 치료제인 페어테라퓨틱스(PEAR Therapeutics)사(社)의 리셋(reSET)을 들 수 있으며, 해당 회사는 2019년에 불면증 치료를 위한 솜리스트 TM(Somryst TM)이라는 디지털 치료제를 개발해 2020년 FDA로부터 승인을 받았다. 이 외에도 의료나 건강관리와 관련된 수많은 앱들이 새롭게 개발되어 모바일 헬스(mHealth: mobile health)의 혁신을 이끌고 있다.

혁신의 중요도나 필요도에 따라서 특정 혁신(예: AIDS 예방을 위한 콘돔 사용)은 사회적인 차원에서의 피해나 갈등을 막기 위해 광범위하고 빠르게 확산될 당위성이나 필요성이 높으며, 또 다른 혁신(예: 손목착용형 스마트밴드)은 개인의 삶의 질을 향상시키는 데 도움은 줄 수 있으나 빠르게 확산될 이유는 적기 때문에 확산의 필요성이나 당위성이 상대적으로 낮을 수 있다. 이처럼 혁신의 확산은 혁신의 특성과 혁신 확산을 위한 매체나 상황, 개인의 특성에 따라서 다르게 발생한다. 이 장에서는 이와 같이 혁신의 확산 과정이나 속도를 결정하는 다양한 요인들에 대해 다루며, 각 요인을 설명하는 여러 이론에 대해 포괄적으로 제시하고자 한다.

1 | 혁신 확산의 단계

로저스(Rogers, 1995)에 따르면, 혁신 확산은 다섯 가지 단계, 즉 인지 (awareness) → 관심(interest) → 평가(evaluation) → 사용(trial) → 수용(adoption)을 통해 진행된다. 각 단계에 대한 구체적인 설명은 다음과 같다.

1) 인지

혁신의 가장 첫 번째 단계는 해당 혁신에 대한 정보를 잠재적 수용자들에게 전달하고, 잠재적 수요자가 혁신에 대해 '인지(awareness)'하는 단계이다. 아무리 새롭고 훌륭한 기술이나 서비스가 개발되더라도 사람들이 인지하지 못한다면 확산은 불가능하다. 이에 혁신을 사람들에게 노출시키는 것은 확산의 첫걸음이자 가장 중요한 단계라고 볼 수 있다. 정부 조직이나 기업이 홍보나 마케팅에 많은 투자를 하는 것도 혁신의 인지도를 높이기 위함이며, 이 단계에서의 실패는 혁신 확산의 시작 자체가 잘못되었음을 의미한다. 사람들에게 거의 알려지지 못한 채 사장되는 수많은 기술이나 서비스는 이와 같은 첫 단계에서 실패하는 경우가 많다. 건강이나 의료와 관련해서도 수많은 스마트폰 앱이 개발되고 있으나, 실제로 상용화되어 사람들의 관심을 받는 앱이 소수에 불과한 이유도 이와 같이 첫 번째 단계가 제대로 이루어지지 않았기 때문이다.

2) 관심

혁신 확산의 두 번째 단계는 '관심(interest)'이며, 이는 새로운 혁신에 노출되었을 때 사람들이 얼마나 주목하고 관심을 갖는가의 정도로 정의될 수 있다. 아무리 최초 노출이 잘되었더라도 사람들로부터 관심을 받지 못하는 혁신의 확산은 요원한 일이다. 관심을 받기 위해서는 해당 혁신이 사람들의 욕구와 관련이 있어야 하고, 다른 기술이나 서비스와의 차별점이 두드러져야 한다. 노출 직후에 해당 기술의 관련성이나 차별성이 제대로 드러나지 않는다면 사람들로부터의 관심을 받기 어렵고, 이는 확산의 다음 단계인 '평가' 자체가 발생하지 못하는 상황을 초래할 수 있다.

3) 평가

'평가(evaluation)'는 혁신 확산의 세 번째 단계이며, 새로운 기술의 수용을 결정하는 가장 중요한 단계라고 볼 수 있다. 평가는 휴리스틱(Heuristic)하게 진행되기도 하고, 인지적이고 이성적인 판단의 과정을 통해 진행되기도 한다. 전자의 경우, 사람들은 기존에 가지고 있는 가치와 경험에 근거해 특정 혁신의 강점이나 단점에 대해 '어림짐작'하고, 이를 바탕으로 즉각적이거나 혹은 즉흥적으로 평가를 마치고 특정 기술의 수용을 결정한다. 후자의 경우에는, 혁신에 대한 다양한 정보를 수집하고 충분히 장점과 단점에 대해 인지하고 평가한 후에 해당 혁신을 수용하거나 거부한다. 이와 같은 평가의 과정에는 수많은 요인들에 대한 평가가 동시다발적으로 진행되며, 해당 요인들은 ① 혁신의 특성, ② 잠재적 수용자의 개인 특성(예: 인구통계학적 변인, 성격 등), ③ 혁신에 대한 정보전달 매체의 특성, ④ 상황적 특성(예: 사회·문화적 특성, 시간적 특성 등)을 포함한다.

4) 시용

로저스(Rogers, 1995)는 혁신 확산의 네 번째 단계로 '시용(trial)'을 지적했으며, 시용 가능 여부는 혁신을 확산시키는 데에서 결정적인 역할을 할 수 있다. 대부분의 혁신은 과거의 기술이나 서비스와는 차별적이기 때문에 정도의 차이가 있을 뿐, 예상하기 어려운 불확실성이 존재한다. 사람들은 되돌리기 어려운 결정이나 리스크가 큰 결정을 수반하는 혁신(예: 위험이 큰 암수술)에 대해서는 불확실성을 더욱 최소화하고 싶어 한다. 이는 손실을 최소화하고 싶은 자연스럽고 당연한 반응이다. 이러한 경우에 '시용'이 불가하다면, 혁신의 수용과 확산은 상당히 어려울 것이다. 일례로 고가의 승용차의 경우 '시승'은 반드시 이루어져야 하며, 이를 통해 잠재적 소비자는 불확실성을 줄이고 해당 승용차를 구입하게 된다.

5) 수용

혁신 확산의 마지막 단계는 '수용(adoption)'이다. 특정 기술이나 서비스를 인지하고 충분한 정보를 바탕으로 평가한 뒤, 인지적 평가에 대한 확신을 얻기 위해 시용을 하게 된다. 시용 과정에서 불확실성이 감소되고 해당 혁신에 대한 평가 결과가 확정되면 해당 혁신의 '수용'이나 '거부'가 결정된다. 혁신을 확산시키기 위해서는 사람들의 수용 의도와 동기를 높일 필요가 있으며, 기존의 많은 동기 이론[예: 이용과 충족 이론(use and gratification theory)], 자기결정성 이론(self-determination theory)은 이러한 부분에 초점을 맞추고 있다.

2 | 혁신의 특성

사람들은 새롭게 개발된 기술이나 서비스를 받아들일 때 각 서비스의 특성에 대해 평가하며, 여러 특성들은 혁신 확산의 가장 중요한 요인으로 작동된다. 로저스(Rogers, 1995)는 혁신의 특징으로 다섯 가지를 들었다. 이는 ① 상대적 이득(relative advantage), ② 적합성(compatibility), ③ 복잡성(complexity), ④ 시험가능성(trialability), ⑤ 결과의 관찰가능성(observability of results)을 포함한다.

각각의 혁신은 이러한 다섯 가지 측면에서 서로 다른 차이를 보이며, 사람들은 여러 특성들을 종합적으로 판단해 새로운 기술이나 서비스를 받아들이게 된다.

1) 상대적 이득

혁신의 첫 번째 특성은 '상대적 이득(relative advantages)'이다. 로저스(Rogers, 1995)에 따르면 새롭게 개발된 기술이나 서비스는 이전에 개발되었거나 제공된 기술이나 서비스에 비해 상대적인 이득이 있어야 한다. 여기서의 상대적 이득이란 물질적일 수도 정신적일 수도 있으며 때로는 상징적일 수도 있다. 새로운 기술을 사용함으로써 재정적 이득이 생기거나 시간을 절약하고 혹은 임무를 보다 효율적으로 완수할 수 있을 때, 해당 기술은 사용자에게 물질적인 이득을 제공한다고 볼 수 있다. 정신적 이득은 주어진 기술이나 서비스의 이용이 사용자들의 심리적 요인들을 긍정적으로 변화시킬 때 발생하며, 상징적 이득이란 새로운 기술이나 서비스의 수용 자체가 갖는 의미가 큰 경우 발생한다. 상대적 이득을 설명하는 예는 다음과 같다.

① 걷기를 통해 기부를 할 수 있는 앱을 사용함으로써 사회적 공헌을 실천함으로써 정신적인 만족감을 획득
② 건강관리를 위해 최신 스마트 밴드를 구입한 노인이 친구들에게 자랑하는 경우

로저스(Rogers, 1995)에 따르면, 상대적 이득은 혁신의 다섯 가지 특성 중에서 수용 및 확산을 유도하는 가장 강력한 요인이라고 볼 수 있다. 하지만 '이득'의 가치는 절대적인 기준으로 결정되지 않으며 개인적 요인이나 상황적 요인들에 의해 상대적으로 결정된다는 점을 고려해야 한다. 예를 들어 새롭게 개발된 휴대폰의 사진 기능이 그 전 기기에 비해서 월등하다고 했을 때,

이러한 측면에서의 이득은 사진 기능을 자주 이용하고 사진 콘텐츠를 적극적으로 공유하는 젊은 이용자들에게 크게 발생할 수 있으나 사진의 화질에 상대적으로 크게 연연하지 않는 노인들에게는 유의미한 수준에서 발생하지 않을 수 있다. 이는 휴대폰에 대한 연령의 상대적 효과를 의미하며, 연령 외에도 여러 인구통계학적 변인들(예: 성별, 수입, 거주지역 등)에 의해 발생할 수 있는 상대적 이득의 차이에 주목할 필요가 있다.

2) 적합성

혁신의 두 번째 특성은 '적합성(compatibility)'이며, 새로운 기술, 서비스, 혹은 정책 등이 이용자들이 기존에 가지고 있는 가치관이나 이용 목적에 얼마나 적합한지를 의미한다. 상대적 이득과 마찬가지로 적합성은 혁신의 확산을 결정하는 가장 강력한 요인 중 하나로 알려져 왔다. 아무리 새롭고 유용하다고 하더라도 해당 기술이나 서비스가 이용자의 가치관, 문화, 이용 목적에 적합하지 않다면 기술 확산이 이루어지기는 상당히 어렵다. 적합성 혹은 부적합성과 관련된 예들은 다음과 같다.

① 빅데이터 분석을 위해 파이선 활용법에 대한 교재 구입(적합성의 예시).
② 고독사를 방지하기 위해 독거노인들을 위한 AI 애완 인형을 보급하고, 노인들의 접속 상황에 대해 모니터링(적합성의 예시).
③ 인건비 절약을 위해 실버타운에 무인계산대 도입 및 설치(부적합성의 예시).

하나의 특정 기술이나 서비스가 개발되었을 때, 사람들은 해당 기술이나 서비스와 관련되어 특정한 이용 목적을 가지고 적합성에 대해 평가를 하게 되며, 이 과정에서 사람들의 기존 경험이나 스키마, 개인적인 가치관, 혹은 상황적 요인들이 광범위하게 영향을 미치게 된다. 즉, 상대적 이득과 마찬가지로 적합성 또한 절대적이고 보편적인 기준이 아닌 상대적이며 상황적으로 결정된다. 이와 관련해 하나의 흥미로운 예는 다음과 같다. 인도네시아는 수많은 섬으로 이루어져 있고 각 섬에 거주하는 원주민들은 오랜 세월 동안 자신들만의 고유한 문화를 유지하며 살아왔다. 한 섬에 거주하는 소수민족의 경우, 사람의 모습이 어떠한 형태로든 이미지로 재현되는 것에 대해 전통적으로 터부(taboo)시되어 왔고 이러한 행위는 심지어 공포감까지 동반한다. 이와 같은 문화적 배경과 규범이 지배적인 사람들에게 사진이나 비디오 영상을 담아내는 기기는 '적합성'이라는 측면에서 높이 평가되기 어렵다. 앞선 예시에서도 확인할 수 있듯이, 새로운 기술이나 서비스 혹은 정책과 같은 혁신들은 문화적 배경에 의해서도 영향을 받는다. 문화적 배경 외에도 시간이나 장소로 이루어지는 '맥락(contexts)'은 적합성을 결정하는 가장 결정적인 요인이기 때문에 특정한 기술이나 서비스의 수용을 증가시키기 위해서는 적합성에 반드시 주목할 필요가 있다.

3) 시험가능성

사람들이 상품을 구입하거나 서비스를 이용한다는 것은 자신들이 가지고 있는 재원(돈이나 에너지 포함)을 투자함을 의미하기 때문에, 다양한 측면에서 평가를 하고자 한다. 투입되어야 할 재원이 커질수록 보다 면밀한 평가를 원하게 되며, 이러한 측면에서 보았을 때 '시험가능성(trialability)'은 혁신의 중요한 특징이라고 볼 수 있다. 새롭게 소개된 기술이나 서비스를 시험해 볼 수 있다는 점은 공급자와 이용자 모두에게 중요한 기회를 제공한다. 우선 이용자의 측면에서는 실제 구입이나 가입 전에 시험을 해볼 수 있기 때문에, 면밀한 평가를 진행하고 최종 결정을 내리는 데 큰 도움을 받을 수 있다. 예를 들어, 글로벌 OTT(over-the-top) 서비스인 넷플릭스(Netflix)는 한 달이라는 무료 체험 기간을 두기 때문에, 이용자들은 한 달 동안 서비스를 이용해 보면서 철저히 평가하고 최종 가입 및 이용 여부를 신중하게 결정할 수 있다. 차량 시승이나 신기술 체험 등은 모두 혁신의 시험가능성과 깊이 연관되어 있고, 이용자들의 결정에 중요한 역할을 한다. 시험가능성을 통해 잠재적 이용자의 초기 접촉을 유도하고 기술이나 서비스의 품질을 확실하게 보여줌으로써 실질적인 구매나 가입으로 유도할 수 있기 때문에, 공급자의 측면에서도 시험가능성은 가장 기본적이며 중요한 특성이라고 볼 수 있다.

이와 같이 시험가능성이 높고 혁신의 확산에 직접적이고 긍정적인 영향을 미치는 경우도 있지만, 의료 기술의 경우에는 시험가능성이 상대적으로 매우 낮은 경우도 많다. 예를 들어, 말기 암 환자들에게 새로운 기술에 기반을 둔 혁신적인 수술 기법을 통한 치료는 시험가능성이 거의 부재한다고 볼 수 있다. 아무리 임상 실험 결과가 긍정적이라고 하더라도 단 한 번의 선택의 기회만 주어지는 상황(시험가능성의 부재)에서, 환자가 혁신을 수용하기란 쉽지 않다.

4) 결과의 관찰가능성

앞서 언급했던 '시험가능성'이라는 혁신의 특성은 '결과의 관찰가능성 (observability of results)'이라는 네 번째 특성과 관련이 깊다. 시험가능성은 잠재적 이용자가 새로운 기술이나 서비스를 확인하는 과정이며, 이 과정에서 이용 결과는 관찰 가능해야 한다. 여기서 고려해야 할 점은 이용 결과의 신속성이다. 특정 기술이나 서비스의 이용 결과가 즉각적으로 나타나지 않을 경우에는 해당 기술이나 서비스를 실질적으로 수용하기 어렵다. 이용 결과가 즉각적으로 보이지 않거나 즉각적으로 나타나지 않기 때문에 혁신의 특성 중 하나인 관찰가능성이 제대로 작동되지 않은 예는 다음과 같다. 남미의 한 문화권에서는 살아 있는 사람은 끓는 물을 먹지 않는다는 전통이 있었고, 죽은 이들만이 끓는 물을 먹는다는 믿음이 강했다. 질병 예방을 위해서는 물을 끓여서 먹을 필요가 있고 해당 지역에 이러한 예방 행위를 확산시키기 위한 캠페인이 진행되었지만, 해당 부족의 전통적인 믿음에 위배되었기 때문에 물을 끓여 먹는 예방 행위의 확산은 쉽지 않았다. 이는 혁신의 적합성과 크게 연관되어 있지만, 관찰가능성과도 긴밀하게 연결된다. 즉, 다음과 같은 두 가지 측면에서 해당 혁신의 결과는 관찰가능성이 낮다.

① 끓인 물과 그렇지 않은 물 사이의 가시적 차이가 거의 없음.
② 끓인 물을 마셨다고 해서 효과가 즉각적 혹은 단기적으로 발생하지 않음.
③ 질병 예방 효과를 확인하기 위해서는 장기적인 관찰과 경험적인 근거가 요구됨.

이 예시에서 확인할 수 있듯이, 혁신이 주는 결과가 가시적이지 않거나 장기적인 경우에는 혁신 확산이 지연되기 쉽다.

5) 복잡성

혁신의 마지막 특성은 '복잡성(complexity)'이며, 새롭게 개발된 기술 혹은 서비스가 빠르게 확산되기 위해서는 해당 기술이나 서비스를 이해하거나 이용하기 쉬워야 한다. 주어진 기술이나 서비스 자체를 이해하기 어렵다면 잠재적 이용자가 해당 기술이나 서비스를 평가하는 데 많은 한계를 경험하게 되고, 이는 결국 혁신의 수용을 거부하게끔 유도할 가능성이 높다. 예를 들어서 스마트 TV를 구입했을 경우, TV에 인터넷을 연결하고 기본적인 앱을 설치하기 위해서는 여러 단계에 걸쳐 설정을 진행해야 된다. 하지만, 이 과정은 설치 기사를 통하지 않고 개인적으로 진행하기에는 많은 어려움이 있기 때문에, 문제가 발생할 경우 개인이 해결하기 어렵다. 따라서 새롭게 개발되는 기술들은 '간편성'이나 '편의성'에 점점 더 많은 초점을 둔다. 특히, 대안 기술이 빠르게 개발되는 환경 속에서 '복잡성'이 높은 기술의 확산은 더욱

더딜 수밖에 없다. 이와 관련해 기존의 많은 연구들에서는 기술의 이용 용이성(perceived ease of use)이 기술에 대한 태도나 수용에 긍정적인 영향을 미치고 있음을 밝혀냈다. 일례로, 기술수용모델(TAM: technology acceptance model)에서는 인지된 이용 용이성은 새로운 기술을 수용한 데 유의미한 영향을 미침을 설명한다(Legris, Ingham and Collerette, 2003; Schepers and Wetzels, 2007; Venkatesh and Davis, 2000).

6) 불확실성

비록 앞의 다섯 가지 혁신 특성들은 혁신을 확산시키는 데 유의미한 영향을 미치지만, 그와 같은 다섯 가지 요소들 외에도 혁신에 대한 '불확실성(uncertainty)'이 혁신 확산에 부정적인 영향을 미치는 것으로 나타났다(Arts, Frambach and Bijmolt, 2011). 기본적으로 새롭게 개발된 기술이나 서비스에 대한 정보가 부족할 때 사람들은 불확실성을 경험하게 되고, 이는 '인지'와 '평가'에 부정적인 영향을 미치게 된다. 예를 들어서 새롭게 개발된 암 치료제의 부작용에 대한 정보가 부족할 때, 환자들은 해당 치료제에 대해 인지는 할 수 있으나 평가가 제대로 이루어지기는 어렵다. 치료제의 효과에 대한 평가가 제대로 이루어지지 않은 상황에서 환자가 해당 치료제를 채택하기란 기대하기 어렵다.

정보 부족은 불확실성의 가장 기본적인 원인이며(Berger, 1979; Kramer, 1999), 불확실성 감소이론(Uncertainty Reduction Theory)에서 설명하듯이 정보 부족으로 인해 발생한 불확실성을 해소하기 위해 사람들은 추가 정보를 추구하게 된다(Morrison, 2002). 불확실성 감소이론에서는 사람들이 소통을 하게 되는 가장 근본적인 동기를 '불확실성 감소'로 보았다. 특히, 사람들은 새로운 사람을 만났을 때 상대방에 대한 정보가 부족하기 때문에 불확실성을 경험하게 되고, 이러한 불확실성은 불안감과 같은 부정적 심리 상태를 발생시킨다. 이를 극복하기 위해 사람들은 상대방과 소통을 시도함으로써 정보 부족으로 인한 불확실성을 감소시키고자 한다(Berger, 1979).

불확실성 감소이론의 핵심 개념은 건강과 관련된 다양한 행위나 현상에 적용될 수 있다. 수많은 질환에 대한 치료제나 치료 기술이 끊임없이 개발되고 있으나, 그 효과에 대해서는 많은 불확실성이 존재하기 때문에 환자나 보호자들은 지속적으로 정보를 추구함으로써 불확실성을 감소시키고자 노력하게 된다. 적합하고 충분한 정보를 적절히 추구하기 위해 환자나 보호자는 ① 복수의 정보원으로부터, ② 다양한 커뮤니케이션 채널을 활용해, ③ 여러 유형의 정보를, ④ 적극적 혹은 소극적으로 추구하게 된다. 각 과정의 주요 구성 요소는 '혁신의 확산'을 결정하는 주요 요인들로 볼 수 있다.

3 | 혁신의 확산과 커뮤니케이션 매체

혁신의 확산은 메시지를 통해 가능하기 때문에, 메시지를 전달하는 매체의 특성은 혁신의 확산 속도를 결정하는 무엇보다도 중요한 요소이다. 혁신 확산이론에서도 매체의 특성이 미치는 영향에 대해 설명한다. 대중매체와 대인 커뮤니케이션은 혁신 확산에 상이한 영향을 미칠 수 있으며, 대중매체는 혁신에 대한 정보를 광범위하게 전달함으로써 혁신에 대한 인지를 높이는 데 유용하다. 예를 들어, 전통적인 대중매체(예: 지상파 방송)를 통한 금연 캠페인은 금연이라는 예방 행위의 이로움과 흡연의 해로움에 대한 정보를 제공하고, 금연이라는 행위에 대한 인지를 높이는 데 기여한다. 이와는 다르게, 대인 커뮤니케이션은 혁신에 대한 정보를 확산시키기보다는 혁신을 수용하는 데 보다 큰 역할을 한다. 가장 신뢰할 만한 정보원으로는 가족이나 친구 혹은 가까운 동료를 포함하는 '지인'을 들 수 있다. 즉, 이미 지속적인 대인관계를 통해 신뢰가 쌓여 있는 지인들로부터 전달되는 정보는 최종 행동을 결정하는 가장 강력한 근거가 될 수 있다. 이와 관련해 기술수용모델에서는 '주관적 규범(Subjective Norm)'이 새로운 기술에 대한 태도 혹은 기술 수용 의도에 미치는 정적인 효과를 제안한다(Schepers and Wetzels, 2007). 이처럼 커뮤니케이션 매체는 혁신에 대한 메시지를 담고 전달하기 때문에 매체의 특성이 혁신 확산에 미치는 영향에 대해 주목할 필요가 있다. 특히, 매체의 속성과 관련해서 '매체풍요도 이론(Media Richness Theory)'과 '매체 자연성 이론 (Media Naturalness Theory)'은 매체의 속성을 이해하는 데 큰 도움을 준다.

1) 매체풍요도 이론

기존의 연구에 따르면, 각각의 매체는 고유의 특성을 가지며, 매체의 특성은 과업의 특성과 상호작용해 메시지 전달의 실효성을 결정하게 된다 (Brunelle, 2009; Daft and Lengel, 1986). 매체의 특성과 관련된 다양한 이론들 중에서 가장 많은 관심을 받은 이론 중 하나는 매체풍요도 이론(media richness theory) 이며, 혁신 확산과도 밀접하게 연관되어 있다. 각 매체의 매체풍요도는 아래의 네 가지 구성 요소의 정도에 따라 결정된다.

① 피드백의 신속성
② 커뮤니케이션 단서의 다양성
③ 언어적 다양성
④ 개인 중심성

첫째, '피드백의 신속성'이란 주어진 메시지에 대한 피드백이 얼마나 신속하게 이루어지는가의 정도를 의미하며, 피드백의 신속성이 높을수록 매체풍요도는 증가한다. 주로 동시적으로 발생하는 소통을 지원하는 매체가 피드백의 신속성이 높다. 예를 들어, 면대면 커뮤니케이션(Face-to-face communication)이나 전화는 동시적 소통이 가능하기 때문에 메시지를 주면서 이에 대한 피드백을 곧바로 받을 수 있으므로 피드백의 신속성이 가장 높은 매체라고 볼 수 있다. 이에 반해 포스터나 메모의 경우에는 메시지를 전달받은 사람이 피드백을 메시지 작성자에게 빠르게 전달하기 어렵고, 때로는 피드백 자체가 불가능한 경우도 있다. 피드백의 신속성과 관련해 현재 가장 지배적인 미디어로 자리 잡고 있는 다양한 디지털 미디어[예: 모바일 인스턴트 메시징 서비스(MIMS), SNS, 이메일 등]는 인터넷의 편재성(ubiquity)으로 인해 소통에서의 동시성이 확보되면서 피드백의 신속성이 높아지고 있다. 특히, 상대적으로 젊은 세대들은 텍스트 메시지에 대한 의존도가 매우 높기 때문에 젊은 이용자들에게 있어서는 MIMS가 오히려 피드백을 받는 데 있어서 신속성이 매우 높아졌다.

둘째, '커뮤니케이션 단서의 다양성'이란 하나의 매체가 얼마나 다양한 형식의 단서를 제공할 수 있는가를 의미한다. 커뮤니케이션 단서(communication cues)는 언어적(verbal) 그리고 비언어적(non-verbal) 단서를 모두 포괄한다. 언어적 단서는 문자언어나 음성언어로 전달되며, 비언어적 단서는 언어가 아닌 모든 다른 형식의 커뮤니케이션 단서를 의미한다. 비언어적 단서의 예로는 목소리 크기, 표정, 눈빛, 자세 등을 들 수 있다. 이렇듯 다양한 형식으로 이루어지는 커뮤니케이션 단서를 보다 많이 제공할수록 해당 매체의 매체풍요도는 높다고 볼 수 있다. 예를 들어, 화상전화는 일반 음성 전화에 비해 다양한 시각 정보를 제공하기 때문에 보다 높은 매체풍요도를 가지며, 이렇게 전달된 추가적인 시각 정보(비언어적 단서)는 화자의 감정이나 진의를 파악하는 데 많은 도움을 준다. 디지털 기술의 발달은 커뮤니케이션 단서의 다양성을 크게 확장시켰고, 가장 대표적인 예로는 MIMS를 들 수 있다. 스마트폰이 개발되기 전에는 전화를 통해 시각적인 정보를 전달하기란 쉽지 않았기 때문에 기호를 활용한 이모티콘에 크게 의존했다. 하지만 인터넷망의 발달과 스마트폰의 기능이 획기적으로 향상되면서 MIMS를 통해 이모지를 공유하거나 사진이나 영상을 즉각적으로 공유할 수 있게 되었다.

셋째, '언어적 다양성(linguistic variety)'는 주어진 매체가 숫자나 신호보다는 얼마나 자연 언어를 잘 전달할 수 있는가에 기반을 둔다. 언어적 다양성이 낮은 매체일수록 복잡하거나 복수의 의미를 담는 메시지를 전달하기 어렵다. 예를 들어, 과거에 전쟁을 위한 가장 효율적인 소통 수단이었던 '봉화'의 경우 연기나 불의 개수가 의미하는 바는 지극히 제한적이었기 때문에 약속된 의미 이외의 메시지를 전달하기란 불가능했다. 즉, 적이 침입했다는 메시지는 빠르게 전달할 수 있었지만, 얼마나 많은 적이 어떠한 경로로 얼마나 빠르게 침입하고 있는가와 같은 복잡한 정보를 제공하기란 불가능했다. 이를 극복하기 위해서는 자연 언어를 활용한 메시지인 편지나 보고서(조선시대의 '장계')가 요구되었고, 이러한 형식의 매체는 봉화에 비해 언어적 다양성이 높다. 또 다른 예로는 '이모티콘'이나 '이모지'를 통해서는 화자의 감정 상태에 대한 정보는 담을 수 있지만, 그 외의 전달하고자 하는 의미를 제대로 담아내기는 어렵다. 따라서 화자가 표현하고자 하는 감정과 의미를 모두 자연스럽고 효과적으로 전달하기 위해서는 언어적 다양성이 높은 문자나 음성언어에 의존할 필요가 있다.

넷째, '개인 중심성'이란 하나의 매체가 이용자의 감정이나 개성을 얼마나 잘 반영하는가와 깊게 연관되어 있다. 각 매체는 이용자의 감정 상태를 반영하는 능력에서 차이가 있다. 예를 들어, 면대면 커뮤니케이션은 화자가 원한다면 화자의 감정을 있는 그대로 담아낼 수 있지만(예: 인상을 쓰기, 눈물 흘리기, 언성 높이기, 웃기 등), 메모는 화자의 감정 상태를 담아내는 데 있어서 많은 제약이 있다. 메모를 통해서도 어느 정도 감정 상태의 전달은 가능해도 (예: 분노 어린 말이나 그림 등), 화자의 진정한 감정 상태를 그대로 전달하기란 거의 불가능하다. 이에 더해 사람들은 저마다의 소통 방식을 가지고 메시지를 전달하기 때문에, 메시지에 담겨 있는 다양한 단서를 통해서 화자의 개성도 파악할 수 있다. 하지만, 주어진 정보가 적을수록, 혹은 단순할수록 화자의 개성을 파악하기란 요원하다.

위와 같은 네 가지 구성 요소는 각 매체의 매체풍요도를 결정하는 주요 요인들이며, 다프트와 렌겔(Daft and Lengel, 1986)에 따르면, 매체 이용자는 과업의 특성과 매체의 매체풍요도를 매칭시킴으로써 메시지의 전달력을 극대화시킬 수 있는 매체를 선택할 필요가 있다. 다프트와 렌겔(Daft and Lengel, 1986)은 특히 과업의 모호성(equivocality)의 중요성을 강조했다. 즉, 과업의 내용이 모호하지 않을 경우(하나의 메시지가 담고 있는 의미가 단순하거나 단일할 경우)에는 매체풍요도가 상대적으로 낮은 매체(예: 메모, 가이드북, 이메일)가 적합하고, 과업의 내용이 복잡한 경우에는 매체풍요도가 상대적으로 높은 매체를 이용할 필요가 있다. 예를 들어 하나의 포스터를 1000장 복사를 해야 된다는 지시 사항은 문자나 이메일 혹은 메모와 같은 상대적으로 매체풍요도가 낮은 매체를 사용하는 것이 적합한 반면, '왜' 1500장이 아닌 1000장의 포스터를 복사해야 하는가를 설명하기 위해서는 매체풍요도가 높은 매체인 면대면 커뮤니케이션이나 전화가 보다 적합하다. 이는 메시지의 '모호성'이라는 측면에서 후자가 높고, 이러한 모호성을 해소하기 위해서는 신속한 피드백과 더불어 진의를 파악하기 위해 다양한 커뮤니케이션 단서를 제공할 필요가 있기 때문이다. 전자와 같이 메시지가 단순하고 의미가 단일함에도 불구하고 매체풍요도가 높은 매체를 사용하게 되면 자칫 불필요한 단서들(예: 불쾌한 음성, 정확하지 않은 발음 등)로 인해 오히려 메시지가 담는 의미를 정확하게 전달하는 데 어려움을 겪을 수 있다.

(1) 매체풍요도와 혁신 확산

매체의 속성을 의미하는 매체풍요도는 혁신을 확산시키는 데 있어서 중요한 역할을 한다. 기존의 혁신 확산 연구에는 매스미디어와 대인 커뮤니케이션에 대해서만 주로 언급했으나, 이는 커뮤니케이션 주체에만 관련된 것이며, 정작 매체의 특성은 고려되지 않았다. 하지만 과업의 모호성과 매체풍요도의 매칭을 통한 매체 사용 결정은 혁신 확산을 위한 효율적 메시지 구성을 위해 중요하다. 이는 혁신이 내포한 모호성의 정도가 다르기 때문이며, 각 혁신의 모호성을 파악하고 이에 해당하는 매체를 적절히 선택하는 것이 중요하다.

예를 들어 신종플루 백신이 개발되었고, 신종플루가 발병했을 때 즉각적으로 해당 백신을 투여해야 한다는 메시지의 경우, 그 메시지의 모호성은 크지 않으며 그것이 담고 있는 내용을 고려한다면 이를 광범위하고 신속히 전달할 필요가 있다. 따라서 이러한 경우에는 매체풍요도가 상대적으로 낮은 매체(예: 이메일, 문자 메시지 등)를 채택함으로써 메시지가 담고 있는 내용의 의미를 오해석할 여지를 줄일 필요가 있다. 이는 다양한 건강 예방 행위 캠페인(예: 질병관리청의 손씻기나 기침 예절 캠페인)에도 적용될 수 있다. 다시 말해, 이미 해당 행위의 필요성에 대한 사회적 합의가 이루어졌고, 경험적 증거가 명확하기 때문에 이견의 여지가 거의 없는 상황이라면 메시지에 대한 해석의 폭을 불필요하게 넓힐 필요가 없다.

반면 원격의료를 지원하는 기술의 경우에는 해당 기술과 관련된 여러 맥락적 정보를 담아내야 하며, 이와 같은 맥락적 정보를 충분히 이해시키기 위해서는 피드백의 신속성이나 언어의 다양성과 같은 구성 요소에서 풍요도가 높은 매체를 이용할 필요가 있다. 이는 맥락적 정보에 대한 오해가 자칫 사회적 갈등을 유발할 수도 있기 때문이다. 즉, 원격의료 기술의 장·단점에 대해 공공복지나 헬스와 관련된 분야의 입장과 의학 분야의 입장, 그리고 공학 분야의 입장이 상이하기 때문에, 해당 기술의 확산을 위한 메시지는 이러한 다양한 입장을 균형 있게 다룰 필요가 있다. 이를 위해서는 일방향적으로 메시지를 전달하고 언어의 다양성이 부족한 이메일이나 포스터와 같은 매체와 더불어 이를 보완할 수 있는 쌍방향적 채널(예: 설명회, 상담전화 등)을 적극적으로 활용할 필요가 있다.

(2) 매체 자연성 이론과 혁신 확산

매체의 속성과 직접적으로 관련된 두 번째 이론은 매체 자연성 이론(media

naturalness theory)이다. 콕(Kock, 2004)에 의해 제안된 이 이론은 인간에게 가장 자연스러운 소통 방식일수록 사람들이 낮은 거부감을 느끼고 메시지 효과는 극대화될 수 있다고 주장한다. 진화론에 근거했을 때, 인간은 다른 동물과 마찬가지로 외부로부터 직접적으로 감지되는 신호를 중심으로 하는 소통에 익숙하고 민감하게 반응하도록 진화되어 왔다. 즉 시각이나 청각 그리고 후각이나 촉각과 같이 외부 자극이 일차원적으로 직접 전달하는 신호를 감지하고 반응하는 것이 인간들의 소통에 가장 자연스럽다는 것이다. 자연 상태에서의 생존을 위해서는 이러한 정보수집은 가장 필수적이고, 이에 실패할 경우에는 생명을 잃을 수도 있는 큰 위험에 직면하게 된다.

매체 자연성 이론에 따르면 이처럼 장시간에 걸쳐 진화의 과정을 통해 최적화된 정보수집과 공유의 방법에 익숙한 인간에게는 다른 소통 매체보다도 '면대면 소통'과 같이 매체풍요도가 높은 매체가 적합하다. 사람들은 다양한 커뮤니케이션 단서를 제공받았을 때에야 비로소 소통 자체에 대해 자연스러움을 느끼고 안심하게 되는 경향이 있다. 이는 대부분의 동물들의 본능적 움직임을 결정하는 뇌의 '변연계'의 역할이라고도 볼 수 있다. 외부로부터 위협을 감지했을 때 공포나 불안감을 느낌으로써 저항이나 회피라는 본능적 행동을 결정하는 변연계는 즉각적이며 자동적으로 반응하게 된다. 이러한 반응은 외부와의 '자연스러운' 소통에 따른 결과이다. 하지만 인간의 경우에는 변연계뿐만 아니라 이성적 사고를 가능하게 하는 '전전두엽' 또한 작동되기 때문에, '상황'에 따라서는 오감에 의존하는 소통이 아닌 내적 인지와 사고에 보다 의존하는 소통 또한 자연스럽다고도 볼 수 있다. 즉, 사람은 부족한 정보를 '추론'이라는 과정을 통해 이해하고 이를 바탕으로 행동을 결정할 수 있는 것이다. 예를 들어 문자로 전달된 '메르스 위험에 따른 외출 자제'라는 메시지는 오감을 직접적으로 자극하는 정보가 부족한 낮은 매체풍요도에 기반함에도, '사고'의 과정을 통해 메시지 수신자는 충분히 의미를 이해하고 행동을 결정하는 것이 가능하게 된다.

그럼에도 불구하고, 매체 자연성 이론이 제시했던 오감에 근거한 소통의 중요성은 고려할 필요가 있다. 다시 말해 매체풍요도가 낮은 매체를 통해서도 의미를 충분히 전달할 수 있지만, 시각 및 청각적 정보를 추가할 경우에 혁신에 대한 이해도가 높아질 수 있다. 이미지나 영상을 메시지에 추가하는 이유도 메시지 수신자의 이해를 촉진시키고 이해도를 높이기 위해서이며, 이는 매체 자연성 이론으로 설명된다. 예를 들어 당뇨병 관리를 위한 앱을 소개할 때는 문자로만 설명하기보다 영상과 이미지를 동시에 활용할 경우, 보다 정확하고 빠르게 주요 정보를 전달할 수 있다.

4 | 개인 성향과 혁신 확산

혁신 확산의 두 번째와 세 번째 단계는 '관심'과 '평가'이며, 이 단계에서 가장 중요한 요인은 잠재적 이용자가 혁신에 대해 갖는 태도이다. 이러한 태도는 개인의 성향과 긴밀하게 연관된다. 로저스(Rogers, 1995)에 따르면 '혁신 성향(innovativeness)'은 혁신 확산을 결정하는 중요한 개인적인 성향으로 설명된다. 혁신 성향이란 새로운 것을 시도하는 데 얼마나 적극적인가와 관련된다. 혁신 성향이 높은 사람들은 그렇지 않은 사람들에 비해 새롭게 개발된 기술이나 서비스에 관심이 많고 시용이나 수용하는 데 거부감을 덜 느낀다. 따라서, 혁신 성향은 혁신의 확산에 직접적이고 긍정적인 영향을 미친다. 예를 들어 혁신 성향이 높은 환자들은 비록 어느 정도 불확실하더라도 새로운 치료법이나 약물을 보다 적극적으로 활용할 가능성이 높다. 로저스(Rogers, 1995)는 혁신 성향에 따라 혁신을 받아들이는 정도가 다름에 주목하고, 혁신 확산과 관련해 사회 구성원을 다음과 같이 총 다섯 가지 범주로 구분했다(각 집단에 대한 특성은 <표 8-1>를 참조). 〈그림 8-1〉는 이러한 다섯 집단의 비중을 보여준다.

표 8-1 **혁신 채택자의 유형**

유형	특성
혁신가 (innovators)	위험을 감수하는 경향이 높음, 상대적으로 연령이 낮음, 사회적 혹은 재정적으로 안정적임
초기 채택자 (early adopters)	상대적으로 미디어에 대한 의존이 높음, 전문성이 높음, 상대적으로 연령이 낮음
초기 대다수 (early majority)	평균 수준의 사회적 지위를 지님, 미디어에 대한 의존성이 있음, 구체적인 영역에 대한 지식이 있음
후기 대다수 (late majority)	평균 혹은 그 이하의 사회적 지위를 지님, 새로운 것에 대한 회의적 태도를 가짐, 재정적 불안정성이 있음
혁신 지체자 (laggards)	변화에 대한 높은 거부감을 지님, 상대적으로 연령이 높음, 사회적 지위가 낮음, 재정적 불안정성이 있음, 사회적으로 관계가 제한됨

① 혁신가(innovators): 공중의 2.5%이며, 혁신에 개방적인 태도를 보이고, 새로운 것에 대한 탐험을 두려워하지 않음.

② 초기 채택자(early adopters): 13.5%의 공중들이 이에 해당되며, 혁신가만큼의 적극적 수용은 아니지만, 다수의 공중에 비해 상대적으로 혁신을 추구함.

③ 초기 대다수(early majority): 34%의 공중들이 초기 대다수에 해당되며, 미디어 이용 빈도는 평균 혹은 그보다 높은 편이며, 혁신가나 초기 채택자와의 상호작용이 많은 편임.

④ 후기 대다수(late majority): 공중의 34%인 후기 대다수는 새로운 기술이나 서비스에 대해 회의적이거나 의심이 많은 편이며, 초기 대다수 혹은 초기 채택자와의 상호작용이 자주 발생하지 않음.

⑤ 혁신 지체자(laggards): 공중의 16%를 구성하는 혁신 지체자들은 변화에 대해 거부감이 강하며, 사회적 지위가 낮고 재정적 불안정성을 겪을 가능성이 높음.

혁신 성향은 '혁신'과 직접적으로 연관되며, 이 외에 개인 성향 또한 혁신의 확산에 영향을 미칠 수 있다. 예를 들어, 개인의 성향을 설명하는 가장 유

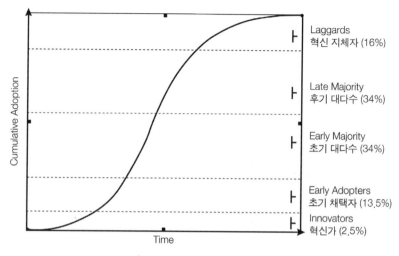

그림 8-1 **혁신 수용 경향에 따른 집단 구분**
자료: Garritty and El Emam(2006: e7).

명한 개념 중 하나인 다섯 가지 성격 성향(Big Five Personality Traits)은 혁신 확산
과 긴밀히 연결될 수 있다. 저지와 동료들(Judge, Higgins, Thoresen and Barrick, 1999)
에 따르면, 다섯 가지 성격 성향은 ① 경험에 대한 개방성(openness to experience),
② 성실성(conscientiousness), ③ 외향성(extraversion), ④ 친화성(agreeableness), ⑤ 신
경성(neuroticism)을 포함한다. 이러한 다섯 가지 개인 성격 성향 중에서 특히 세
가지 성격 성향(경험에 대한 개방성, 외향성, 친화성)은 혁신 확산과 긍정적으로
긴밀하게 연결되며, 신경성은 부정적으로 연결될 수 있다.

첫째, 경험에 대한 개방성은 새로운 것에 대한 호기심이나 모험심과 연관
되어 있기 때문에, 혁신 성향의 효과와 유사하게 혁신의 확산을 직접적으로
촉진할 수 있다. 경험에 대한 개방성이 높은 이들은 새롭게 주어진 경험을 마
다하지 않고 더 나아가 새로운 경험을 탐험하기도 한다. 즉, 혁신적인 기술이
나 서비스를 적극적으로 받아들이거나 직접 찾아나설 가능성이 높다.

둘째, 외향성은 외부 환경이나 타인에 대한 관심이 많고 적응성이 높은
정도를 의미하며, 상대적으로 높은 외향성은 혁신과 직접적으로 연관되지

않더라도 간접적으로 혁신 확산에 영향을 미칠 수 있다. 즉, 외향성이 높은 사람들은 혁신에 대해 정보를 갖고 있는 주변인들에 대해서도 호의적인 태도를 보일 가능성이 높기 때문에, 궁극적으로는 혁신 확산의 첫 번째(인지)와 두 번째(관심) 단계에 긍정적이 효과를 미칠 수 있다. 즉, 외부와 타인에 대한 관심이 높고 상호작용에 익숙하기 때문에 혁신에 대해 인지하고 관심을 보일 가능성이 높다.

셋째, 친화성 또한 혁신 확산에 간접적이지만 유의미한 영향을 미칠 수 있다. 친화성이란 타인에 대해 협조적인 태도를 보이는 경향이 강하기 때문에 상대방에 대한 애정이나 신뢰를 보이는 성향이 강하다. 따라서 타인의 의견을 존중하는 경향이 강하다는 것은 혁신에 대한 타인의 의견 또한 존중할 가능성이 높음을 의미한다. 이는 개인의 친화성이 궁극적으로는 혁신 확산에 정적인 영향을 미칠 수 있음을 의미한다.

다음으로, 신경성은 개인의 정서 상태의 불안정성을 의미하고 걱정이나 두려움과 같은 부정적인 감정과 연결된다. 따라서 신경성이 상대적으로 높은 사람들은 처한 상황이나 이슈들에 대해 부정적인 태도를 보일 가능성이 높다. 아무리 가까운 사람들이 특정 혁신에 대해 긍정적인 태도를 보인다고 하더라도, 신경성이 높은 사람들은 지인들의 태도를 그대로 긍정적으로 받아들이기보다는 혁신이 내포하는 잠재적 부정성에 초점을 둘 가능성이 상대적으로 높다. 이는 신경성이 혁신 확산에 미칠 수 있는 잠재적 부적 효과를 보여준다.

마지막으로 성실성은 목표를 성취하기 위해 노력을 얼마나 충실히 기울이는가의 정도를 의미하며 주어진 과업의 성공적인 달성을 위해 주어진 환경에 성실하게 대처한다. 성실성이 높은 사람일수록 자기에게 엄격하며 목표 달성을 저해하는 요인들에 대해서도 부정적인 태도를 취할 가능성이 높다. 혁신과 관련해서도 새롭게 개발된 기술이나 서비스가 목표를 달성하는 데 도움이 되는 경우, 성실성이 높은 사람은 적극적으로 혁신을 수용할 것이다. 반대로, 새롭기는 하지만 목표 달성에 저해가 되거나 유의미한 도움을 주지 못하는 경우에는 혁신에 대한 부정적인 태도가 강하게 나타날 수 있다.

5 | 사회적·문화적 영향과 혁신 확산

새롭게 개발된 기술이나 서비스의 수용에는 위에서 제시된 요인들과 같은 개인적 차원에서의 요인들(예: 혁신 성향)이나 매체 특성이 큰 영향을 미친다. 그 외에도 사회적 그리고 문화적 요인들의 영향 또한 간과되어서는 안된다. 기존의 많은 연구들이(Fulk, Schmitz and Steinfield, 1990; Young, 2009) 많은 경험적 근거를 제시했듯이, 혁신의 채택은 사회적 요인과 문화적 요인들과 긴밀하게 연관되어 있다. 특히, 인간의 행동이 사회적 그리고 문화적 규범이나 가치체계에 의해 상당 부분 결정된다는 점을 고려했을 때, 건강과 관련된 혁신의 채택이라는 행동 또한 이러한 사회·문화적 규범이나 가치체계에 의해 크게 영향받게 된다.

우선, '사회적 영향'은 새로운 기술에 대한 태도나 수용 의도를 결정하는 가장 강력한 요인 중 하나로 알려져 왔다(Fulk, 1993; Fulk, Schmitz and Steinfield, 1990). 혁신 확산과 밀접하게 관련된 기술 수용 모델에서도 사회적 영향은 '주관적 규범'이라는 변인으로 모델에 포함되며(Schepers and Wetzels, 2007), 이는 계획된 행동이론(theory of planned behavior)의 핵심 구성 요소이기도 하다. 즉, 주변인들이 새로운 기술이나 서비스에 대해 어떻게 생각하고 판단하는가에 따라서 사람들은 해당 기술이나 서비스에 대해 갖는 태도를 결정하게 된다. 예를 들어 희귀 질환 치료제에 대해 부모나 형제 혹은 친구들이 긍정적인 의견을 줄 경우, 다른 정보원(예: 대중매체, 의료기관)의 의견과 배치되더라도 해당 치료제에 대해 긍정적인 태도를 보일 가능성이 높다. 특히, 암과 같은 난치병일 경우에는 본인과 생물학적으로 근접한 부모나 형제 중 비슷한 질환을 겪었던 사람들로부터의 정보에 보다 강하게 의존하게 된다. 이는 주관적 규범이 주변인들의 의견에 대한 개인의 인지에 기반한다는 것으로 볼 수 있는데, 펄크(Fulk, 1993)와 관련 연구자들(Fulk, Schmitz and Steinfield, 1990; Schmitz and Fulk, 1991; Stephens and Davis, 2009)은 인간의 사회적 활동에 보다 주목하면서 사회학습이론(social learning theory)과 사회적 정보처리 이론(social information processing theory)에 근거해, 사람들은 공식적 혹은 개인적 교육뿐만 아니라, 사회적 상호작용을 통해서 의사결정에 중요한 정보를 자연스럽게 습득하고 행동 여부를 결정하게 된다고 설명했다. 즉, 다른 사람들이 특정 상황에서 어떻게 행동하고 해당 행동에 대해 어떠한 의견이 주어지고 평가되는가를 관찰하고 소통하는 과정에서 사회적 학습이 발생하고, 행동 규범이 정립하게 되며, 이는 결국 특정 행동을 결정하는 중요한 근거로 작용한다. 이와 같은 '사회적 영향'은 많은 기존 연구에서 새로운 기술이나 서비스에 대한 태도나 수용 의도에 유의미한 영향을 미치는 것으로 나타났다.

사회적 영향은 사회적 상호작용에 근거해 행동 규범이 정립되는 과정과 밀접히 연관되어 있으나, 문화적 영향에 비해서는 상대적으로 '단기적'이며 상황에 따라 비교적 '가역적'이다. 문화적 영향은 한 사람이 태어나서 자라는 전체의 과정을 통해 습득된 문화적 가치 체계나 규범에 근거하기 때문에 사회적 영향에 비해 장기적이며 특별한 경우를 제외하고 어느 상황이나 비슷하게 작동된다. 예를 들어, 유교 문화권인 한국이나 중국에서 '효'에 대한 가치는 대부분의 상황에서 유사하게 적용이 되는 비가역적 규범이라고 볼 수 있지만, 원격의료의 필요성에 대한 의견은 소속이나 거지 여건(예: 의사협회, 격오지 거주민)에 따라서 상당히 상이한 사회적 규범이 형성될 수 있다. 따라서, 혁신 확산을 보다 명확하게 이해하기 위해서는 혁신을 확산시키고자 하는 지역이나 대상자의 문화적 배경에 대해 주목할 필요가 있다. 비록 '문화'에 대한 정의 자체가 모호하고 정확히 측정하는 데 많은 어려움이 있으나, 이와 관련해 홉스테드(Hofstede, 1993)가 제시한 네 가지 문화 차원은 현재까지 많은 연구에서 활용되어 왔다. 홉스테드(Hofstede, 1993)의 초기 연구들에 따르면, 각 국가는 네 가지 문화 차원[① 권력거리(power distance), ② 집단주의/개인주의(collectivism/individualism), ③ 남성성/여성성(Masculinity-Femininity), ④ 불확실성 회피(uncertainty avoidance)]에 따라서 서로 다른 특징을 보인다. 예를 들어, 한국은 다른 나라에 비해 권력거리가 높고 집단주의 성향이 강하며 여성적이고 불확실성 회피 성향 또한 높은 편이다. 이러한 문화적 차원은 사람들의 생애에 걸쳐 영향을 미치고 규범으로 작동되기 때문에 혁신의 확산이라는 행동에 직·간접적인 영향을 미칠 수 있다. 예를 들어 집단주의가 강한 국가에서는 자신이 속한 집단의 규범을 중시하기 때문에 특정 혁신에 대한 집단의 평가가 상대적으로 강하게 영향을 미칠 수 있으며, 권력거리가 큰 문화적 배경을 지닌 사람은 연령이 높거나 지위가 높은 사람의 의견에 좀 더 주의를 기울일 가능성이 높다. 이처럼, 문화적 규범이나 가치체계는 혁신의 확산에 유의미한 영향을 미칠 수 있기 때문에 건강이나 의료 기술 혹은 서비스의 확산을 보다 효율적으로 이루기 위해서는 사회·문화적 배경에 대해 면밀히 조사하고 혁신 확산 전략에 반영할 필요가 있다.

참고문헌

Arts, J. W. C., R. T. Frambach and T. H. A. Bijmolt. 2011. "Generalizations on consumer innovation adoption: A meta-analysis on drivers of intention and behavior." *International Journal of Research in Marketing*, Vol. 28, No. 2, pp. 134~144.

Berger, C. R. 1979. "Beyond initial interaction: Uncertainty, understanding, and the development of interpersonal relationships." in H. Giles and R. St. Clair(eds.). *Language and Social Psychology*. Oxford: Basil Blackwell.

Brunelle, E. 2009. "Introducing media richness into an integrated model of consumers' intentions to use online stores in their purchase process." *Journal of Internet Commerce*, Vol. 8, pp. 222~245.

Daft, R. L. and R. H. Lengel, 1986. "Organizational information requirements, media richness and structural design." *Management Science*, Vol.32, No.5, pp.554~571.

El Emam, K. and C. Garritty. 2006. "Who's using PDAs? Estimates of PDA use by health care providers: A systematic review of surveys." *Journal of Medical Internet Research*, Vol.8, No.2, e7.

Fulk, J. 1993. "Social construction of communication technology." *Academy of Management Journal*, Vol.36, No.5, pp.921~950.

Fulk, J., J, Schmitz, and C. W. Steinfield. 1990. "A social influence model of technology use." in J. Fulk and C. W. Steinfield(eds.), *Organizations and Communication Technology*. Newbury Park, CA: Sage. pp.117~140.

Garritty, C. and El Emam, K. 2006. "Who's using PDAs? Estimates of PDA use by health care providers: A systematic review of surveys." *Journal of Medical Internet Research*, Vol.8, No.2, p.e7.

Hofstede, G. 1993. "Cultural constraints in management theories." *Academy of Management Executive*, Vol.7, No.1, pp.81~94.

Judge, T. A., C. A. Higgins, C. J. Thoresen, and M. R. Barrick. 1999. "The big five personality tgraits, general mental ability, and career success across the life span." *Personnel Psychology*, Vol.52, pp.621~652.

Kock, N. 2004. "The psychobiological model: Towards a new theory of computer-mediated communication based on Darwinian evolution." *Organization Science*, Vol.15, No.3, pp.327~348.

Kramer, M. W. 1999. "Motivation to reduce uncertainty: a reconceptualization of uncertainty reduction theory." *Management Communication Quarterly*, Vol.13, No.2, pp.305~316.

Legris, P., J. Ingham, and P. Collerette. 2003. "Why do people use information technology? A critical review of the technology acceptance model." *Information and Management*, Vol.40, No.3, pp.191~204.

Morrison, E. 2002. "Information seeking within organization." *Human Communication Research*, Vol.28, No.2, pp.229~242.

Rogers, E. M. 1995. *Diffusion of innovations*, 4th Ed. New York, NY: The Free Press.

Schepers, J. and M. Wetzels. 2007. "A meta-analysis of the technology acceptance model: Investigating subjective norm and moderation effects." *Information and Management*, Vol.44, No.1 pp.90~103.

Schmitz, J. and Fulk, J. 1991. "Organizational colleagues, media richness, and electronic mail: a test of the social influence model of technology use." *Communication Research*, Vol.18, No.4, pp.487~523.

Stephens, K. K. and J. Davis, 2009. "The social influences on electronic multitasking in organizational meetings." *Management Communication Quarterly*, Vol.23, No.1, pp.63~83.

Venkatesh, V. and F. D. Davis. 2000. "A theoretical extension of the technology acceptance model: Four longitudinal field studies." *Management Science*, Vol.46, No.2, pp.186~204.

Young, H. P. 2009. "Innovation diffusion in heterogeneous populations: Contagion, social influence, and social learning." *American Economic Review*, Vol.99, No.5, pp.1899~1924.

9장
범이론 모형

최용준

Transtheoretical model. 인간 행동의 변화를 이해하는 데 초점을 맞춘 범이론 모형의 원어 명칭이 'trans-theoretical model(TTM)'이라는 점을 알게 되면 우리는 이렇게 자문할지 모른다. '여러 이론을 횡단한다고? 아니면 초월한다고?', '범이론 모형은 이론에 대한 이론, 일종의 메타 이론인가?' 반면 한국어 명칭인 범이론 모형의 '범(汎-)'은 접두사로, '그것을 모두 아우르는'이라는 뜻이 있다. 한국어 명칭이 의미하는 바를 따른다면, 우리는 범이론 모형이 여러 이론을 도대체 어떻게 아울렀는지 궁금해하지 않을 수 없다.

우리가 '범이론 모형'이라는 명칭에서 짐작할 수 있는 바는 아마 두 가지일 것이다. 첫째, 명칭은 범이론 모형이 여러 이론을 절충 또는 결합한 결과(trans-theoretical)라는 점을 시사한다. 모형을 고안한 미국의 임상심리사이자 심리학자인 제임스 프로차스카(James O. Prochaska)는 실제로 심리치료 분야의 여러 이론을 검토하고 이들을 적절하게 절충한 범이론 접근을 제안했다(Prochaska, 1979). 둘째, 범이론 접근은 심리치료 분야의 새로운 이론이라기보다 여러 이론을 절충한 '모형'이라고 할 수 있다. 프로차스카와, 그의 학생이자 동료인 카를로 디클레멘트(Carlo C. DiClemente)는 범이론 접근을 가리켜 '절충적(eclectic)' 또는 '체계적 절충주의'라는 표현을 썼다(Prochaska, 1979; Prochaska and

DiClemente, 1984). 범이론 모형은 인간의 행동이 여러 변화 단계를 거쳐 변화하며 각 단계에 행동 변화를 촉진하는 여러 변화 프로세스가 있다는 점을 가정한다. 이때 이 변화 프로세스들은 기존 심리치료 이론에서 유래했다. 의식 고양(consciousness raising)은 지그문트 프로이트(Sigmund Freud)의 정신분석학, 역조건 형성(counterconditioning)은 버러스 스키너(Burrhus Skinner)의 행동주의에서 비롯된 변화 프로세스의 대표적 사례다. 즉 범이론 접근은 인간 행동 변화를 하나의 이론을 바탕으로 일관성 있게 설명한다기보다, 행동 변화 단계마다 적절한 이론을 선별·활용하는 실용적 모형인 셈이다.

이하에서는 프로차스카의 범이론 모형을 형성 배경과 핵심 구성 요소, 연구 도구, 국내 연구 사례순으로 개관한다.

1 | 형성 배경

범이론 모형은 원래 심리치료●를 개선하기 위한 목적으로 고안되었다. 프로차스카는 자신의 첫 저서 『심리치료의 체계들: 범이론 분석(Systems of psychotherapy: A transtheoretical analysis)』(이하 『체계들』)의 서문에서 여러 심리치료 이론을 검토·절충해 통합적 심리치료 접근법을 제안하는 것이 집필 목적 중 하나임을 밝히고 있다(Prochaska, 1979). 즉 원래 범이론 모형은 건강행동 이론이나 건강 커뮤니케이션 이론으로 고안된 것은 아니었다. 프로차스카는 심리 문제를 안고 있는 개인을 상대로 심리치료를 하는 임상심리사나 해당 분야 학생을 염두에 두고 작업을 시작했던 셈이다.

프로차스카는 분절 상태에 놓인 기존의 여러 심리치료 이론을 절충하는

● 영어 'psychotherapy'는 정신의학에서는 '정신요법', 심리학에서는 '심리치료'로 번역된다. 여기에서는 범이론 모형의 개발자인 프로차스카의 배경을 고려해 '심리치료'로 번역했다.

통합적인 접근법을 추구했다. 『체계들』 초판에서 팔로프(Parloff, 1976)는 당시 130개 이상의 심리치료법이 있다고 했고, 1979년에는 200개 이상(Prochaska and DiClemente, 1984), 2010년에 출판된 『체계들』 제7판(Prochaska and Norcross, 2010)은 400개 이상의 심리치료법이 있는 것으로 추정했다. ● 이렇게 여러 치료법이 난립한 상태에서 임상심리사는 혼란을 느끼지 않을 수 없었고, 여러 심리치료 이론의 통합과 절충이 심리학계의 중요한 과제로 제기되었다. 프로차스카는 여러 이론의 적절한 절충을 통해 어떤 치료적 접근이 어떤 종류의 문제 해결에 유용한지 가늠할 수 있다고 보았다. 그는 디클레멘트와 함께 정신분석학을 비롯한 18개 주요 심리치료 이론을 검토하고, 각 이론에 의존하는 임상심리사나 연구자가 사용 중인 변화 프로세스를 확인, 이를 심리치료 이론 통합의 기준으로 삼았다(Prochaska, 2012).

그가 심리치료 이론의 통합 근거로 제안한 변화 프로세스는 의식 고양, 정화(catharsis), 선택하기(choosing), 조건 자극(conditional stimuli), 수반성 통제(contingency control)였다. 이 변화 프로세스들은 어느 하나의 심리치료 이론에서만 사용된 것이 아니었다. 예를 들어 의식 고양은 프로이트 정신분석 이론의 기본 가정 중 하나인 "무의식적인 것을 의식하게 한다(to make the unconscious conscious)"라는 명제에 바탕을 둔 것이나 상당수 심리치료 이론도 동시에 활용하고 있었다(<표 9-1>).

기존 심리치료 이론의 검토를 통해 변화 프로세스를 도출한 것이 범이론 모형의 출발점이었다면, 행동 변화에는 변화 단계가 있고 이것과 변화 프로세스 간에 상호작용이 있다는 점을 발견한 것은 통합적·절충적 모형을 구체화하는 계기가 되었다. 즉 일련의 연구를 통해 특정 변화 단계에서 특정 변화 프로세스가 더 자주 사용된다는 가정을 입증한 것이다. 디클레멘트와 프로차스카는 스스로 금연한 흡연자(self-changer) 29명과 금연 프로그램에 참여

●　　1959년에는 불과 16개의 심리치료법만이 있었다고 했다(Prochaska and Norcross, 2010).

표 9-1 **변화 프로세스별 심리치료 이론**

변화 프로세스		해당 심리치료 이론
의식 고양	피드백	정신분석, 자아분석 등 18개 이론
	교육	정신분석, 아들러 치료 등 9개 이론
정화	교정적 감정 경험	정신분석 지향적 심리치료, 내담자 중심 치료 등 7개 이론
	극적 해소	게슈탈트 치료
조건 자극	역조건 형성	둔감화, 주장 훈련
	자극 통제	자기 통제 치료
수반성 통제	재평가	아들러 치료, 합리적 정서 치료
	수반성 관리	합리적 정서 치료, 토큰 경제 등 8개 이론
선택하기	자기 해방	아들러 치료, 실존 분석 등 7개 이론
	사회 해방	아들러 치료, 성격 분석

자료: Prochaska(1979).

한 흡연자 34명(혐오 요법 18명, 행동 관리 요법 16명)을 상대로 두 차례 설문조사
하여 변화 단계와 변화 프로세스의 관계를 탐색했다(DiClemente and Prochaska,
1982). 연구 결과 피드백과 교육 등 언어 프로세스는 주로 첫째 단계인 변화
결정 단계에서, 역조건 형성과 자극 통제 등 행동 프로세스는 주로 둘째 단
계인 능동적 변화 단계와 셋째 단계인 유지 단계에서 사용되었다. 이 점에서
프로차스카는 변화 단계를, 여러 심리치료 이론의 구성 요소를 취해 체계적
으로 통합하는 빠진 고리(missing link)로 보았다(Prochaska, 2012).

변화 프로세스와 변화 단계라는 핵심 구성 요소를 갖춘 범이론 모형은
이제 심리치료 분야의 통합적·절충적 모형에서 한 걸음 더 나아갔다. 즉 심
리치료 분야뿐 아니라 인구 집단을 상대하는 공중보건이나 인구 집단 보건
(population health), 건강 커뮤니케이션 분야에 응용될 수 있는 잠재력을 얻게
된 것이다. 이것은 내담자 개인을 상대하는 임상심리사였던 프로차스카 자
신도 예상하지 못했던 일로(Prochaska, 2012), 홀과 로시는 1984~2003년간 범
이론 모형 연구가 10개국, 48개 행동에 대해 수행되었음을 보였는데 여기에
는 운동과 콘돔 사용, 금연 등 건강행동뿐 아니라 가정폭력이나 비행 행동 등
사회적 행동도 포함되었다(Hall and Rossi, 2008). 즉 범이론 모형은 여러 분야에

서 활용되는 '범용' 모형이 된 셈이다.

2 | 핵심 구성 요소

범이론 모형은 변화 프로세스의 도출에서 출발해, 변화 단계에 대한 착안과 변화 단계와 프로세스 간 관계에 대한 이해에서 한층 구체화되었다. 그 후에도 프로차스카를 비롯한 여러 학자가 하나의 행동 단계에서 그다음 단계로 넘어가는 메커니즘을 탐구하는 등 범이론 모형을 점진적으로 발전시켜 왔다. 디클레멘트는 범이론 모형을 몇 가지 차원으로 구분했는바(<표 9-2>) (DiClemente, 2018), 이 장에서도 그에 따라 범이론 모형을 설명한다. ●

표 9-2 **범이론 모형의 여러 차원**

변화 단계	
계획 전 단계 → 계획 단계 → 준비 단계 → 행동 단계 → 유지 단계	
변화 프로세스	
인지적·경험적	**행동 지향적**
의식 고양	자기 해방
자기 재평가	조건·역조건 형성
환경 재평가	자극 일반화·통제
정서적 각성·극적 해소	강화 관리
사회적 해방	조력 관계
변화 표지	
결정 균형	자기효능감·유혹

자료: DiClemente(2018).

● 범이론 모형의 변화 단계나 변화 프로세스의 한국어 번역어는, 이평화(2017)가 1982~2015년간 범이론 모형에 관한 연구 문헌을 검토한 결과 사용 빈도가 높은 것으로 정했다.

1) 변화 단계 •

인간의 행동 또는 행동 패턴은 한순간에 바뀌지 않는다. '패턴'이라는
말 자체가 일관성 있고 안정적이며 잘 바뀌지 않는 행동의 특성을 암시한

표 9-3 **변화 단계별 과제와 목표**

변화 단계	정의, 과제와 목표
계획 전 단계 (Precontemplation)	가까운 장래에 현재의 행동 변화를 전혀 또는 거의 고려하지 않는 상태; 향후 6개월 안에 행동 변화를 할 의향이 없음. • 과제: 변화 필요성에 대한 인식 제고, 현재의 행동 패턴에 대한 걱정, 변화 　　가능성 고려 • 목표: 해당 행동의 변화에 대한 진지한 고려
계획 단계 (Contemplation)	개인이 현재의 행동 패턴과 변화의 잠재력을 검토, 즉 보상 분석을 하는 단 계; 향후 6개월 안에 행동 변화를 할 의향이 있음. • 과제: 현재의 행동 패턴에 대한 이득과 손실, 새로운 행동으로의 변화의 　　비용과 편익 분석, 의사결정 • 목표: 변화로의 결정을 위한 신중한 평가
준비 단계 (Preparation)	개인이 행동 패턴을 변화시키기 위해 행동을 취하기로 하고 변화 계획과 전 략을 개발하는 단계; 향후 30일 안에 행동 변화를 할 의향이 있고 그 방향으 로 일부 행동을 취해 옴. • 과제: 약속에 대한 책임 다하기와 수용 가능하고 접근성 높으며 효과적인 　　변화 계획 만들기 • 목표: 가까운 시일 안에 실행할 수 있는 행동 계획
행동 단계 (Action)	개인이 계획을 실행하고 현재의 행동 패턴을 변화시키거나 새로운 행동 패 턴을 만들기 위해 조치를 하는 단계; 6개월 미만 지속된 분명한 행동 변화가 있음. • 과제: 변화 전략 실행하기, 필요한 경우 계획 수정하기, 어려움에 직면할 　　때 변화 약속에 대한 책임 다하기 • 목표: 변화하는 현재의 행동 패턴을 위한 성공적 행동, 상당한 기간(3~6 　　개월) 동안 확립된 새로운 행동 패턴
유지 단계 (Maintenance)	새로운 행동 패턴이 장기간에 걸쳐 유지되고 개인의 생활 습관으로 공고화 되는 단계; 6개월 이상 지속된 분명한 행동 변화가 있음. • 과제: 다양한 상황에서도 변화를 유지하기, 행동을 생활 습관에 통합하 　　기, 실수(slips)와 예전 행동 패턴으로의 회귀 피하기 • 목표: 예전 행동 패턴의 장기적 변화와 새로운 행동 패턴 확립하기

자료: DiClemente(2018); Prochaska et al(2015).

• 　범이론 모형은 변화 단계(stages of change, SOC) 모형으로도 불린다. 이것은 변화 단계가 범이론 모형
　　의 핵심 구성 요소이기 때문이나 이 글에서는 변화 단계 모형이라는 표현을 쓰지 않았다. 범이론 모형이
　　변화 단계를 설정한 유일한 모형은 아니기 때문이다(Weinstein, Sandman and Blalock, 2008).

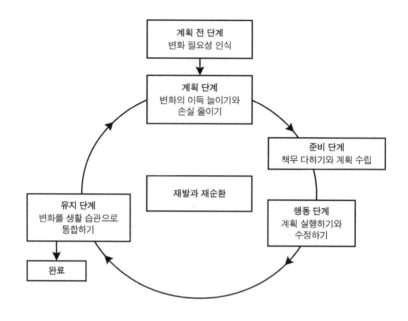

그림 9-1　**변화 단계에 따른 행동 변화 모식도**
자료: DiClemente(2018).

다. 어떤 행동을 변화시키려면 이와 같은 패턴을 깨뜨려야 하며 변화된 행동, 즉 새로운 행동 패턴이 나타나 기존의 행동 패턴을 대치해야 한다. 범이론 모형은 이러한 변화 과정을 시간 경과에 따른 일련의 변화 단계(stage of change)로 구분했다. 또 각 단계에는 그다음 단계로 넘어가기 위해 수행해야 할 과제와 달성해야 할 목표가 있는 것으로 보았다(<표 9-3>; DiClemente, 2018; Prochaska et al., 2015).

〈표 9-3〉에서는 빠져 있으나 간혹 언급되는 단계로 재발(relapse)과 완료 단계(termination)가 있다. 프로차스카 등(Prochaska et al., 2015)은 완료 단계를 "재발의 유혹(temptation)이 없고 100% 자신감이 있는 상태"로 정의했는데, 이것은 지속성 있는 상태를 가리키므로 경우에 따라 하나의 단계로 볼 수 있다. 반면 재발은 계획 전 단계나 계획 단계, 준비 단계로 되돌아가는 이행 또는

사건에 가까워, 구분되는 하나의 행동 변화 단계로 보기 어렵다. 실제로 변화 단계 개념이 다듬어지지 않았던 초기 문헌과 달리, 최근 문헌들은 재발을 별도 단계로 취급하지 않고 행동 변화 완료 전까지의 과정을 재순환(recycling) 개념으로 설명하거나 유지 단계에서 재발 예방(relapse prevention)의 중요성을 강조한다(Prochaska et al., 2015; Prochaska and Norcross, 2010). 디클레멘트(DiClemente, 2018)는 의도적 행동 변화를 변화 단계의 재순환이라는 관점에서 〈그림 9-1〉과 같이 표현했다.

인간의 행동 변화가 〈표 9-3〉처럼 한 방향으로 진행되는 것은 예외적 경우에 속한다(DiClemente, 2018). 범이론 모형의 계획 전 단계와 완료 단계를 제외한 모든 단계에서 그 전의 단계로 돌아갈 수 있고 행동 변화는 여러 번의 시도 끝에 이루어지는 경우가 많다. 그래서 범이론 모형의 단계 이행을 나선형 모형으로 설명하기도 한다(Prochaska et al., 1992).

(1) 계획 전 단계●

계획 전 단계에 있는 사람은 현재의 행동 패턴에 만족하거나 적어도 이를 바꿀 용의가 없다. 즉 통상 6개월(Prochaska et al., 2015) 내지 1년(DiClemente, 2018)으로 정의되는 가까운 장래에는 의도적 행동 변화를 생각하지 않는다. 경우에 따라 이 기간은 1년 이상, 심지어 평생이 될 수도 있다. 하지만 인간은 평생에 걸쳐 여러 행동 변화의 계기를 맞는다. 사회적 압력, 노화, 질병 발생, 가치나 선호 변화 등이 그 예다(DiClemente, 2018). 이 단계에서는 현재의 행동 패턴을 의식하고 걱정하거나 새로운 행동 패턴에 흥미를 기울이는 것이 중요한 과제다. 행동 변화라는 맥락에서는 어떻게 현재의 행동 패턴

● 다수의 한국어 사용 연구자들은 'precontemplation stage'를 '무계획 단계'로 번역하였다(이평화, 2010). 여기에서는 '계획 전 단계'가 영어 원문에 조금 더 충실하다고 보았다. 'contemplation' 자체는 '숙고' 정도로 번역하면 적절할 것이다.

을 갖게 되었는지 이해하는 것보다 변화를 보는 관점을 이해하고 변화에 저항하는 이유를 파악하는 것이 중요하다(DiClemente, 2018). 현재의 행동이 초래할 결과에 대해 충분한 정보가 없거나, 여러 번 변화를 시도했지만 실패해 낙담한 상태일 수도 있다. 자신의 행동 문제를 잘 모르는 사람은 주변 사람의 성화에 못 이겨 전문가를 찾는 경우가 많다. 그러나 그런 압력이 사라지면 이내 예전의 행동 패턴으로 돌아온다(Prochaska and Norcross, 2010). 어떤 경우든 이 단계에 머무는 사람은 자신의 행동 패턴에 대해 읽거나 말하거나 생각하는 것을 꺼리는 경향이 있다(Prochaska et al., 2015). 즉 문제 인식에 대한 저항이 계획 전 단계에 있는 사람의 특징이다(Prochaska and Norcross, 2010).

(2) 계획 단계

변화의 가치와 필요성을 고려하는 것이 계획 단계의 특징이다. 이 단계에 있는 사람은 향후 6개월 안에 행동을 변화시킬 의향이 있다고 보지만(Prochaska et al., 2015) 아직 행동을 하지는 않는다(Prochaska and Norcross, 2010). 이 단계에 들어서면 예전의 행동 패턴이 불안정해진다. 현재의 행동 패턴에서 벗어나려는 한편 새로운 행동 패턴도 찾으려고 한다. 즉 이 단계에서 사람들은 일종의 심리적 '보상 분석(reward analysis)'을 한다. 기존 행동과 새로운 행동의 이득과 손실을 가늠하는 것이다. 이 같은 분석은 합리적 계산인 동시에 정서적 판단이며 개인의 가치와 문화적 영향이 반영되는데, 이를 '결정 균형(decisional balance)'이라고 한다(DiClemente, 2018). 계획 전 단계와 비교할 때 이 단계에서는 기존 행동의 이득보다 손실이 부각된다. 그러나 기존 행동이 이득인지 손실인지 분명하지 않으면 오랫동안 이 단계에 머물 수 있다. 이 것을 흔히 만성적 계획 상태(chronic contemplation) 또는 행동 지연 상태(behavioral procrastination)라고 한다(Prochaska et al., 2015)◆ 기존 행동을 변화시켜 새로운 행동 패턴을 갖는 데는 적지 않은 시간과 노력이 필요하다. 이 점을 고려할 때 계획 단계의 최대 과제는 변화를 긍정하는 방향으로 결정 균형을 가져가는 것이며, 이를 통해 계획 단계에서 준비 단계로의 이행이 일어난다(DiClemente, 2018). 그러나 만성적 계획 상태에 있는 사람에게 행동 변화를 종용하면 성공 확률이 떨어진다. 이것은 계획 전 단계에서 관찰되는 바와 비슷한 양상이다 (Prochaska et al., 2015).

(3) 준비 단계

준비 단계는 행동 계획을 수립하고 계획 실행 준비에 전념하는 시기다. 보통 향후 1개월 안에 행동을 변화시킬 의향이 있다면 준비 단계에 있는 것으로 본다(Prochaska et al., 2015). 그런데 행동을 바꾸기로 했다고 해서 바로 행동 변화로 이어지는 것은 아니다. 행동 변화를 위해서는 그에 적합한 환경을 만들고 전략을 수립해야 한다(DiClemente, 2018). 또 이 단계에 있는 사람들은 그간 일련의 준비 행동을 하기 마련이다. 금연의 경우 금연 교육이나 전문가 상담을 받거나 다양한 금연 방법을 탐색하는 등 준비 행동을 한다(Prochaska et al., 2015). 또 하루 흡연량을 줄이거나 첫 담배를 피우는 시간을 늦추는 일도 또 다른 준비 행동의 예로 볼 수 있다. 이 모든 일을 하기 위해서는 시간과 에너지가 필요하나 이런 자원은 늘 부족하므로 목표와 우선순위를 정해야 한다(Prochaska and Norcross, 2010).

(4) 행동 단계

행동 단계는 계획을 실행하는, 예전의 행동 패턴을 버리거나 새로운 행동 패턴을 취하는 시기이다. 이 시기는 지난 6개월 동안 분명한 행동 변화가 나타난 경우를 가리킨다(Prochaska et al., 2015). 대다수의 사람은 이 단계를 행동

● 프로차스카와 노크로스(Prochaska and Norcross, 2010)가 계획 단계의 200명을 상대로 2년간 추적 관찰한 결과, 이들이 행동 단계로 넘어가지 않은 채 계획 단계에 머무른 기간의 최빈값(mode)이 2년이었다.

변화와 동일시한다. 〈그림 9-1〉의 변화 단계 모식도 중 전반기에는 행동 변화 의향과 숙고, 계획 수립에 집중하는 비가시적인 활동이 주로 일어나는 반면, 행동 단계부터 시작되는 후반기에는 가시적 행동 변화가 관찰되기 때문이다. 조깅을 시작하거나 금연을 하는 것 등이 대표적 사례다. 그런데 새로운 행동이 곧 새로운 습관은 아니다. 예전의 습관으로 회귀할 가능성이 있다. 새로운 행동이 하나의 습관으로 바뀌는 데는 적어도 3~6개월이 걸린다고 하지만, 실제로는 예전 행동의 빈도에 따라 다를 수 있다. 예를 들어 금연의 경우에는 3~6개월의 기간이 충분할 수 있으나 폭음이나 암 검진처럼 빈도가 낮은 행동에는 더 오랜 시간이 걸릴 수 있다(DiClemente, 2018). 또 행동 단계를 행동 변화와 동일시하면 준비 단계의 중요성을 간과할 위험이 있다(Prochaska and Norcross, 2010).

모든 행동 변화가 행동 단계에 있음을 의미하지도 않는다. 새로운 행동은 전문가들이 질병의 위험을 명백하게 낮춘다고 합의한 수준에 도달해야 한다(Prochaska et al., 2015). 흡연의 경우 금연은 그에 해당하지만 금연에 이르는 다양한 행동, 예를 들어 기존 담배를 저타르·저니코틴 담배로 바꾸는 행동은 그런 수준에 도달했다고 보기 어렵다(Prochaska and Norcross, 2010). 이런 행동이 금연에 이르는 연속적인 과정에서 발생했다면 준비 단계에서 일어난 일로 볼 수 있다. 행동 단계의 과제는 행동 변화의 장애 요인을 극복하기 위해 계획의 적절성을 평가하고 이를 상황에 맞게 수정하는 것이다. 일단 새로운 행동 패턴이 형성되면 유지 단계로 넘어간다(DiClemente, 2018).

(5) 유지 단계

이 단계에서는 새로운 행동을 습관으로 만드는 것이 과제다. 이때 습관은 몸에 익어서 별다른 생각이나 노력 없이도 자연스럽게 나오는 행동을 말하며, 새로운 행동 패턴이 습관화되면 완료 단계로 이행한 것으로 볼 수 있다(DiClemente, 2018). 그러나 유지 단계에서도 재발 위험이 있으므로, 이를 방지하는 것이 또 다른 과제다(Prochaska and Norcross, 2010). 유지 단계는 금연의 경우 6개월에서 5년에 이르는 것으로 알려져 있다(Prochaska et al., 2015). 그러나 행동에 따라 유지 단계에 평생 머무를 수도 있다(Prochaska and Norcross, 2010).

2) 변화 프로세스 ●

변화 프로세스(processes of change)는 개인이 변화의 한 단계에서 다른 단계로 이행하도록 하는 경험과 활동(DiClemente, 2018), 또는 특정 문제와 연관된 감정과 생각, 관계를 변화시키기 위해 사람들이 하는 활동(Prochaska and Norcross, 2010)을 가리킨다. 프로세스는 이행의 엔진 또는 메커니즘으로서 각 단계 과제 수행을 촉진한다. 이때 변화 프로세스를 여러 이론 및 다양한 중재 기법과 구분할 필요가 있다(DiClemente, 2018; Prochaska and Norcross, 2010). 프로차스카와 노크로스는 이론, 변화 프로세스, 중재 기법을 〈표 9-4〉와 같이 비교했다.

프로차스카와 노크로스(Prochaska and Norcross, 2010)에 따르면 정식 금연 치료법만 하더라도 50개, 전문가들이 금연을 위해 사용하는 중재 기법은 130개

표 9-4 **이론, 변화 프로세스, 중재 기법 비교**

추상 수준	명칭	예
높음	이론	정신분석 이론, 게슈탈트 이론
중간	변화 프로세스	의식 고양, 역조건 형성
낮음	중재 기법	점진적 근육 이완, 꿈의 해석

자료: Prochaska and Norcross(2010).

●   일부 한국어 문헌은 'process'를 '과정'으로 번역했으나 한국어 '과정'의 사전적 의미는 '일이 되어 가는 경로'다. 이는 범이론 모형의 process가 뜻하는 바인 'a series of actions which are carried out in order to achieve a particular result'를 살리지 못하는 면이 있어 '프로세스'라고 했다.

가 넘는다고 했다. 변화 프로세스는 이처럼 다양한 심리치료 이론과 중재 기법을 수렴하고 통합하는 중간 수준의 구성 요소로 기능한다. 또 전문가들의 행동 변화 중재 계획은 이론이나 중재 기법의 수준이 아니라 변화 프로세스라는 중간 수준에서 수립된다. 이런 맥락에서 변화 프로세스는 범이론 모형이 통합적·절충적 모형으로 나아가는 열쇠라고 할 수 있다.

(1) 의식 고양

의식 고양(consciousness raising)이란 현재의 행동 패턴이나 새로운 행동에 대한 인식을 높이는 데 필요한 정보를 얻는 것을 말한다. 정신분석 이론은 이를 '무의식적인 것에 대한 의식화'로 표현한다(DiClemente, 2018). 달리 말하면 문제 행동의 원인과 결과, 해결책에 대한 인식 수준을 높이는 것으로서 피드백과 교육이 의식 고양의 대표적 방법이다(Prochaska et al., 2015; Prochaska and Norcross, 2010).

(2) 정서적 각성

정서적 각성(emotional arousal)은 극적 해소(dramatic relief)라고도 한다. 현재 행동이나 새로운 행동에 대한 정서적 반응을 경험하는 것을 가리킨다 (DiClemente, 2018). 즉 적절한 행동을 취하도록 동기를 부여하기 위해 부정적 또는 긍정적 감정을 불러일으키는 것을 의미한다(Prochaska et al., 2015). 이는 정화 또는 카타르시스로 분류되는데(<표 9-1>), 영화 등의 감동적 장면을 보고 (Prochaska and Norcross, 2010) "마음속에 억압된 감정의 응어리를 언어나 행동을 통해 외부에 표출함으로써 정신의 안정을 찾는 일"(국립국어원, 2020)을 예로 들 수 있다.

(3) 자기 재평가

자기 재평가(self-reevaluation)란 현재 행동이나 새로운 행동이 개인의 가치나 규범, 자기 개념에 부합하거나 상충하는지를 살피고 평가하는 것을 의미한다(DiClemente, 2018). 즉 특정 행동을 하는 본인의 자기 이미지나 그런 행동을 하지 않는 자기 이미지를 인지적·정서적인 면에서 재평가하는 것을 말한다(Prochaska et al., 2015). 프로차스카와 노크로스(Prochaska and Norcross, 2010)는 이에 대해 흥미로운 실례를 제시한다. 다른 사람과 사귀는 것을 부끄러워하는 남자가 있었다. 그는 데이트 요청을 거절당할까 봐 상대에게 말조차 걸지 못했다. 그러나 심리치료를 받으면서 남자는, 상대의 데이트 요청 거절이 자신에 대한 것이 아니라 상대에 관한 것임을 받아들이게 되었다. 데이트를 청한 상대가 남자의 외모를 싫어했는지, 데이트를 청해 주길 바라는 다른 사람이 있는지, 이미 사귀는 다른 사람이 있는지, 전혀 모르는 사람이 데이트를 청해 당황했는지 알 수 없는 노릇이기 때문이다. 그 후 남자는 설령 거절을 당할지라도 상대에게 말을 거는 것을 두려워하지 않게 되었다. 즉 행동의 결과는 동일하지만 그에 부여하는 의미가 달라진 것이다. 이것이 자기 재평가다.

(4) 환경 재평가

현재 행동이나 새로운 행동이 다른 사람이나 환경에 끼칠 수 있는 긍정적·부정적 영향을 인식하는 것을 말한다(DiClemente, 2018). 즉 특정 행동 패턴 유무가 본인의 사회 환경에 미치는 영향(예컨대 본인의 흡연이 다른 사람에게 끼치는 영향)을 인지적·정서적인 면에서 평가하는 것을 의미하는바 공감 훈련(empathy training)은 환경 재평가(environmental reevaluation)를 위한 구체적인 중재 기법이라 할 수 있다(Prochaska et al., 2015).

(5) 사회적 해방

사회적 해방(social liberation)은 현재의 행동이나 새로운 행동 시작을 돕는, 건강에 이로운 사회 규범을 인식하고 사회적 기회나 대안을 만드는 것을 가리킨다(DiClemente, 2018; Prochaska et al., 2015). 금연을 촉진하기 위해 금연 구역을 설정하는 조례를 제정하거나 신체 활동 증진을 위해 도시 환경을 개선하는 것이 전형적인 예다. 이러한 활동에 임상심리사나 보건 전문가들이 나서게 되면 지지자 혹은 옹호자(advocates)가 된다(Prochaska and Norcross, 2010).

(6) 자기 해방

자기 해방(self-liberation)은 새로운 행동이나 행동 변화를 선택하고 그에 대한 책임을 지며 지속적으로 유지하는 것을 의미한다(DiClemente, 2018). 즉 본인이 변화할 수 있다는 믿음, 또 그 믿음에 맞게 행동 변화를 스스로 약속하고 이를 반복하는 일을 가리킨다. 새해나 생일을 맞으면서 금연 결심 등 행동 변화를 위한 결심을 하는 것이 여기에 해당한다(Prochaska et al., 2015). 자기 해방은 행동 변화에 대해 책임을 지는 것이므로, 그에 대한 실존 불안(existential anxiety)이 따르는 경우가 많다(Prochaska and Norcross, 2010).

(7) 자극 일반화 또는 통제

자극 일반화 또는 통제(stimuli generalization or control)는 특정 행동을 촉발하거나 장려하는 계기 또는 자극을 만들거나, 변화시키거나, 피하는 것을 가리킨다(DiClemente, 2018). 즉 특정 조건 자극의 발생 확률을 줄이기 위해 환경을 재구조화하는 것을 말한다(Prochaska and Norcross, 2010). 건강에 해로운 습관, 예전 행동의 계기가 될 만한 것을 없애고 새로운 행동, 더 건강한 습관에 촉진제가 될 만한 것을 제시하는 일을 말한다. 금연을 위해 집이나 차에 있는 재떨이를 치우는 것이 전형적 예다(Prochaska et al., 2015).

(8) 조건 또는 역조건 형성

조건 또는 역조건 형성(conditioning or counterconditioning)은 어떤 행동과 계기 간에 새로운 연결 관계를 형성하거나 예전 행동을 새로운 대안 행동으로 대체하는 것을 뜻한다(DiClemente, 2018). 특히 역조건 형성은 문제 행동을 더 건강한 다른 행동으로 대체하는 법을 배우는 것을 말한다. 스트레스를 풀기 위해 술을 마시는 대신 이완법을 익히는 것이 좋은 예다(Prochaska et al., 2015). 프로차스카와 디클레멘트는 초기 문헌(Prochaska and DiClemente, 1984)에서 질경 (vaginismus: 남자의 성기 삽입에 대한 공포로 불수의적 근육 경련이 일어나 질을 통한 성관계가 불가능한 것)이 있는 여성을 치료한 사례를 보고한 바 있다. 내담자의 불안을 완화하기 위해 이완법을 시행하는 한편, 처음에는 내담자 본인, 그다음에는 배우자의 손가락을 조금씩 밀어 넣는 방법을 내담자와 배우자에게 교육해 성관계에 성공하는 점진적인 접근법을 사용했다.

(9) 강화 관리

강화 관리(reinforcement management)는 현재 행동이나 새로운 행동에 대한 긍정적·부정적 강화 요인을 발견하고 조종하는 것을 말한다. 즉 현재의 행동에 대한 보상은 없애는 한편(부정적 강화 요인 제거) 새로운 행동에 대한 보상을 제공한다(DiClemente, 2018). 의도적 행동 변화에 대해 스스로 자신에게 보상을 주거나 다른 사람들이 본인에게 보상하는 것으로, 인센티브 제공이 대표적 예다.

(10) 조력 관계

조력 관계(helping relationship)는 현재의 행동이나 새로운 행동에 대해 가족이나 친구, 동료 등 다른 사람으로부터 지지와 지원을 받는 것을 뜻한다 (DiClemente, 2018). 원래 이것은 치료 관계(therapeutic relationship)라 불렸으나 변화를 촉진하는 상호 관계는 내담자와 치료자뿐 아니라 일상 환경에서 가족이나 친구, 동료 간에도 일어나므로 조력 관계라고 했다. 범이론 모형에서는 조력 관계가 행동 변화의 프로세스이자 전제 조건으로 본다(Prochaska and DiClemente, 1984).

3) 변화 단계와 변화 프로세스의 관계

변화 단계와 변화 프로세스 간에 일정한 관계가 있다는 점은 범이론 모형의 중요한 특징 중 하나다. 이에 따르면 의도적 행동 변화를 추구하는 사람은 범이론 모형의 초기 단계에서는 주로 인지적·정서적·평가적 변화 프로세스를 구사한다. 반면 행동 지향적 단계에서는 (역)조건 형성이나 강화 관리 등의 변화 프로세스에 의존한다(<표 9-5>; Prochaska et al., 2015).

이와 같은 관계는 중요한 함의를 지닌다. 계획 전 단계에 있는 사람이 계획 단계로 이행하도록 돕기 위해서는 의식 고양이나 극적 해소 같은 변화 프로세스를 사용하는 것이 적절하다. 그러나 자극 통제나 역조건 형성 등을 이 단계에 있는 사람에게 적용하는 것은 이론적으로도, 경험적·실천적으로도 잘못된 일이다. 반면 행동 단계나 유지 단계에 있는 사람에게는 적절한 지원 전략이 될 수 있다(Prochaska et al., 2015).

표 9-5 **변화 단계와 변화 프로세스의 관계**

	계획 전 단계	계획 단계	준비 단계	행동 단계	유지 단계
변화 프로세스	의식 고양 극적 해소 환경 재평가				
		자기 재평가			
			자기 해방		
				역조건 형성 조력 관계 강화 관리 자극 통제	

자료: Prochaska et al(2015).

4) 변화 표지

두 가지 변화 표지(markers)는 기존 심리치료 이론을 검토해 변화 프로세스를 도출하는 과정에서 확인되었다. 하나는 결정 균형(decisional balance)이고 나머지 다른 하나는 자기효능감/유혹(self-efficacy/temptation)이다. 결정 균형이란 변화의 이득과 손실 간의 관계를 말하는 것으로 초기 변화 단계에서의 이행을 나타내는 중요한 표지로 간주된다. 반면 자기효능감은 알버트 반두라(Albert Bandura)가 고안한 개념으로서, 특정 행동을 하거나 특정 과제를 수행할 수 있는 자신감을 가리키는 것으로 행동 변화 및 장기적 성공의 예측 요인이다(DiClemente, 2018).

(1) 결정 균형

결정 균형과 관계있는 이론은 어빙 재니스와 리언 만(Irving Janis and Leon Mann)의 합리적 의사결정 모형이다. 이 모형에 따르면 사람은 변화의 이득과 손실을 저울질하고 그 결과에 따라 어떤 행동을 취할지에 대해 결정을 내린다고 한다. 이 과정에서 사람은 합리적 계산은 물론이거니와 그러한 계산의 중요성과 가치, 유용성을 같이 따지게 된다. 또 기존의 행동뿐 아니라 그를 대체하는 새로운 행동의 이익과 손실을 가늠한 결과 결정 균형을 얻게 된다. 이 때 변화의 이익이 크다면 행동 단계의 방향으로 이행할 것이나 그렇지 않다면 계획 단계에 머무르게 된다(이것을 앞에서는 '만성적 계획 상태'라고 했다). 따라서 결정 균형은 계획 단계에서 준비 단계로의 이행에 중요한 표지가 된다. 결정 균형은 범이론 모형의 후반기, 즉 행동 단계와 유지 단계 간 이행에서도 의미가 있으나 그 영향력이 초기 단계에서보다는 작다(DiClemente, 2018). 특히 계획 전 단계에서는 금연이나 운동 등 다양한 행동 변화에서 건강에 해로운 행동의 이득이 손실보다 크지만 계획 단계 이후로 넘어가면서 손실이 더 커지는 것이 관찰된 바 있다(Prochaska et al., 1994).

(2) 자기효능감

자기효능감은 예전의 행동으로 돌아갈 수 있는 위험이 큰 상황에서 그것에 맞게 대처할 수 있는 자신감을 말한다(Prochaska et al., 2015). 자기효능감 평가는 성공적 행동 변화를 예측하고 재발 확률이 높은 사람을 가려내서 재발 예방에 기여할 수 있다. 범이론 모형의 단계에 따른 자기효능감은 행동 변화를 시작하는 단계와 이를 지속하는 단계에서 두드러지므로, 준비 단계에서 행동 및 유지 단계로의 이행에 중요한 표지가 된다. 그보다 중요성은 덜하지만 계획 전 단계에서 그다음 단계로의 이행 확률이 높은 사람과 그렇지 않은 사람을 구분하는 데에도 유용하다(DiClemente, 2018).

자기효능감과 짝을 이루는 유혹(temptation)은 건강에 이롭지 않은 특정 행동을 하려는 욕구 정도를 말한다. 자기효능감과 역관계를 보이지만 정확한 거울상이 아니라는 점에 유의해야 한다. 예를 들어 약물 유혹이 있어 전문가의 도움을 받지만 유혹을 이길 수 있다는 자신감, 즉 자기효능감이 클 수 있다. 유혹 정도의 평가는 준비 단계에서 변화 계획을 세우거나 행동 및 유지 단계의 성공적 활동 여부를 예측하는 데 도움이 된다(DiClemente, 2018).

3 | 연구 도구

범이론 모형을 활용해 행동 변화를 연구하려면 여러 도구가 필요하다. 이하에서는 볼티모어 카운티 소재 메릴랜드대학교의 HABITS 연구실 웹사이트에 수록된 범이론 모형 관련 측정 도구를 중심으로 주요 연구 도구를 살펴본다(HABITS, n.d.).

1) 로드아일랜드대학 변화 평가 척도

로드아일랜드대학 변화 평가 척도의 영어 명칭은 'University of Rhode Island Change Assessment Scale'(이하 URICA)이다. 이것은 변화를 위한 준비

정도, 즉 변화 단계(계획 전 단계와 계획 단계, 행동 단계, 유지 단계 등 4개의 행동 단계)를 측정하는 데 사용된다. 단 유지 단계는 "(행동 변화) 유지를 위해 애쓰는 것(struggling to maintain)"을 측정한다. 즉 해당 문항에 긍정 응답한 사람은 행동 변화를 유지하는 데 어려움을 겪고 있다는 것을 의미한다. 평가 결과는 응답자가 어떤 행동을 문제 삼고 있는지가 분명해야 해석하기 쉽다.

HABITS 연구실이 웹사이트에 수록한 URICA는 알코올 버전(24개 문항 또는 28개 문항), 약물 버전(32개 문항 또는 24개 문항), 절주 버전(12개 문항), 심리치료 버전(32개 문항) 등이 있다. ● 한국에서는 임조영 등(1999)이 초기 URICA 알코올 버전(24개 문항)을 번역하고 신뢰도와 타당도를 평가해 알코올 의존 환자의 변화 준비도 척도(Scale for Readiness to Change) 한국어판을 개발해 사용한 바있고 김경훈(2013)이 페트리(Petry, 2005)가 개발한 URICA-G(gambling)를 번역하고 타당도 평가를 하여 연구에 사용했다.

2) 단계 설정 알고리듬

변화 단계를 특정하는 또 다른 방법은 단계 설정 알고리듬(staging algorithms)을 이용하는 것이다. 이 알고리듬은 흡연자를 상대로 개발된 것이 수록되어 있는데 흡연자 여부 및 금연 시기를 먼저 물어보고 흡연자에 대해서만 향후 6개월 및 30일 이내 금연 고려 유무를 질문하며 마지막으로 작년 한 해 동안 최소 24시간 금연 시도 횟수를 질문한다. 그 결과를 바탕으로 응답자의 금연 준비 상태, 즉 변화 단계를 특정한다(<그림 9-2>).

한국의 국민건강영양조사 건강 설문조사표에 흡연자를 상대로 한 유사 문항들이 있다(질병관리청, n.d.). 먼저 현재 흡연 여부를 묻고 금연자면

● 이들 URICA 버전은 자유롭게 사용 가능한 것으로 보이나 해당 기관이나 저자에게 확인이 필요하다. 가정폭력 버전의 경우 'Pro-Change Behavior Systems'에 저작권이 있다.

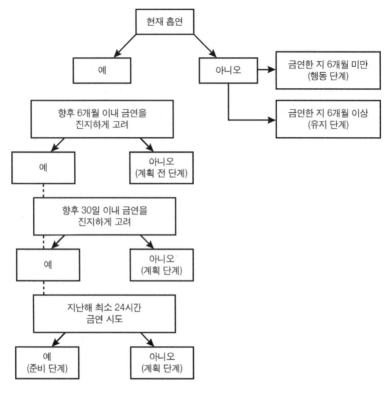

그림 9-2 **금연 변화 단계 분류**
자료: HABITS(n.d.)

금연 시기를 묻는다. 그다음에 "최근 1년 동안 담배를 끊고자 하루(24시간) 이상 금연한 적이 있습니까?"란 질문에 보기로 "① 예, ② 아니요"를 제시한다. 마지막으로 "앞으로 1개월 안에 담배를 끊을 계획이 있습니까?"란 질문에 대해 보기로 "① 1개월 안에 금연할 계획이 있다. ② 6개월 안에 금연할 계획이 있다. ③ 6개월 이내는 아니지만 언젠가는 금연할 생각이 있다. ④ 현재로서는 전혀 금연할 생각이 없다"가 제시되어 있다. 이상의 응답 결과를 조합하면 전국 대표성이 있는 변화 단계 분포를 파악할 수 있다.

3) 변화 프로세스 설문지

변화 프로세스 설문지(Processes of Change Questionnaire)는 다양한 건강행동에 대한 경험적·행동적 변화 프로세스 사용을 평가하는 자가 보고 설문이다. 응답자는 각 문항에 대해 문제 행동을 피하기 위해 변화 프로세스에 해당하는 생각이나 상황을 얼마나 사용하는지 5점 리커트 척도로 답하게 된다. 개발된 설문지는 성인을 표적 집단으로 삼고 있고 문항 수는 버전에 따라 다르다. 알코올 버전과 약물 버전, 흡연 버전의 경우 20문항 설문지와 40문항 설문지가 있고 절주 버전은 20문항 설문지, 체중 감소 버전은 48문항 설문지다. 응답 소요 시간은 5~10분이며 별다른 교육 없이 자가 보고 응답이 가능하다. 이들 설문지에 대해서는 원저자가 저작권을 행사하지 않아 무료로 사용할 수 있다(HABITS, n.d.). 한국에서는 임조영 등(1999)이 초기 URICA 알코올 버전(65개 문항)을 번역하고 신뢰도와 타당도를 평가해 '알코올 의존 환자의 변화의 과정 척도(Scale for Processes of Change)' 한국어판을 개발한 바 있다. 김춘자(2001)는, 니그 등(Nigg et al., 1999)이 운동 행위에 대해 변화 프로세스를 평가하기 위해 개발한 30문항 설문지를 번역해 사용했다.

4) 결정 균형 척도

결정 균형 척도(Decisional Balance scale)는 음주 등 여러 건강행동의 이득과 손실을 평가하는 20개 문항으로 구성된 자가 보고 설문지다. 응답자는 각 문항에 대해 5점 리커트 척도로 답하게 된다. 개발된 설문지는 성인을 표적 집단으로 삼고 있고 문항 수는 버전에 따라 다르다. 알코올 버전과 약물 버전의 경우 20문항 설문지, 흡연 버전의 경우 20문항 설문지와 6문항 설문지가 있고 절주 버전은 10문항 설문지, 체중 감소 버전은 20문항 설문지다. 응답

소요 시간은 5~10분이며 별다른 교육 없이 자가 보고 응답이 가능하다. 마찬가지로 이들 설문지에 대해서는 원저자가 저작권을 행사하지 않아 무료로 사용할 수 있다(HABITS, n.d.).

5) 자기효능감 척도 및 상황 유혹 척도

절제 자기효능감 척도(Abstinence Self-efficacy scale)는 다양한 상황에서 건강행동 변화에 대한 자신감을 평가하는 자가 보고 설문지다. 알코올 버전과 약물 버전은 각각 20문항 및 12문항 설문지, 흡연 버전은 20문항 및 9문항 설문지, 절주 버전은 12문항 설문지가 개발되어 있다. 유혹 정도를 평가하는 상황 유혹 척도(Situation Temptation scale)의 문항은 자기효능감 척도와 동일하다. 그러나 전자는 유혹 정도를, 후자는 자신감 정도를 묻는다는 점에서 다르다. 양자의 상관 계수는 0.60 정도이다. 상황 유혹 척도는 인지 능력이 감소한 사람이 답하기 어려운 경우가 있으므로 이들을 상대로 설문할 때에는 문항을 적절하게 수정하거나 자가 보고 설문 대신 면접 설문으로 진행할 수 있다(HABITS, n.d.).

4 | 국내 연구 사례

한국교육학술정보원 학술연구정보서비스(RISS) 웹사이트에서 'transtheoretical model'을 검색하면(2020년 2월 24일 기준) 김수진(1999)의 박사 학위 논문을 비롯한 국내 학위 논문이 154편, 서석권과 이승훈(1998)의 종설 논문을 비롯한 국내 학술지 논문이 245편 나온다. RISS 검색 결과에 따르면 국내에서 출판된 범이론 모형 학술 연구 문헌은 1998년 1편이던 것이 2001년 11편으로 증가했고 2005년에는 28편으로 지난 30여 년간 가장 많았으며 그 후 감소했다가 2017년 27편, 2018년 26편으로 최근 다시 증가했다. 2002년 이후 3개 연도를 제외하면 매년 15편 이상의 범이론 모형 연구 문헌이 출판되고 있어 이에 대한 꾸준한 연구가 이루어지고 있는 것으로 보인다. 이하에서는 국내 학술지에 출판된 연구 사례 중 범이론 모형을 활용한 실험연구(오현주 외, 2019)를 소개한다.

계획 및 준비 단계에 있는 노인 대상 운동 중재의 효과

이 연구에서는 계획 단계와 준비 단계에 있는 만성 요통 여성 노인을 상대로 범이론 모형을 적용한 운동 프로그램과 전화 코칭 프로그램을 개발하고 그 효과를 평가했다. 운동 프로그램은 근력 운동과 이완 운동으로 구성된 1회 60분, 주 1회, 총 8주의 프로그램으로 개발했고 변화 프로세스로 의식 고양 등 6개 변화 프로세스를 운동 프로그램을 진행하면서 적용했다. 전화 코칭 프로그램은 주 1회 5분씩 계획 단계에 있는 노인과 준비 단계에 있는 노인을 위한 것을 별도 개발해 진행했다. 변화 프로세스로는 3~4개를 적용했는데 그 내용은 다음과 같다(<표 9-6>). 대조군은 노래 교실과 치매 예방 교육을 했다.

표 9-6 **운동 및 전화 코칭 프로그램의 변화 프로세스와 구체적 내용**

변화 프로세스	구체적 내용
운동 프로그램	
극적 해소	만성 요통이 있는 자신의 이미지에 대한 생각 공유
의식 고양	만성 요통과 운동에 관한 정보 제공
자기 재평가	운동을 하는 자신의 이미지 생각하기
자기 해방	규칙적으로 운동하기
조력 관계	친구나 가족에게서 운동 실천에 대해 격려받기
환경 재평가	운동 장소를 확보하고 운동복을 제공해 운동 실천 접근성 개선
전화 코칭 프로그램	
극적 해소	규칙적 운동 실천하고 보람 느끼기
의식 고양	집에서 할 수 있는 운동에 대한 정보 제공하기
자기 재평가*	운동을 하는 자신의 이미지 생각하기
자기 해방*	운동 서약서 작성하기, 운동 달력 기록하기, 운동 못하는 상황 대처
환경 재평가	집에 운동할 수 있는 환경 만들기

주: *준비 단계의 노인에 대한 전화 코칭 프로그램에 해당함.

중재 효과는 운동 행위 변화 프로세스의 증가, 운동 행위 이득 증가 및 손실 감소, 운동 자기효능감 증가, 요통 감소와 근력 향상으로 평가했는바 변화 프로세스, 이득 및 손실에 관한 결정 균형, 자기효능감은 범이론 모형 특이 척도를 사용했다(Nigg et al., 1998; 1999; Marcus et al., 1992). 연구 결과 실험군의 변화 프로세스와 자기효능감은 증가했으나 운동 행위 이득과 손실은 실험군과 대조군 간에 차이가 없었다. 또 요통 감소는 실험군에서 뚜렷하게 나타났으나 근력 향상은 실험 직후에만 실험군과 대조군의 차이가 관찰되었다.

참고문헌

김경훈. 2013. 「문제 도박자의 단도박 변화 단계와 단계별 단도박 변화 동기, 도박 인지 오류, 도박 거절 자기 효능감」. 대구대학교 대학원 박사학위 논문.

김수진. 1999. 「범이론적 모델을 적용한 금연 프로그램이 고등학생의 흡연 행위와 사회 심리적 변인에 미치는 효과」. 가톨릭대학교 대학원 박사학위 논문.

김춘자. 2001. 「Transtheoretical Model을 이용한 운동 행위 변화 단계별 중재 프로그램 개발 및 효과 검증: 제2형 당뇨병 환자를 중심으로」. 연세대학교 대학원 박사학위 논문.

서석권, 이승훈. 1998. 「산업장 흡연자 관리를 위한 행동의 단계적 변화론 모델의 적용 방안」. ≪계명의대논문집≫, 17권 2호, 141~152쪽

오현주, 서순림, 김미한. 2019. 「운동 계획 및 준비 단계에 있는 만성 요통 여성 노인을 위한 맞춤형 운동 중재 효과」. ≪성인간호학회지≫, 31권 4호, 414~426쪽.

이평화. 2017. 「Transtheoretical model을 적용한 국내 연구 동향 분석: 구성 요소와 한글 용어를 중심으로」. ≪보건교육건강증진학회지≫, 34권 5호, 121~142쪽.

임조영, 신재정, 조현섭. 1999. 「알코올 의존 환자의 변화의 과정 및 준비도 척도의 신뢰도와 타당도 연구」. ≪중독정신의학≫, 3권 2호, 107~117쪽.

국립국어원. 2020. '카타르시스'. 국립국어원 표준국어대사전. https://stdict.korean. go.kr(검색일 2020.2.23).

질병관리청.(n.d.). 국민건강영양조사. https://knhanes.cdc.go.kr/knhanes/main.do

DiClemente, C. C. 2018. *Addiction and Change: How addictions develop and addicted people recover,* 2nd edition. The Guilford Press.

DiClemente, C. C. and J. O. Prochaska, 1982. "Self-change and therapy change of smoking behavior: A comparison of processes of change in cessation and maintenance." *Addictive Behaviors*, Vol.7. No.2, pp.133~142.

HABITS Lab at UMBC.(n.d). TTM measures. https://habitslab.umbc.edu/ttm-measures

Hall, K. L. and J. S. Rossi, 2008. "Meta-analytic examination of the strong and weak principles across 48 health behaviors." *Preventive Medicine*, Vol.46. No.3, pp.266~274.

Marcus, B. H., V. C. Selby, R. S. Niaura and J. S. Rossi. 1992. "Self-efficacy and the stages of exercise behavior change." *Research Quarterly for Exercise and Sport*, Vol.63, No.1, pp.60~66.

Nigg, C. R., G. J. Norman, J. S. Rossi and S. V. Benisovich. 1999. "Processes of physical activity behavior change: Redeveloping the scale." *Annals of Behavioral Medicine*, Vol.21, S79.

Nigg, C. R., J. S. Rossi, G. J. Norman and S. V. enisovich. 1998. "Structure of decisional balance for exercise adoption." *Annals of Behavioral Medicine*, 20, S211.

Parloff, M. B. 1976, February. "Shopping for the right therapy." *Saturday Review*, Vol.3, No.10, pp.14~20.

Petry, N. M. 2005. "Stages of change in treatment-seeking pathological gamblers." *Journal of Consulting and Clinical Psychology*, Vol.73, No.2, pp.312~322.

Prochaska, J. O. 1979. *Systems of Psychotherapy: A transtheoretical analysis. The Dorsey Press*.

Prochaska, J. O. and C. C. DiClemente, 1984. *The Transtheoretical Approach: Crossing traditional boundaries of therapy*. Dow Jones-Irwin.

Prochaska, J. O. and J. C. Norcross, 2010. *Systems of Psychotherapy: A transtheoretical analysis*, 7th ed. Cengage Learning.

Prochaska, J. O., C. A. Redding, and K. E. Evers. 2015. "The transtheoretical model and stages of change." in K. Glanz, B. K. Rimer and K. Viswanath(eds.). *Health Behavior: Theory, research, and practice*, 5th ed. Jossey-Bass. pp.125~148

Prochaska, J. O., DiClemente, C. C. and J. C. Norcross, 1992. "In search of how people change: Applications to addictive behaviors." *American Psychologist*, Vol.47, No.9, pp.1102~1114.

Prochaska, J. O., W. F. Velicer, J. S. Rossi, M. G. Goldstein, B. H. Marcus, W. Rakowski, C. Fiore, L. L. Harlow, C. A. Redding, D. Rosenbloom and S. R. Rossi. 1994. "Stages of change and decisional balance for 12 problem behaviors." *Health Psychology*, Vol.13, No.1, pp.39~46.

Prochaska, James O. 2012. "A discussion with James O. Prochaska, PhD. Interview by Paul E. Terry." *American Journal of Health Promotion*, Vol.26, No.5, TAHP2-3, AHP5-6.

Weinstein, N. D., P. M. Sandman and S. J. Blalock, 2008. "The precaution adoption process model." in K. Glanz, B. K. Rimer and K. Viswanath(eds.). *Health Behavior and Health Education: Theory, research, and practice*, 4th ed. Jossey-Bass. pp.123~147.

## 3부

기술 및 미디어의 이용과
건강 커뮤니케이션

Health Comunication
Theory and Practice

10장
범매스미디어와 건강 커뮤니케이션

김활빈

1 | 매스미디어의 개념, 종류 및 논쟁 영역

매스미디어(mass media) 혹은 대중매체는 일상생활에서 자주 사용하는 용어다. 이는 우리가 일상에서 자주 접하는 신문, 잡지, 텔레비전, 라디오, 영화 등과 같은 매체를 매스미디어의 대표적 예로 칭하기 때문이다. 매스미디어는 불특정 다수의 사람들에게 메시지(콘텐츠)를 전달하는 수단으로 사용된다. 커뮤니케이션의 다양한 층위 가운데 불특정 다수의 사람인 대중을 상대로 하는 커뮤니케이션인 매스커뮤니케이션을 위한 효과적인 전달 도구가 바로 매스미디어다. 건강 커뮤니케이션 영역에서 매스미디어는 매우 효과적일 수 있다. 일반인들의 건강을 촉진하는 수단으로 자주 이용되기 때문이다 (Noar, 2006). 예를 들어, '신종 코로나바이러스 감염증(코로나 19)'에 대한 뉴스와 정보가 주요 신문과 방송을 통해 일반인들에게 빠르게 전달되어 사람들이 그 위험의 심각성과 취약성을 인식하고 마스크 쓰기와 외출 후 손 씻기와 같은 예방적 행동을 촉진할 수 있다. 21세기 이후 이러한 건강 관련 뉴스는 전통적인 대중매체인 신문이나 방송뿐 아니라 인터넷을 포함한 다양한 디지털 미디어를 통해서도 더욱 빠르고 광범위하게 전달되고 있다.

건강 커뮤니케이션에서 매스미디어의 이용은 여러 특성 덕분에 활성화되어 있다. 비교적 저렴하고 효율적인 비용으로 매우 광범위한 보급이 가능하기 때문에 매력적인 도구로 인정받고 있다(Randolf and Viswanath, 2004). 한편 19세기와 20세기 초에 미디어 효과가 강력하다고 믿었던 시기에는 매스미디어를 활용해 원하는 메시지를 한 사회 내의 모든 사람들에게 전달 가능하다고 생각했다. 하지만 이러한 믿음은 과학적 연구 방법이 도입되면서 흔들리기 시작했고, 매스미디어가 강력한 효과를 발휘하기보다는 제한적 효과를 낼 수 있다는 비판적 시각이 등장했다. 이후 매스미디어에 대한 효과 논쟁이 벌어졌고, 초기 미디어 효과가 매우 강력하다는 주장은 더 이상 받아들여지지 않는다. 이러한 점은 우리의 경험을 통해서도 쉽게 알 수 있다. 만약 매스미디어의 효과가 그렇게 강력하다면 매스미디어를 활용한 건강 캠페인의 효과 또한 강력할 것이다. 그러나 대표적인 건강 캠페인 영역인 흡연이나 음주의 폐해와 관련된 건강 캠페인은 오랫동안 이루어지고 많은 비용이 투입되는 것에 비해 뚜렷한 성과나 효과가 있다고 보기 어렵다. 최근에 등장한 전자담배가 유행하면서 청소년 흡연율은 2016년까지 감소하다가 2017년 이후 증가했다(통계청·여성가족부, 2019). 따라서 매스미디어의 효과를 더 잘 이해하고 현실적으로 접근하는 시각이 정책 담당자나 건강 관련 실무자에게 필요하다.

매스미디어의 종류는 일반적으로 인쇄 미디어(신문, 잡지, 포스터, 전단지, 안내 책자 등), 방송 미디어(텔레비전, 라디오 등), 디지털 미디어(인터넷) 등으로 구분할 수 있다. 그 밖에 방송 형태는 아니지만 시청각 미디어인 영화, 비디오 등이 포함된다. 이 가운데 인쇄와 방송 미디어를 전통적인 매스미디어라고 이야기하지만, 최근에는 인터넷을 이용한 디지털 미디어 역시 매스미디어로 구분한다(Corcoran, 2007). 시기적으로 가장 앞서 등장한 것이 인쇄 미디어다. 15세기 유럽에서 요하네스 구텐베르크(Johannes Gutenberg)가 효율적인 대량 인쇄를 가능하게 한 금속활자 인쇄기를 발전시켰고, 이것이 사회에 보급된 이

표 10-1   **매스미디어의 네 가지 범주**

미디어 형태	미디어의 사례	미디어를 이용하는 방법
청각·시각 방송 미디어	텔레비전, 라디오	뉴스프로그램, 다큐멘터리, 홈드라마, 교육·오락, 공익광고(PSA), 광고
청각·시각 비방송 미디어	비디오, DVD, CD, 카세트테이프	자체 패키지, 광고, 다큐멘터리, 짧은 특집기사, 만화
인쇄 미디어	신문, 잡지, 리플릿, 팸플릿, 책자, 잡지책, 사진 만화책, 옥외광고판, 래핑버스	뉴스 소재, 잡지 특집기사, 광고, 이야기, 보고서, 만화, 스토리보드
디지털 미디어	인터넷, CD-ROM, 휴대전화, 컴퓨터 패키지, 터치스크린 키오스크, SNS	웹사이트, 자체 패키지, 점보 패키지, 문자전송

자료: Corcoran(2007: 125)에서 수정 발췌했다.

후 인쇄 형태의 미디어가 본격적인 매스미디어 시대를 열었다. 즉 인쇄기술의 보급은 신문과 잡지의 대중화를 가능하게 했고, 많은 사람들이 인쇄 미디어를 통해 새로운 소식을 접할 수 있게 되었다. 이후 20세기 초 전파를 이용한 방송 미디어가 등장하면서 매스미디어는 더욱 광범위한 보급망을 갖추었고, 영향력 또한 증가했다. 1970년대 등장한 인터넷은 다수의 독립적 통신망을 연결해 주는 형태의 통신수단이었으나, 인터넷을 활용한 디지털 미디어의 등장으로 이제 매스미디어 역할을 하고 있다고 평가된다. 이는 인터넷 통신망과 인터넷을 이용할 수 있는 단말기(컴퓨터, 스마트폰, 태블릿PC 등)가 우리 사회에 대중적으로 보급되었기 때문에 가능한 것이다. 한편 코코란(Corcoran, 2007)은 〈표 10-1〉과 같이 매스미디어를 네 가지로 범주로 구분했다.

라스웰(Lasswell, 1948)은 매스미디어가 사회에서 환경 감시(surveillance) 기능, 상관 조정(correlation) 기능, 문화 전수(transmission) 기능과 같은 중요한 기능을 수행한다고 주장했다. 이 가운데 환경 감시 기능은 건강 커뮤니케이션과 관련해 중요한 의미를 가질 수 있다. 환경 감시 기능이란 매스미디어가 사회에 중요한 뉴스와 정보를 제공해 줌으로써 사회 구성원들은 사회에서 일어나는 일을 알 수 있게 해준다는 것으로 이를 통해 외부환경과 접촉을 가능하게 한다는 것이다. 현재 사회에서 발생하고 있는 건강과 관련한 중요한 문제나 이슈가 무엇인지 사람들이 알고 있어야 그에 대한 태도를 형성하고 궁극적으로 건강을 위한 행동을 촉진할 수 있게 되는 것이다. 즉, 매스미디어의 환경 감시 기능은 사람들에게 건강 위험을 인식하게 하고 그 위험을 예방할 수 있도록 도움을 주는 순기능을 한다(백혜진·이혜규, 2013). 하지만 때로는 이러한 기능이 지나치거나 부정확할 경우 역기능이 나타나기도 한다. 예를 들어, 인과관계가 정확히 밝혀지지 않은 독감 예방 접종자 사망 사고를 집중적으로 보도하면서 독감 백신에 대한 공포를 매스미디어가 확산시키는 결과를 가져와 예방 접종이 필요한 사람들이 이를 거부하거나 꺼리게 될 수도 있는 것이다. 또한 조류독감과 같은 동물 감염병이 발생하여 매스미디어에서 극적 혹은 선정적으로 보도하는 경우, 닭고기 등의 판매량이 급격히 감소해 관련 업체들이 타격을 입는 경우도 많다.

한편 톤스와 그린(Tones and Green, 2004)은 매스미디어를 이용하는 건강증진에는 네 가지 영역의 논쟁이 있다고 주장한다(Corcoran, 2007). 첫 번째는 건강에 위험을 주는 행동을 촉진하는 등 건강에 좋지 않은 영향을 주는 매스미디어 영역이다. 이는 전반적인 매스미디어의 역할을 포함하는데 건강을 증진시키는 목표와 상충되는 경우에 속한다. 예를 들어 매스미디어에서 다이어트를 위해 운동을 하고 식이를 조절하는 것을 지나치게 강조할 경우, 미디어의 정보를 접한 개인이 자신의 조건과 환경을 고려하지 않고 운동과 식이 조절을 지나치게 하여 오히려 건강에 위험을 초래할 수도 있다. 두 번째는 패스트푸드와 같은 건강에 좋지 않은 제품을 마케팅하는 매스미디어의 영역이다. 이것 역시 매스미디어의 전반적인 역할과 관련된다. 각종 식품 및 건강보조제 등이 매스미디어를 활용한 광고와 마케팅을 통해 사람들에게 알려지고 실제 구매로 이어진다. 그러나 장기간 섭취하거나 지나치게 먹을 경우 건강을 해칠 수도 있는 식품에 대한 광고 규제는 그렇게 강하지 않은 실정이다. 비만과 성인병에 영향을 주는 음료 및 주류 광고는 신문, 방송, 인터넷

사이트에서 쉽게 만날 수 있다. 세 번째는 사회 마케팅을 통한 매스미디어의 이용 영역이다. 건강 커뮤니케이션에서 사회(소셜) 마케팅이란 사회적으로 바람직하지 않다고 생각하는 영역인 약물남용, 흡연, 알코올중독 등에서 개인의 행동을 사회적으로 바람직한 방향으로 변화시키려는 노력이나 캠페인 등을 의미한다. 이때 문제가 되는 것은 일반 사람들에게 건강을 판매하기 위한 방법으로 사회 마케팅이 이용되면서이다. 이와 관련해 네 번째는 건강을 파는 것(selling health)과 선택권을 주는 것(giving choice) 사이의 차이에서 발생한다. 매스미디어를 이용해 건강을 파는 일과 개인에게 기회를 제공하고, 결정은 스스로 하게 하는 일은 서로 배치될 수 있기 때문이다.

이러한 논쟁을 살펴보면, 매스미디어를 이용해 건강증진을 목적으로 하는 건강 커뮤니케이션의 계획, 실행, 평가 등의 과정이 간단하고 분명한 일이 아님을 알 수 있다. 매스미디어를 통한 건강 커뮤니케이션의 실천이 때로는 기대하지 않았거나 의도하지 않은 부작용을 발생시킬 수도 있다. 예를 들어 금연 캠페인에서 건강증진이라는 목표는 동일하지만 이를 계획하는 정책 담당자는 예산 제약으로 방송 미디어보다는 디지털 미디어를 선호하는 반면, 실제 일선에서 건강 업무에 종사하는 관계자들은 텔레비전의 공익광고 형태를 선호할 수 있다. 또한 헬스케어산업 관계자들은 금연 캠페인을 통해 건강 보조 제품을 알리거나 마케팅할 수 있기를 원할 것이다. 이렇듯 캠페인이 실제 진행되면서 서로 다른 이해관계를 가지게 되면, 결국 목표를 제대로 달성하지 못하는 경우가 발생할 수 있다. 따라서 매스미디어를 이용하는 건강 커뮤니케이션 활동이 항상 바람직한 결과를 나타낸다는 생각에 대해 비판적 시각을 가져야 하며, 건강 커뮤니케이션 속에서 매스미디어의 역할과 기능을 잘 이해할 필요가 있다.

2 | 건강 커뮤니케이션과 매스미디어 이용

1) 인쇄 미디어: 신문, 잡지, 전단지, 포스터, 경고 그림

인쇄 미디어의 대표적인 예는 신문과 잡지이다. 그 밖에 포스터, 전단지 (리플릿), 안내 책자(브로셔), 만화, 옥외광고판 등을 모두 포함한다. 건강 커뮤니케이션에서 인쇄 미디어는 큰 역할을 한다. 특히 정보의 제공이라는 측면에서 독자가 시간을 충분히 갖고 읽을 수 있는 인쇄 미디어가 방송 미디어보다 유리할 수 있다. 신문과 잡지에는 뉴스와 건강 관련 정보가 제공된다. 대부분의 신문은 건강 뉴스를 별도의 섹션으로 분리해 제공한다. 그뿐만 아니라 신종 전염병(예를 들어 신종플루, 사스, 메르스, 코로나19 등)처럼 사회적으로 중요한 건강 이슈가 발생한 경우 사회면을 통해 건강 뉴스가 제공된다. 이는 매스미디어의 환경 감시 기능이 적극적으로 작동되는 예라고 볼 수 있다.

신문과 잡지가 건강과 관련된 일반적인 뉴스와 정보를 제공한다면 포스터, 전단지, 안내 책자 등은 특별한 목적을 가진 조직(주로 건강행동으로 이끄는 설득적 목적임)이 구체적 건강 정보를 제공하는 데 활용된다. 병원, 학교, 구청이나 동사무소 등에서 건강과 관련된 포스터, 전단지, 안내 책자를 쉽게 만나볼 수 있다. 전단지는 건강행동까지 변화시키기는 어렵지만, 사람들의 건강에 대한 인식을 증가시키는 데 성공적이다(Corcoran, 2007). 사람의 행동을 건강에 바람직한 방향으로 변화시키는 것이 건강 커뮤니케이션의 궁극적인 목적이지만 그만큼 쉽지 않은 일이다. 하지만 건강에 대한 인식을 환기하는 데 이러한 인쇄 미디어 수단이 효과적이라는 사실은 해당 미디어를 잘 활용할 경우 성공적인 건강 커뮤니케이션이 가능할 수 있음을 뒷받침한다.

금연 캠페인에서도 인쇄 미디어를 통한 커뮤니케이션 활동이 이루어지고 있다. 2019년 상반기부터 보건복지부와 한국건강증진개발원은 '금연본능' 캠페인을 실시하고 있다. 이전의 금연 캠페인이 공포소구를 바탕으로 흡

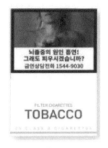
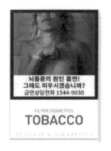

현재 50%(그림 30 + 문구 20)   확대 시 75%(그림 55 + 문구 20)

그림 10-1　담뱃갑 경고 그림 면적 확대
자료: 보건복지부.

연의 위해를 직접적으로 알려주는 데 초점을 맞췄다면, 금연본능 캠페인은 금연을 통해 얻을 수 있는 이익(혜택)을 강조하는 점에서 이전 캠페인들과 차이가 있다. 금연 포스터는 텔레비전이나 유튜브 영상과 비교해도 적지 않은 장소에서 널리 사용되고 있다.

한편 인쇄 미디어에서 최근 주목을 받는 수단은 담뱃갑에 표시된 경고 그림이다. 담뱃갑의 경고 그림은 시각적 이미지로서, 문구에 비해 눈에 잘 보이고 메시지 전달 효과도 높은 것으로 알려져 있다. 특히, 유아나 학생들에게 어려운 용어를 사용해 설명하지 않고 직관적으로 흡연의 폐해를 알려 줄 수 있다는 장점이 있다. 2001년 캐나다에서 처음 도입한 이래 100여 개 국가에서 시행 중이고, WHO(세계보건기구)도 가입국들의 의무 이행을 권고하고 있다. 우리나라의 경우 2015년 6월 도입이 확정되어 12월 처음 시행되었다. 보건복지부는 2016년 도입한 경고 그림의 영향으로 2017년 성인 남성 흡연율이 다소 감소(40.7% → 39.3%)했다고 발표했다(민정혜, 2018). 보건복지부는 2020년 12월에 담뱃갑 경고 그림과 문구의 표기면적을 현행 앞·뒷면의 50%(그림 30% + 문구 20%)에서 75%(그림 55% + 문구 20%)로 확대하기로 했다(보건복지부, 2019). 〈그림 10-2〉는 담뱃갑 경고 그림 면적 확대에 따른 시각적 효과를 보여준다. 이는 특히 청소년에게서 담뱃갑 경고 그림이 건강 위해 인지 및 흡연 예방과 금연 동기를 유발하는 데 도움이 된다는 결과에 따른 것으로 보인다(질병관리본부, 2018).

2) 방송 미디어: 라디오와 텔레비전

방송 미디어는 라디오와 텔레비전으로 대표된다. 방송 미디어는 인쇄 미디어와 달리 속보성에서 큰 장점이 있다. 신문은 발간되는 시간이 최소 하루에 한번(오전 혹은 오후)으로 정해져 있어서 조간신문의 경우 오전에 발생한 사건은 다음 날 오전 신문이 발간될 때까지 독자들이 정보를 접하기 어렵다. 하지만 라디오의 경우 정시마다 뉴스를 편성하고 프로그램 중간에 중요한 소식이나 뉴스를 전할 수 있다. 텔레비전의 경우에도 특히 보도 전문 채널은 사건이 발생하면 실시간으로 뉴스를 보도할 수 있다. 건강과 관련된 큰 사건이 발생할 경우 인쇄 미디어보다는 방송 미디어를 통해서 해당 뉴스를 접할 가능성이 더 클 수밖에 없다.

라디오는 친밀성을 가장 큰 장점으로 가지고 있고 손쉽게 휴대가 가능하며, 이용에 경제적 부담이 적은 미디어다(조항민, 2014). 프로그램 진행자와 청취자가 가장 친밀하게 그 관계를 유지할 수 있는 미디어로, 건강 관련 뉴스의 전달뿐 아니라 일반적인 건강 정보를 제공하는 데 적합하다. 또한 라디오는 전문가를 스튜디오에 직접 부르거나 전화 통화를 통해 연결해 정보와 뉴스를 전달하는 방법을 많이 사용하며, 의사나 건강 정책 담당자와 같은 건강 커뮤니케이션 전문가들의 등장도 많은 편이다. 라디오는 텔레비전과 달리 비교적 긴 시간의 프로그램 방송이 가능하고 지식과 정보를 청취자를 위해 자세히 풀어서 설명할 수 있고, 소리로만 정보를 전달하기 때문에 청취자들이 더 집중할 수 있다는 장점이 있다(조민희·김서연·임효진, 2014). 또한 라디오는 재난이나 재해와 같이 일반 국민들의 건강에 큰 위해를 끼칠 수 있는 상황에 정부 담당자가 빠르게 대응을 할 수 있는 재난 미디어의 역할을 할 수 있다.

인터넷과 디지털 미디어의 등장으로 그 위상이 떨어지기는 했지만, 텔레비전은 매우 강력한 매스미디어로서 영향력이 있다. 텔레비전은 여전히 건강 정보를 제공하는 가장 핵심적인 미디어 정보원 가운데 하나다. 2019년 실시된 한국미디어패널조사의 가구 미디어 기기 보유율을 보면 디지털TV 보급률이 90.4%로 가장 높았으며, 데스크톱 컴퓨터가 56.6%, 노트북 컴퓨터가 31.0%로 뒤를 이었다(정보통신정책연구원, 2020). 1인 가정이 늘고 있는 것을 고려하면 대부분의 가구가 텔레비전을 보유하고 있다고 보면 될 것이다. 디지털 TV는 가장 많이 보급된 미디어 기기이며, 유료방송 가입 가구의 비중이 약 95%에 달한다는 점에서 일반인들의 텔레비전 이용은 매우 광범위하다고 할 수 있다.

텔레비전은 지상파 방송, 종합편성채널(이하 종편) 방송, 보도전문채널 방송, 케이블 채널 방송(PP) 등을 모두 포함하며, 대부분의 사람들은 지역 케이블방송사(system operator, SO)나 IPTV 등을 통해 시청 행위를 하고 있다. 건강과 관련된 뉴스는 지상파, 종편, 보도전문채널에서 보도되고 있으며, 특히 웰빙과 건강에 대한 관심이 높아지면서 건강 관련 프로그램이 많이 제작되고 있다. 예를 들어, KBS1에서 2002년부터 방영되고 있는 〈생로병사의 비밀〉, EBS의 〈명의〉(2007년 3월~), MBN의 〈엄지의 제왕〉(2013년 1월~), 채널A의 〈나는 몸신이다〉(2014년 12월~) 등은 오랫동안 시청자들의 사랑을 받아왔다. 종편의 등장 이후 건강 프로그램은 더욱 늘어나는 추세다. 〈표 10-2〉는 최근 3개월 동안 방영된 건강 관련 프로그램의 주제이다. 이를 살펴보면 뇌졸중, 암, 고혈압, 당뇨 등과 같은 질병에 대한 내용이 주를 이루고 있음을 알 수 있다. 그 밖에 다이어트, 노안과 백내장, 낙상, 음주, 노화, 운동 등 다양한 건강 관련 정보가 방송되었다. 방송 뉴스에서는 최근 유행하는 감염병이나 건강 관련 정책, 건강 관련 사고나 위기에 대한 대처와 예방 등이 주로 보도되는 반면, 방송사에서 제작하는 건강 프로그램에서는 많은 사람들이 실제로 겪고 있거나 겪을 수 있는 질병 관리와 예방 및 공중보건에 대한 내용을 다루고 있음을 알 수 있다.

하지만 이러한 건강 관련 프로그램이 항상 순기능만 하는 것은 아니다.

표 10-2 **건강 관련 방송 프로그램에서 다룬 건강 주제**

방영일	KBS 〈생로병사의 비밀〉	EBS 〈명의〉	MBN 〈엄지의 제왕〉
2020년 1월 방영	- 수명 늘리는 자세 혁명(척추 건강) - 잘 모르면 더 치명적인 뇌졸중 - 사람 잡는 건강, 건강염려증 - 혈관의 적, 콜레스테롤과 중성지방 - 시간을 거스른 사람들, 슈퍼에이저	- 순간의 실수, 치명적 위험: 낙상 - 청산도로 간 의사 - 살을 빼야 하는 진짜 이유 - 인공관절 수술, 늦출 순 없을까? 퇴행성 무릎 관절염	- 아는 만큼 막는다, 뇌졸중 - 노년 건강 위협하는 3대 질환 - 다이어트의 적! 요요를 막아라 - 혈관 회춘의 핵심, 콜레스테롤을 관리해라
2019년 12월 방영	- 과음의 경고 - 죽을 똥? 살 똥? 장내 미생물의 비밀 - 몰라서 더 무섭다, COPD(만성폐쇄성폐질환)	- 눈도 나이를 먹나요? 노안과 백내장 - 갱년기, 호르몬제의 진실 - 당신이 숨이 찬 이유, 심부전 - 뇌동맥류, 목숨을 위협하는 시한폭탄	- 만성피로 제대로 푸는 법! - 건강한 겨울나기 비법, 면역력을 높여라! - 겨울철 건강 경보! 팔다리 통증을 잡아라 - 100세까지 늙지 않는 뇌의 비밀 - 겨울철 필수 건강관리! 체온이 답이다
2019년 11월 방영	- 피할 수 없을까, 유전과 가족력의 경고 - 집밥의 함정(나트륨 섭취) - 심장을 지켜라(관상동맥질환) - 약이 되는 걷기, 독이 되는 걷기	- 위험한 공존, 고혈압과 당뇨 - 대상포진, 제대로 알고 있나요? - 술 한 잔의 위험, 알코올성 간질환 - 지방, 제대로 드십니까?	- 중년 다이어트, 채워야 성공한다 - 위가 보내는 위험 신호 무시하면 암이 된다 - 내 몸속의 혹! 암일까? - 고혈압 잘 다스리는 법

자료: KBS, EBS, MBN 웹페이지 다시보기 참조.

프로그램에 비전문가들의 주장이 반영되기도 하고, 프로그램의 예능화와 소개되는 정보의 진위 등이 문제점으로 지적된다(유현재, 2014). 특히 유사 과학으로 지칭될 수 있는 개인적 경험을 통한 치료 등은 큰 문제가 될 수 있다. 최근에는 암 치료에 개 구충제가 효과가 있다는 주장이 일부 방송 채널을 통해 소개된 이후 논쟁이 일기도 했다. 하지만 식품의약품안전처와 대한의사협회는 '펜벤다졸'(개 구충제)은 치명적인 부작용이 생기거나 기존 치료의 효과를 저해할 위험이 있으니 기생충 감염 치료 외의 목적으로 사용하지 말라고 경고했다(곽상은, 2020). 인포테인먼트(인포메이션과 엔터테인먼트의 합성어) 형태로 제작되는 건강 정보 프로그램의 경우 연성화 혹은 예능화에 따라 정보가 제대로 전달되지 않을 가능성이 있음을 보여준다. 결국 방송사 자체로 신뢰성 있는 프로그램을 제작하기 위해 노력하는 것이 가장 중요하지만, 규제 당국의 개입도 필요할 것이다. 그만큼 방송에 소개된 건강 관련 내용은 파급력이 크고, 경우에 따라서 사람의 생명에 영향을 미칠 수 있기 때문이다.

3) 디지털 미디어: 포털 웹사이트를 중심으로

인터넷으로 대표되는 디지털 미디어의 등장으로 미디어 환경은 급속도로 변화하고 있다. 디지털 미디어는 소리, 영상, 그래픽, 텍스트가 한꺼번에 전달이 가능하고 네트워크 구조로 인해 상호작용성이 가능한 특성을 갖는다(조항민, 2014). 한국에서 종합 미디어로서 디지털 미디어의 등장은 포털사이트의 등장 및 성장과 함께 이해할 수 있다. '다음', '네이버'와 같은 포털사이트는 이메일, 뉴스 서비스(언론사 뉴스 제공), 검색 서비스, 쇼핑, 음악, 각종 정보 제공 서비스 등을 한 웹사이트에서 제공한다. 이렇게 다양한 서비스를 하나의 웹사이트에서 이용할 수 있게 만들어놓았기 때문에 인터넷의 관문 혹은 입구라는 의미에서 포털사이트라고 부른다. 한국에서 뉴스 소비가 포털사이트를 통해서 주로 이루어지고 있으며, 뉴스 유통 환경에서 가장 큰 영향력을 미치고 있다(송해엽·양재훈, 2017). 이러한 점에서 포털사이트는 디지털 미디어 가운데 대표적인 매스미디어 역할을 하고 있다고 보아야 할 것이다. 2018년 한국언론진흥재단의 설문조사에 따르면 지난 일주일간 디지털 뉴스 이용에 주로 의존했던 경로는 검색 및 뉴스 수집 서비스(포털사이트)가 77%로 가장 높은 수치를 보였다(김선호·김위근·박아란·양정애, 2018). 디지털 미디어(인터넷)를 통해 이루어지는 뉴스 소비는 포털사이트 이용이 대부분을 차지하는 셈이다. 따라서 다수의 건강 관련 뉴스는 포털사이트를 통해서 유통되고 소비될 것이고, 정보통신 기술이 발전할수록 그 비중은 줄지 않을 것으로 예측된다.

건강 커뮤니케이션 측면에서 포털사이트는 뉴스 제공뿐 아니라 각종 건강 관련 정보를 검색해 제공하고 있기 때문에 매우 중요하다. 새로운 질병이나 새로운 건강 위해 요소가 사회에 등장할 때 포털사이트의 검색 서비스는 증가한다. 신종 감염병(신종 코로나바이러스, 메르스, 사스 등)이나 방사능 물질(원전 오염수 방류, 핵폐기물 등) 등과 같은 건강 위해 요소뿐 아니라 암, 당뇨, 비만 등과 같이 만성적 질환의 경우에도 사람들은 포털사이트 검색 서비스를 통해 정보를 찾는다. 예를 들어 네이버 검색창에 '신종 코로나바이러스'로 검색할 경우 가장 위에는 질병관리청의 신종 코로나바이러스 감염증에 대한 정보가 나온다. 다음으로는 섹션별로 정보가 구분되는데, 뉴스, 동영상, 카페, 실시간 검색, 포스트, 지식백과, 어학사전, 웹사이트 순서로 검색 결과가 제시된다. 이용자가 원하는 정보를 한눈에 찾아보기 쉽기 때문에 주로 이용하게 되고, 짧은 시간 안에 해당 질병을 대략적으로 이해할 수 있게 된다.

하지만 포털사이트를 통한 뉴스 소비와 정보 검색의 경우 신문 및 방송과 같은 전통적인 언론이 제공하는 정보와 비교할 때 문제가 제기될 수 있다. 뉴스를 보도하는 언론사는 엄격한 허가 조건을 충족하고 있는 반면, 포털사이트는 '잡지 등 정기간행물의 진흥에 관한 법률'이 규정하는 언론사가 아니다. 포털사이트에서 제공하는 뉴스와 정보에는 신뢰성이 떨어지는 것들도 많고, 심지어 가짜 뉴스에 해당하는 내용도 어렵지 않게 찾아볼 수 있다. 그러므로 뉴스 및 정보 제공 플랫폼으로서 포털사이트가 어떠한 뉴스나 정보를 선택하는지에 대한 영향력을 행사해 사회에 큰 영향을 끼칠 수도 있음을 인식하고 이를 개선해야 할 것이다(송해엽·양재훈, 2017). 가짜 뉴스 문제가 선거와 정치 영역에서 처음 논의되었으나, 건강 커뮤니케이션에서도 주의를 기울여야 한다. 건강과 관련한 가짜 뉴스는 포털사이트 검색을 통해 너무나 쉽게 찾아볼 수 있는데, 이는 자칫 사람의 생명이나 건강을 해칠 수도 있는 매우 중요한 문제이다. 따라서 한국에서 포털사이트가 매스미디어의 기능과 역할을 하고 있다고 보아야 하며, 언론사에 요구되는 사회적 책임성이 포털사이트 기업에도 마찬가지로 요구되어야 한다. 사람의 생명에 위해를 입히는 경우 등에 대해서는 필요에 따라 당국의 적절한 규제가 개입되어야 할 것이다.

매스미디어가 할 수 있는 것과 할 수 없는 것

건강 커뮤니케이션 영역에서 매스미디어를 통해 사람들은 많은 정보를 얻을 수 있고, 자신이 살고 있는 사회에 중요한 건강 이슈가 무엇인지 알 수 있다. 하지만 매스미디어를 이용하는 것이 항상 순기능적으로 작용하는 것은 아니며 때로는 매스미디어가 할 수 없는 부분도 있다. 코코란(Corcoran, 2007)은 건강 커뮤니케이션 교과서에서 매스미디어가 할 수 있는 것과 할 수 없는 것을 구분해 설명하고 있다. 이해하는 것이 건강 커뮤니케이션에서 매스미디어의 기능과 역할을 이해하는 데 도움이 될 수 있기에 여기에 소개한다.

1) 매스미디어가 할 수 있는 것
(1) 대대적인 언론보도
신문과 방송을 운영하는 언론사들은 중요한 건강 관련 뉴스나 이슈를 광범위하게 알릴 수 있다. 우리나라의 경우 주요 언론사에서 보도하는 뉴스나 정보는 그 세부적인 내용까지는 아니더라도 어떤 뉴스나 이슈가 있는지 인지하는 측면에서 매우 효과적이다. 신종 감염병이 발견되는 경우나 식품사고, 방사능 오염 사고 등과 같은 사고가 발생하면 대부분 하루 만에 전 국민이 관련 뉴스를 인지할 정도이다. 전통적인 신문과 방송뿐만 아니라 새로운 디지털 미디어가 건강 정보 채널로 이용되어 사람들의 정보에 대한 접근 가능성은 매우 높은 편이다.

(2) 변화에 수용적인(변화를 쉽게 받아들일 수 있는) 행동에 미치는 영향
매스미디어를 이용한 건강 캠페인은 사람들이 이미 하고 있는 행동을 계속 하게 하거나 약간의 설득이 필요한 행동을 변화시키는 데 효과적이다. 즉 수용자나 소비자 입장에서 큰 노력을 기울이지 않아도 되는 경우(예를 들어, 선크림 바르기, 신선한 과일과 채소 먹기 등)에는 매스미디어를 통한 캠페인을 활용하는 것이 좋다.

(3) 간결한 정보의 전달
신문과 방송을 통한 정보는 지면이나 방송 시간 등의 제한으로 아주 자세한 정보를 전달하기는 힘들다. 따라서 메시지가 담고 있는 정보가 길지 않고 이해하기 쉬울 경우 매스미디어를 이용하는 것이 좋다.

(4) 지식의 향상
매스미디어를 통한 건강 캠페인이 행동을 변화시키는 데 성공적이지 못했음

에도 불구하고, 관련 지식을 향상시켜주는 데에는 도움이 된다.

(5) 건강을 공공의제로 만들기

매스미디어는 한 사회 내의 구성원들 사이에서 건강에 대한 관심이 증가하는 것을 도와준다. 최근 자주 발생하는 신종 감염병 발생으로 매스미디어에서 전달하는 각종 뉴스와 정보로 인해 사람들은 신종 감염병 이슈에 대한 관심이 높아지고 이 문제를 사회적으로 해결해야 할 공공의제로 여기게 되었다. 또한 매스미디어를 통해 자주 보도되는 예방행동 정보와 관련 정책 및 행정적 절차의 개선이 공공의제로 쉽게 제시된다.

2) 매스미디어가 할 수 없는 것

(1) 매스미디어는 구조적·정치적·경제적 요인을 변화시킬 수 없다. 매스미디어의 뉴스 보도나 정보 제공 기능 자체만으로는 한 사회 내의 구조적 요인이나 정책 등을 바꾸기 매우 힘들다.

(2) 매스미디어는 촉진 요인 없이 행동을 변화시킬 수 없다. 매스미디어를 통한 메시지에 노출될 경우에도 사람들은 자신의 행동을 바로 바꾸지는 않는다.

(3) 매스미디어는 면대면 지원을 제공할 수 없다. 매스미디어는 매스커뮤니케이션에 적합한 채널이지 대인 간 커뮤니케이션에는 부적절하다. 사람들이 서로 만나서 이야기하는 것을 촉진하는 일도 어렵고, 행동 변화를 위한 일대일 지원도 쉽지 않다.

(4) 매스미디어는 기술을 가르칠 수 없다. 매스미디어는 메시지를 광범위한 불특정 다수에게 전달하기 때문에 개인에게 기술을 가르치는 일은 어렵다.

(5) 매스미디어는 복잡한 정보를 전달할 수 없다. 앞서 매스미디어가 할 수 있는 것에서 언급했듯이 매스미디어는 간결하고 쉬운 정보의 전달에 더 적합하다. 복잡한 정보는 매스미디어보다 건강 전문가(의사, 간호사, 정책 담당자, 공중보건 실무자 등)를 통해 전달되는 것이 더 효과적이다.

(6) 매스미디어는 강한 태도와 신념을 변화시킬 수 없다. 건강 관련 메시지를 매스미디어를 통해 노출되는 것만으로 사람들은 자신의 태도나 신념을 바꾸려 하지 않는다. 태도와 신념은 개인 내면적으로 깊게 뿌리박혀 있는 경우가 많기 때문이다.

자료: 코코란(Corcoran, 2007: 132~136).

3 | 매스미디어를 이용한 건강 캠페인 사례

1) 건강 캠페인과 매스미디어

지금은 저출산이 큰 사회적 문제이지만 우리나라도 1980년대까지 산아 제한 운동(캠페인)이 정부 주도로 실시되었고, 큰 성과를 거두기도 했다. "둘만 낳아 잘 기르자", "잘 키운 딸 하나 열 아들 안 부럽다" 등은 당시 산아제한 운동을 대표하는 표어였고, 보건소와 같은 정부 의료기관에서 공익광고, 정관수술이나 콘돔 배포, 포스터 제작 등을 통해 캠페인을 실시했다. 1990년대에는 더 이상 산아제한을 할 필요가 없을 정도로 출산율이 감소했는데, 여러 가지 요인이 작용했겠지만 당시 캠페인을 통한 국민들의 인식 개선도 큰역할을 한 것으로 평가된다. 건강 캠페인은 이와 같이 건강 관련 영역에서 특정한 목적을 가지고 다수의 사람들이 건강에 바람직한 행동을 하게끔 변화시키는 것(효과)을 목적으로 프로그램을 계획·실행·평가하는 전략적인 활동을 의미한다. 매스미디어는 이러한 건강 캠페인을 실행하는 채널로서 활용도가 크다.

'캠페인'이라는 용어의 어원은 원래 평평한 대지를 의미하며, 라틴어 '캄푸스(campus)' 혹은 프랑스어 '캉파뉴(campagne)' 등에서 비롯되었다. 예전에는 전투를 주로 평야지대에서 펼쳤기 때문에 나온 말로, 캠페인은 군사작전 혹은 군사개입 등을 의미했다. 하지만 이후 사회적 마케팅이나 공공 커뮤니케이션, 건강 커뮤니케이션 분야 등에서 이 용어를 사용하면서 군사적 의미로는 잘 사용하지는 않는다.

1990년대 이후 건강 관련 이슈가 사회적으로 관심을 받고 공공 조직도 건강 커뮤니케이션 관련 부서를 운영하는 등 건강 커뮤니케이션 분야의 중요성을 인식하면서 건강 캠페인 역시 유행하기 시작했다(박동진·정의철, 2009). 박동진과 이진우(2010)는 사회적 마케팅, 건강 커뮤니케이션, 공공 커뮤니케이션 캠페인 부문에서 건강 캠페인을 설명했는데, 공통적으로 건강 캠페인은 매스미디어의 역할에 주목해 일반 공중의 인식, 태도, 행동에 변화를 가져올 수 있는 요인에 관심을 기울인다. 하지만 건강 캠페인을 명확하게 정의하는 일은 쉽지 않다. 다만 로저스와 스토리(Rogers and Storey, 1987)는 커뮤니케이션 캠페인을 검토해 11가지 정의를 찾은 후 다음의 네 가지 본질적 측면을 제시했다 (Thompson, Dorsey, Miller and Parrott, 2003). 첫째, 캠페인은 특정한 결과나 효과를 이끌어내기 위해 의도된다. 둘째, 상대적으로 많은 수의 개인을 상대로 한다. 셋째, 특정한 기간 안에 이루어진다. 넷째, 조직적인 커뮤니케이션 활동 내에서 이루어진다. 따라서 건강 캠페인은 "건강과 관련한 특정한 결과나 효과를 이끌어내기 위해 공중을 상대로 특정한 기간을 정해서 이루어지는 조직적인 커뮤니케이션 활동"이라고 정의할 수 있을 것이다.

2) 건강 캠페인 실제 사례: '금연본능' 캠페인

금연 캠페인은 우리나라뿐만 아니라 전 세계적으로 진행되고 있는 대표적인 헬스 캠페인이다. '금연본능'은 보건복지부와 한국건강증진개발원이 2019년 상반기에 걸쳐 전개했던 금연 캠페인이다. '금연본능'의 공익광고는 2019년 5월 31일부터 7월 31일까지 TV(지상파, 종편, 케이블), 라디오, 극장, 포털사이트 등 다양한 매스미디어 채널을 통해 두 달간 전국적으로 송출되었으며, 극장용, 온라인 금연 광고와 금연 광고 포스터가 별도로 제작되어 배포되었다. '금연본능'은 금연의 혜택을 간접적이지만 밝고 긍정적으로 묘사하고, 누구나 금연할 수 있다는 사회적 가치를 전달한다는 점에서 공포소구를 바탕으로 한 이전 캠페인과 큰 차이가 있다. 〈그림 10-2〉는 이전의 공포소구에 초점을 맞춘 2014년 금연 포스터와 2019년 금연본능 포스터를 함께 보여주고 있다.

과거의 금연 캠페인은 금연 광고의 키워드를 '혐오'와 '불편'으로 하고, 뇌

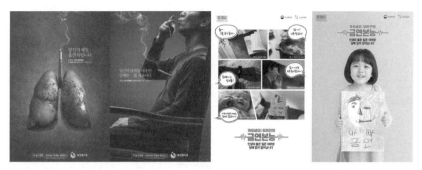

그림 10-2 2014년 금연 포스터와 2019년 금연 포스터의 비교
자료: 보건복지부.

졸중, 폐암 등 흡연으로 인해 발생하는 질병을 적나라하게 묘사해 그에 따른 고통을 끔찍하게 보여줌으로써 흡연자들의 금연을 촉구하는 내용을 담고 있다. 반면 '금연본능'은 담배를 피우다가도 아이들 앞에서는 손을 뒤로 숨기는 행동, 전자담배를 꺼내다 금연 구역 표지를 보고 다시 집어넣는 행동, 편의점에 진열된 현란한 담배 광고를 바라보는 친구를 말리는 행동, 남편의 금연을 돕고자 금연센터에 같이 가는 아내 등으로 구성되었다. 각각 성인 남성과 어린이, 젊은 여성, 남학생, 중년 부부 등을 등장시켜 다양한 사람들이 일상 속에서 금연본능을 일깨우는 모습을 보여주고 있다. 한 편의 동영상 속에서 공중 세분화가 이루어진 것으로 볼 수 있을 것이다. 포스터 역시 동영상에 등장했던 성인 남성과 어린이, 남학생 편을 제작해 성인과 청소년층을 대상으로 공중을 세분화했다. 하지만 '금연본능' 캠페인은 공중 세분화에 따른 메시지 차별화가 두드러지게 나타나지는 않은 것으로 보인다.

'금연본능'의 대표 슬로건은 "깨우세요! 우리 안의 금연본능!"으로, 이는 누구나 금연하고자 하는 금연본능이 있고, 이러한 본능을 일깨워 담배 없는 세상을 만들자는 의미를 전달하고 있다. 이와 더불어 "담배는 강하지만 우리는 더 강합니다"라는 메시지를 강조해, 흡연자는 흡연 갑질의 가해자로 간접흡연자는 희생양으로 낙인찍기보다는 우리 모두의 동참과 노력으로 금연을

의도되지 않은 효과

건강 캠페인은 대부분 사회적 마케팅의 일환으로 사회적으로 바람직한 목표인 건강을 증진시키고자 진행된다. 하지만 건강 캠페인의 목표와 의도가 비록 건강증진이었다고 하더라도 캠페인이 어떻게 구성되고 실행되는가에 따라서 의도하지 않은, 즉 사회적으로 바람직하지 않은 효과가 발생하는 경우가 있다. 백혜진과 이혜규(2013)는 이러한 의도되지 않은 효과를 그들의 저서 『건강 커뮤니케이션의 메시지·수용자·미디어 전략』의 12장에서 자세하게 논의하고 있다. 11가지로 세분화된 의도되지 않은 효과 가운데 사회적 낙인(stigma)과 관련된 사회규범화를 소개한다.

건강 캠페인은 건강에 대한 사회규범을 형성하는 데 큰 역할을 할 수 있다. 예를 들어, 흡연이 사회적으로 바람직하지 않고 본인뿐만 아니라 주변 사람들에게 피해를 준다는 건강 캠페인 메시지를 통해 금연을 사회규범화해 왔다. 하지만 이는 흡연하는 사람을 사회 내에서 소수 집단으로 전락시켜 흡연 행위가 낙인화될 수도 있다. 건강 캠페인을 통해서 특정 집단에 대한 부정적 인식이 형성되어 사회적 낙인화가 이루어진 사례는 적지 않다. 금연본능 이전의 공포소구에 의존한 금연 캠페인은 흡연자가 사회적으로 격리될 필요가 있는 사람이라는 인식을 심어줄 수 있었다. 에이즈 예방 캠페인이나 결핵 예방 캠페인, 정신 건강 캠페인 등도 역시 사회적 낙인화가 우려될 수 있다. 캠페인의 메시지가 에이즈 감염자, 결핵 환자, 정신질환자 등이 우리들과 다른 집단이라는 인식을 심어줄 수 있기 때문이다. 따라서 사회적 차별(discrimination)을 해소하는 데 초점을 맞춘 메시지를 통해 사회적 낙인화를 막기 위한 건강 캠페인이 전개되는 경우도 있다. 예를 들어, 2018년 "백번의 검색보다 한 번의 검사", "에이즈, 검색은 답답, 검사가 정답!"과 같은 메시지를 통해 전개된 에이즈 예방 캠페인은 에이즈 감염경로에 대한 정보와 에이즈 예방법 및 에이즈에 대한 잘못된 상식을 바로잡는 데 초점을 두고 있다. 이러한 메시지 전략을 통해 감염인이 일상생활 속에서 일반 사람들과 크게 다르지 않음을 알려주고 사회적 편견이 발생하지 않도록 하는 목적을 달성하고자 했다.

자료: 백혜진·이혜규(2013).

이끌어낼 수 있다는 희망적 메시지를 전달하고 있다.

금연 실익을 강조하는 편이 흡연의 폐해를 강조하는 것보다 효과적이라는 점은 사후평가를 통해서도 확인할 수 있었다. 보건복지부가 수도권에 거주하는 만 20~59세 흡연자 175명을 대상으로 한 '광고별 금연 고려 의향' 조사에 따르면, '금연본능' 편을 접한 흡연자의 금연의향률 상승폭이 최근 몇 년간 진행해 온 금연 광고 중에서 가장 높은 것으로 나타났다(차오름, 2019.9.18). '금연본능' 광고를 접하기 전에는 총응답자의 36.6%만이 금연 의향을 보고했는데, 광고에 노출된 후 63.4%로 2배 가까이 상승했다. 2018년 금연 광고인 '흡연 갑질'의 금연의향률이 57.8%에서 70.3%로 12.5% 포인트 오른 것에 비하면 큰 폭으로 상승했음을 확인할 수 있다. 이는 부정적 메시지(손실)보다 희망적 메시지(이익)를 통한 금연 캠페인이 효과가 있었던 것으로 평가할 수 있다. 이전에는 혐오스러운 금연 광고 및 담뱃갑에 넣은 혐오 사진 등 부정적 메시지를 통한 금연 효과를 목표로 했지만, 이와 같은 방식이 오랫동안 지속되면서 흡연자들이 오히려 피로감이나 거부감을 느끼는 등 부작용이 발생했을 수 있다. 새로운 캠페인은 누구나 금연할 수 있다는 용기를 주는데 이러한 믿음이 흡연자의 금연 의지를 이끌어낼 수 있었을 것이다.

4 | 매스미디어와 건강 커뮤니케이션 관련 국내 연구 사례

매스미디어를 이용한 건강 커뮤니케이션 연구는 크게 두 가지로 구분할 수 있다. 먼저 매스미디어의 효과 연구이다. 매스미디어를 통해 전달된 건강 관련 뉴스, 정보, 메시지, 프로그램 등이 수용자인 일반 공중의 지식, 인식, 태도, 행동 등을 변화시켰는지 살펴보는 연구다. 이는 미디어 효과 연구 전통에서 진행되어 온 것으로, 여기서 독립변인은 매스미디어 이용이나 매스미디어를 통해 전달되는 메시지 혹은 콘텐츠 노출이 된다. 종속변인은 독자나 수용자의 지식, 인식, 태도, 행동의 변화로 측정될 수 있을 것이다. 두 번째 분야는 매스미디어가 건강 관련 내용을 어떻게 보도 혹은 제시하고 있는지를 탐구하는 것이다. 이를 밝히기 위해서 주로 미디어 내용분석 방법을 이용한다. 이를 연구하는 학자들은 건강 관련 주제가 뉴스에서 어떻게 보도되는지 혹은 드라마나 영화에서 어떻게 재현되는지 등에 관심을 기울인다. 건강 커뮤니케이션이 매스미디어를 통해서 어떻게 이루어지는지 제대로 이해하기 위해서는 두 분야의 연구가 유기적으로 연결되어야 한다. 예를 들어 미디어에 대한 내용분석 결과를 바탕으로 효과 연구의 문제나 가설을 도출할 수 있기 때문이다.

1) 매스미디어 효과 연구

매스미디어를 통해 건강 관련 뉴스와 정보를 많이 접하는 사람일수록 건강에 위해가 되는 질병이나 생활 습관(흡연, 음주, 운동 부족 등) 등에 대한 위험 인식이 증가하고 이에 따라 예방적 행동을 할 가능성이 높아진다(김활빈·오현정·홍다예·심재철·장정헌, 2018; 백혜진·이혜규, 2013; 유명순·주영기, 2013; 유우현·정용국, 2016). 특히 건강 관련 정보는 매스미디어와 같은 커뮤니케이션 채널에 의존하는 경우가 많다(Brossard and Nisbet, 2007). 신종 감염병의 출현이나 식품 안전사고 등과 같은 소식은 매스미디어의 뉴스나 프로그램 등을 통해 처음 접하는 경우가 많기 때문이다. 물론 매스미디어를 통해 처음 접하더라도 주변 사람들과 대화를 하거나 SNS나 인터넷 커뮤니티 같은 온라인 채널을 통해서 소식은 확산된다. 그러나 이 경우에도 이슈나 사건·사고 초기에 보도가 가능한 매스미디어의 뉴스와 프로그램의 역할은 매우 중요하다.

김활빈 등(2018)은 신종 감염병 이슈와 관련해 매스미디어와 인터넷 이용이 개인의 정보처리 전략(성찰적 숙고)을 거쳐 신종 감염병에 대한 위험 인식 및 예방적 행동 의도를 증가시켜 준다는 것을 OSROS 모형을 통해 입증했다.

해당 모형은 미디어 이용과 행동 사이에 정보처리 전략과 결과적 지향성(위험 인식)의 매개 역할을 설명하는 것이다. 이는 미디어를 이용한다고 해서 마스크 쓰기, 손 씻기, 금연 및 금주 행동과 같은 예방적 행동에 곧바로 직접적인 영향을 미치는 경우는 많지 않기 때문에, 미디어 이용이 여러 가지 다른 매개 경로를 통해 간접적으로 예방적 행동에 영향을 미칠 수 있음을 보여주는 것이다(유우현·정용국, 2016; McLeod, Kosicki and Pan, 1991; Shah et al., 2007). 해당 연구(김활빈 외, 2018)는 인터넷 이용은 아니지만, 매스미디어 이용이 직접적으로 예방행동 의도에 영향을 미칠 수 있다는 것을 밝혔다는 점에서 의의가 있다. 매스미디어를 자주 이용할수록 신종 감염병에 관한 정보를 자주 접하게 되고 이것이 직접적으로 예방행동을 할 의도를 높여준 것인데, 인터넷 이용은 그렇지 않다는 것이다. 이는 인터넷을 통해 얻는 정보가 매스미디어를 통해 얻는 정보와 비교했을 때 신뢰성에서 차이가 있기 때문에 나타난 결과일 수 있다. 인터넷 정보는 손쉽고 빠르게 얻을 수 있는 반면, 그 정보의 신뢰성과 권위가 의심받을 수 있고, 때로는 가짜 뉴스에 해당될 수도 있다. 따라서 최근 발생한 신종 코로나바이러스 감염증과 같이 신종 감염병이 유행하는 경우 매스미디어는 신속하고 정확한 보도를 계속해야 할 것이다.

2015년 중동호흡기증후군(이하 메르스)이 유행했을 때 성인 남녀 600명의 설문조사 결과를 통해 유우현과 정용국(2016)은 메르스와 관련된 매스미디어 노출을 독립변인으로, 손 씻기 및 기침 예절 준수와 같은 메르스 예방행동 의도를 종속변인으로, 그리고 대인 커뮤니케이션을 매개변인과 조절변인으로 설정한 모형을 검증했다. 연구 결과, 매스미디어를 자주 이용하는 사람들은 면대면 커뮤니케이션을 매개로 예방행동 의도가 증가했다. 한편 매스미디어와 대인 커뮤니케이션의 상호작용 효과는 기침 예절 준수 의도가 종속변인일 때에만 발견되었다. 즉 매스미디어 노출의 효과는 대인 커뮤니케이션이 낮은 집단에서만 나타났다.

한편 매스미디어의 메시지나 콘텐츠에 노출된 사람들이 사고방식이나 인식, 태도, 정책 지지, 행동의도 등에 영향을 미치는 연구들도 진행되었다 (김수진·차희원, 2016; 김은혜·조수영, 2013; 김해영·문미리, 2017; 오아름·이현진·김활빈, 2019). 이러한 연구들은 앞선 연구와 달리 실험연구를 통해 진행되는데, 실험 참가자들 가운데 자극물로서 미디어 메시지나 뉴스 기사 등을 노출시킨 집 단(실험집단)과 노출시키지 않은 집단(통제집단)으로 구분하거나 서로 다른 자 극물에 노출시킨 집단 간(실험집단 1 vs. 실험집단 2)의 자극물 효과를 검증하는 것이다. 귀인이론을 이론적 배경으로 하여 비만 해결을 위한 건강행동의도 에 책임귀인 메시지의 영향을 살펴보았는데, 책임귀인 메시지는 원인과 해 결 그리고 개인 중심과 사회 중심으로 구분했다. 연구 결과, 비만의 원인과 해결에 대한 책임이 개인에게 있음을 강조하는 메시지에 노출될 경우 죄책 감 유발 수준이 높았고, 사회에 있음을 강조하는 메시지에 노출되면 분노 수 준이 높았다. 중간 매개변인으로 죄책감은 주관적 규범에 영향을 주고 건강 행동을 증진시키는 것으로 나타났고, 분노는 지각된 행동통제력을 낮추고 부정적 태도를 형성시켰다.

모형을 보면 메시지 노출이 감정변인인 죄책감과 분노에 영향을 주고, 감정변인은 인지변인인 주관적 규범, 지각된 행동통제, 태도에 영향을 주었 으며, 인지변인은 다시 종속변인인 건강행동의도에 영향을 미친 것으로 나 타났다. 메시지 프레이밍을 통한 연구 가운데 김은혜와 조수영(2013.)은 자궁 경부암 백신 접종 캠페인에서 손실 프레이밍으로 디자인된 메시지에서 결과 를 불확실한 확률로 제시할 경우 백신 접종 의도가 높아지는 것을 밝혀냈다. 한편 김해영과 문미리(2017)는 담뱃값 경고 그림 연구를 통해 이익 및 손실 프레이밍 메시지를 제시했다. 비흡연자들에게는 이익 및 손실 프레이밍의 효과는 비슷했지만, 흡연자 집단에서는 이익 프레이밍 메시지가 금연 유도 에 더 효과적임을 보여주었다.

2) 매스미디어 내용분석 연구

내용분석을 통해 미디어가 건강을 어떻게 제시하고 보도하는지 살펴보는 연구 분야로 헬스 저널리즘을 들 수 있다. 미디어의 뉴스 보도와 프로그램, 콘텐츠가 어떻게 건강을 보여주느냐에 따라 수용자의 인지, 태도, 행동 등에 영향을 미칠 수 있다. 따라서 미디어 내용분석 연구는 지속적으로 이루어질 필요가 있다. 최근 신종 코로나바이러스 감염증이 유행하면서 신종 감염병에 대한 관심이 증가하고 있는데, 주영기와 유명순(2010)은 신종 출몰형 질환과 만성질환을 뉴스미디어가 어떻게 다르게 보도하는지 비교했다. 1997년부터 2008년까지 10개 일간지와 KBS, MBC 뉴스 보도를 분석했는데, 가장 많은 사망자 수를 기록한 만성질환 암에 대한 보도보다 사스, 신종플루와 같은 신종 질환이 더 많이 보도된 것으로 나타났다. 한편 암, 당뇨, 고혈압과 같은 만성질환은 위험도 증감에 따라 뉴스 보도량도 함께 증감을 보여주었으나, 결핵이나 폐렴과 같이 일반인의 인식상 '후진적 질병'의 보도는 증가세를 반영하지 못했다.

한편 자살 예방 뉴스를 분석한 안순태와 이하나(2016)는 자살과 우울증에 관한 기사를 2014년 10월 1일부터 2015년 10월 31일까지 수집해(246개 기사) 건강신념모델의 5가지 변인들을 살펴보았다. 연구 결과, 취약성 제시 기사는 전체 분석 기사의 절반에 미치지 못했고, 심각성 요인에 대해서는 대부분의 기사가 강조하는 것으로 나타났다. 하지만 우울증 치료의 혜택이나 장애에 대한 정보가 제시된 기사는 매우 드물었고, 행위 단서도 적극적 정보(전문가 치료)보다 소극적 방법(운동, 식이조절)이 주로 제시되었다. 결국 심각성을 강조한 기사가 많고 취약성을 자세히 다룬 기사와 심리적 장애 해소 요소에 대한 기사는 부족했다는 점이 자살과 우울증 치료에 사회적 낙인을 찍을 수 있다는 연구 결과는 자살 예방을 위한 언론의 역할이 개선되어야 함을 시사한다.

뉴스 보도 이외에 건강과 관련된 광고나 드라마, 영화에 대한 내용분석도 이루어지고 있다. 예를 들어 TV 화장품 광고 속 여성의 외모를 분석한 이하나(2014)는 수용자가 외모를 통한 자기 관리를 부추길 수 있는 메시지가 담겨 있음을 확인했다. 특히 화장품 광고는 주로 여성 소비자를 소구하기 위해 제작되고 있는데, 이는 외모 관리가 여성에게 더 중요하고 일상적인 문제임을 보여준다고 할 수 있다. 한편 국내 청소년 관람 가능 영화 50편에서 등장하는 흡연 장면을 분석한 윤문영·백혜진·김이슬(2014)은 영화 1편당 흡연 장면이 평균 6회 정도 나오며, 노출 시간이 39초라고 밝혔다. 또한 여성 배우가 흡연과 동시에 성적소구를 표현하는 경우가 더 많고, 흡연이 슬픔이나 스트레스 상황 같은 부정적 맥락에서 더 자주 등장하는 것으로 나타났다. 저자들은 청소년이 극장에서 볼 수 있는 영화인데도, 50편 중 대부분에서 흡연 장면이 나왔다는 점을 거론하며 관련 규정을 명확히 할 필요가 있다고 강조했다.

참고문헌

곽상은. 2020.1.21. "구충제로 암치료? '기생충 감염 외 복용, 매우 부적절'". SBS. https://news. sbs.co.kr/news/endPage.do?news_id=N1005613797&plink=ORI&cooper=NAVER

김선호·김위근·박아란·양정애. 2018. 『디지털 뉴스 리포트 2018』. 한국언론진흥재단.

김수진·차희원. 2016. 「비만의 책임귀인 메시지와 감정이 정책지지와 건강행동의도에 미친 영향」. ≪한국언론학보≫, 60권 2호, 369~398쪽.

김은혜·조수영. 2013. 「메시지 프레이밍과 수용자의 미래지향적 성향이 건강메시지 설득효과에 미치는 영향: 전망이론의 적용」. ≪홍보학연구≫, 17권 3호, 77~119쪽.

김해영·문미리. 2017. 「담뱃갑 경고그림 유형과 선행요인에 따른 설득 효과」. ≪한국언론학보≫, 61권 4호, 147~180쪽.

김활빈·오현정·홍다예·심재철·장정헌. 2018. 「미디어 이용이 신종 감염병에 대한 위험 인식과 예방행동 의도에 미치는 영향: 정보 처리 전략의 매개 효과를 중심으로」. ≪광고연구≫, 119호, 123~152쪽.

민정혜. 2018.5.14. "담뱃갑 경고그림 도입 효과는? '흡연율 39%로 하락'". ≪뉴스1≫. http:// news1. kr/articles/?3316825

박동진·이진우. 2010. 『건강 커뮤니케이션 캠페인 이론과 실제』. 소화.

박동진·정의철. 2009. 「헬스커뮤니케이션의 역사, 정의, 과제」. ≪헬스커뮤니케이션연구≫, 1권 1호, 33~48쪽.

백혜진·이혜규 2013. 『건강 커뮤니케이션의 메시지·수용자·미디어 전략』. 커뮤니케이션북스.

보건복지부. 2019. 담뱃갑 경고그림 및 문구, 담뱃값의 75%까지 확대. https://www.mohw. go.kr/react/al/sal0301vw.jsp?PAR_MENU_ID=04&MENU_ID=0403&page=1&CONT_SE Q=350332

송해엽·양재훈. 2017. 「포털 뉴스 서비스와 뉴스 유통 변화: 2000-2017 네이버 뉴스 빅데이터 분석」. ≪한국언론학보≫, 61권 4호, 74~109쪽.

안순태·이하나. 2016. 「자살예방을 위한 미디어 보도 방향: 건강신념모델을 통한 우울증 보도 내용분석」. ≪보건사회연구≫, 36권 1호, 529~564쪽.

오아름·이현진·김활빈. 2019. 「메시지 프레이밍과 콘텐츠 유형에 따른 청소년 자살 예방 캠페인 효과에 관한 연구」. ≪광고연구≫, 122호, 35~70쪽.

유명순·주영기. 2013. 「수입식품 위험인식 및 구매 의사 연구: 휴리스틱 성향, 자기효능감, 뉴스미디어 이용을 중심으로」. ≪한국언론학보≫, 57권 6호, 211~233쪽

유우현·정용국. 2016. 「매스미디어 노출과 메르스 예방행동 의도의 관계에서 대인커뮤니케이션의 역할: 면대면 및 온라인 커뮤니케이션의 매개 및 조절 효과」. ≪한국방송학보≫, 30권 4호, 121~151쪽

유현재. 2014.5.21. "건강 프로그램이 건강을 해친다?" 더피알. http://www.the-pr.co.kr/news/article View.html?idxno=11019

윤문영·백혜진·김이슬. 2014. 「국내 청소년 관람 가능 영화 속 흡연 장면에 대한 내용분석」. ≪헬스커뮤니케이션연구≫, 11권, 1~48쪽

이하나. 2014. 「광고에 나타난 여성의 외모: TV 화장품 광고의 내용분석을 중심으로」. ≪헬스커뮤니케이션연구≫, 10권, 153~193쪽.

정보통신정책연구원. 2020. 2019년 한국미디어패널조사 결과 주요 내용. KISDI STAT Report, Vol. 20-21. http://kisdi.kr/kisdi/common/premium?file=1%7C14669

조민희·김서연·임효진. 2014.10.15 "라디오는 '건강'을 싣고". 더피알. http://www.the-pr.co.kr/ news/articleView.html?idxno=11935

조항민. 2014. 『과학기술, 미디어와 만나다』. 한국학술정보.

주영기·유명순. 2010. 「신문·TV 뉴스의 신종 출몰형 질환 및 만성질환 보도 패턴 분석」. ≪한국언론학보〉, 54권 2호, 363~381쪽.

질병관리본부. 2018. 담뱃갑 경고그림, 청소년 흡연예방 효과 높아. https://www.mohw.go. kr/react/al/sal0301vw.jsp?PAR_MENU_ID=04&MENU_ID=0403&page=1&CONT_SEQ=3 50332

차오름. 2019.9.18. "흡연 폐해보다 금연 실익 강조가 '효과 크다'". ≪뉴스토마토≫. http://www. newstomato.com/ReadNews.aspx?no=920777

통계청·여성가족부. 2019. 2019 청소년 통계. http://kostat.go.kr/portal/korea/kor_nw/1/1/index. board?bmode=read&aSeq=374490&pageNo=&rowNum=10&amSeq=&sTarget=&sTxt=

Brossard, D. and M. C. Nisbet. 2007. "Deference to scientific authority among a low information public: Understanding US opinion on agricultural biotechnology." *International Journal of Public Opinion Research*, Vol.19, No.1, pp.24~52.

Corcoran, N. 2007. *Communicating Health Strategies for Health Promotion*.

Lasswell, H. 1948. "The structure and function of communication in society." in L. Bryson(ed.). *The Communication of Ideas*. New York: Harper.

McLeod, J. M., G. M. Kosicki and Z. Pan. 1991. "On understanding and misunderstanding media effects." in J. Curran and M. Gurevitch(eds.). *Mass Media and Society*. London: Edward Arnold. pp.235~266.

Noar, S. M. 2006. "A 10-year retrospective of research in health mass media campaigns: Where do we go from here?" *Journal of Health Communication*, Vol.11. No.1, pp.21~42.

Randolf, W. and K. Viswanath. 2004. "Lessons learned from public health mass media campaigns: Marketing health in a crowded media world." *Annual Review of Public Health*, Vol.25, No.1, pp.419~437.

Rogers, E. and D. Store. 1987. "Communication campaigns." in C. Bergers and S. Chaffee(eds.). *Handbook of Communication Science*. Newbury Park, CA: Sage. pp. 817~846.

Shah, D. V., et al. 2007. "Campaign ads, online messaging, and participation: Extending the communication mediation model." *Journal of Communication*, Vol.57, No.4, pp.676~703.

Thompson, T. L., A. M. Dorsey, K. I. Miller and R. Parrott. 2003. *Handbook of Health Communication*.

Tones, K. and J. Green. 2004. *Health Promotion: planning and strategies*. Sage.

11장
디지털 미디어와 건강 커뮤니케이션

구윤희

　전염병 예방을 목표로 하는 헬스케어 1.0, 질병 치료를 목적으로 하는 헬스케어 2.0 시대에 이어, 현재 우리는 질병 예방과 건강한 삶을 의미하는 헬스케어 3.0 시대에 살고 있다. 이러한 변화는 정보통신기술(ICT: information and communication technologies)의 발전으로 더욱 가속화되고 있다. 신문, TV, 인터넷으로 이어진 ICT의 진화는 커뮤니케이션 자체의 변화를 불러왔다. 특히 건강 관련 정보를 목표 수용자에게 전달하는 것이 핵심인 건강 커뮤니케이션에서 최근 주목받는 디지털 미디어는 반가운 채널이 아닐 수 없다. 새로운 채널의 등장은 곧 수용자와 소통할 방법이 다양해지고 있다는 의미다.

　또한 디지털 미디어는 이용자들의 미디어 소비 패턴에 새로운 변화를 불러왔다. 신문, TV, PC(인터넷)는 개인과 분리된 플랫폼 또는 채널이라고 볼 수 있다. 기존 미디어를 활용하기 위해서는 거실에 앉아 TV를 시청하거나 커피숍에 앉아 신문을 펼쳐보거나 책상 앞에 앉아 PC를 켜고 인터넷에 접속해야 한다. 즉 미디어를 접하기 위한 시공간의 제약이 있는 것이다. 그렇다면 디지털 미디어는 어떠할까? 디지털 미디어의 대표 격인 스마트폰을 생각해 보자. 디바이스 측면에서 생각한다면 우리는 커뮤니케이션 채널이자 플랫폼인 스마트 기기를 24시간 곁에 두고 있다. 미디어 관점에서 접근한다면 우리 손에는 소셜미디어, 1인 미디어가 들려 있는 셈이다. '내 손안의 미디어'를 통해 원하는 정보를 즉각적으로 탐색하고 처리할 수 있다.

사람들은 급속하게 변화하는 미디어 환경에 빠르게 적응하며, 점차 쌍방향 소통을 기반으로 하는 디지털 콘텐츠에 익숙해지고 있다. 뉴스 정보에 국한되는 이야기가 아니다. 건강 정보 역시 마찬가지다. 건강 커뮤니케이션 관점에서 디지털 미디어가 중요한 이유는 지금의 정보 소비자들이 디지털을 기반으로 한 건강 정보 소비에 익숙해져 있기 때문이다. 감기 기운이 있을 때 당장 병원에 가기보다는 포털 애플리케이션을 열고 증상을 검색한다거나 감기에 좋은 음식을 찾아본다. 다음으로 병원 정보를 검색하고 가까운 병원 진료 시간을 확인한다. 여기에 관련한 기사가 유용하다고 판단되면 메신저 애플리케이션을 통해 친구와 정보를 공유한다. 퓨리서치센터(The Pew Research Center's Internet and American Life Project)가 2014년 발표한 자료에 따르면 미국의 성인 인터넷 사용자 중 72%가 건강 문제에 대한 정보를 온라인에서 검색했으며, 전체의 26%는 지난 12개월 동안 건강 문제에 대한 다른 사람의 경험담을 읽어봤다고 답했다. 정보 소비자로 거듭난 사람들은 건강 관련 정보를 탐색하고 처리하고 공유하는 과정에서 디지털 미디어를 십분 활용하고 있다.

건강 커뮤니케이션은 건강 정보를 전달하고 공유하는 과정을 의미한다. 대부분의 건강 커뮤니케이션은 건강 문제에 대한 인식과 지식을 높이고 긍정적인 태도 형성과 행동 변화를 목표로 하기 때문에(Bernhardt, 2004), 정부나 유관 기관이 정보 송신자가 되는 경우가 많다. 정보 송신자 입장에서 수신자들이 디지털 미디어의 능동적 소비자로 변화하는 현상은 반가운 일이 아닐 수 없다. 그들은 자발적으로 소셜미디어에 접속하고 정보를 탐색한다. 치밀한 공중 세분화와 미디어 전략을 수립한다면 수신자의 손안까지 필요한 정보를 전달하는 것이 가능해진 것이다. 반면 인터넷의 등장과 빅데이터 시대의 도래로 말미암아 불필요한 정보가 넘쳐나고 오히려 정확한 정보가 수용자에게 닿기 어려워진다는 우려의 목소리도 나오고 있다.

이 장에서는 디지털 미디어의 등장과 특성, 디지털 미디어의 활용 정도를 의미하는 디지털 리터러시에 대해 알아보고 관련 사례들을 살펴보기로 한다.

1 | 디지털 미디어의 등장과 발전

디지털 미디어를 어떻게 정의하느냐에 따라 그 등장 시점은 달라진다. 디지털 미디어를 "인터넷을 기반으로 하는 미디어"라고 정의할 경우 디지털 미디어는 대략 20세기 후반에 대중화되었다고 볼 수 있다. PC가 보급되고 인터넷 인프라가 구축된 시점이기 때문이다. 1995년 ≪중앙일보≫를 시작으로 국내외 전통매체들이 앞다투어 온라인 버전의 신문을 내놓았다. 닷컴 열풍이 불기 시작한 1990년대 후반부터는 전통매체 출신 언론인들을 중심으로 온라인 전문 미디어(예: ≪머니투데이≫, ≪오마이뉴스≫, ≪이데일리≫ 등) 창간이 줄을 이었다. 디지털 미디어는 그 자체로 혁신적이었다. 디지털 미디어의 특성을 살펴보면 그 이유를 알 수 있다. 디지털 미디어는 복합매체성(multimediality), 상호작용성(interactivity), 하이퍼텍스트성(hypertextuality)이라는 세 가지 주요한 특성이 있다.

먼저 복합매체성은 다양한 매체 양식의 혼재를 의미한다. 디지털 미디어 등장 이전에 우리는 매체 한 종류에 한 가지 형식의 콘텐츠를 소비했다. 가령 신문을 구매하면 활자나 사진을 보게 된다. 아무리 높은 수준의 사진이라고 해도 움직이는 동영상을 신문에서 볼 수는 없다. TV를 켜면 방송사에서 편성한 동영상 콘텐츠를 접할 수 있다. 그렇지만 TV에서는 신문처럼 장문의 글을 읽을 수 있게 제공하지 않는다. 반면 디지털 미디어는 이 모든 것을 한자리에서 경험할 수 있다. PC를 켜고 월드와이드웹(www)에 접속하면 우리는 종이신문, TV 뉴스, 온라인 전용 콘텐츠를 동시에 소비할 수 있다.

다음으로 상호작용성은 능동적인 뉴스 이용자 욕구에 반응하는 수준을 의미한다. 상호작용성은 다시 두 가지 차원으로 나뉘는데 하나는 콘텐츠 제공자와 소비자의 쌍방향적 소통을 의미하며, 또 다른 의미로는 디지털 미디어라는 플랫폼 기술을 바탕으로 이용자 중심적인 콘텐츠 소비가 가능하다는 의미이기도 하다. 전자는 소비자가 다는 댓글에 실시간으로 피드백이 이뤄지는 경우를 꼽을 수 있다. 과거, 신문에 나온 내용 중 궁금한 점이 있거나 이견이 있으면 소비자가 할 수 있는 일은 언론사로 직접 전화를 하거나 서면으로 의견을 나타내는 방법뿐이었다. 디지털 미디어, 특히 뉴스를 생각해 보면 뉴스 하단에 '좋아요' 또는 '싫어요'를 클릭하는 단순한 방법만으로도 쌍방향 소통이 가능하다. 대부분의 디지털 뉴스 하단에는 작성자(기자) 연락처가 제공되므로 소통 채널도 다양하다. 후자에서 설명하는 상호작용성은 이와 결을 같이하지만 좀 더 기술적인 내용을 포함한다. 콘텐츠 자체에 인터렉티브라는 기능을 심어서 상호작용성을 구현하는 방식이다. 사진을 클릭하면 다음 사진이나 동영상이 재생되는 식으로 서로 소통하는 느낌을 보여주는 경우가 이에 해당한다.

하이퍼텍스트성은 말 그대로 텍스트 간의 연결이 얼마나 잘되는지를 뜻한다. 오늘 자 신문을 읽으며 그와 관련된 어제 자 신문 뉴스를 다시 보고 싶을 때, 신문을 쌓아둔 곳에 가서 전날 신문을 찾는 것이 아니라 클릭 한 번에 관련 뉴스를 볼 수 있다는 것, 이것이 하이퍼텍스트성의 핵심이다. 심지어 하나의 뉴스 페이지에 이 모든 것이 결합되기도 한다. 인터렉티브 뉴스라고 칭하는 최근의 시도들이 그것이다. ≪뉴욕타임스(The New York Times)≫의 "스노폴(Snow Fall: The Avalanche at Tunnel Creek)" 보도를 살펴보자. 2012년 ≪뉴욕타임스≫는 미국 워싱턴주 캐스케이드산맥에서 발생한 눈사태를 보도하기 위해 총 1만 7000 단어로 구성된 기획보도를 준비했다. 이 보도를 위해 기존의 ≪뉴욕타임스≫ 홈페이지가 아닌 '스노폴' 페이지를 개설했으며, 이 안에 동영상, 사진과 함께 매핑 등 인터렉티브적인 요소를 포함한 콘텐츠도 함께 게재했다.

이 콘텐츠는 디지털 미디어의 세 가지 기능을 모두 보여주고 있는 좋은 사례다. 눈사태를 단순 텍스트나 영상으로만 보도하지 않고 웹 페이지 안에서 텍스트, 영상, 음성, 인터렉티브 미디어 등을 모두 포함해 복합매체성을 훌륭히 보여줬다. 또 팝업이나 매핑 등 인터렉티브 기술을 활용해 즉각적으로 관련 정보를 살펴볼 수 있도록 구성했다는 점에서 높은 상호작용성을 구현했다. 스크롤과 클릭을 활용해 간편하게 콘텐츠와 콘텐츠를 넘나들 수 있다는 점에서 높은 하이퍼텍스트성을 겸비하기도 했다. 인터렉티브 뉴스의 대명사로 불리는 '스노폴' 기사는 1년 만에 290만 명의 방문자 수, 8만 건이 넘는 소셜미디어 공유를 기록했으며 디지털 기사 최초로 퓰리처상을 수상하기도 했다. 촘촘하게 구성된 디지털 미디어 콘텐츠에 독자들은 열광했다. 기존의 일방향적인 정보와 달리 이 페이지에서는 본인이 직접 PC 앞에서 입체적으로 구성된 정보를 매우 효과적으로 소비할 수 있었다. 결과적으로 디지털 미디어의 3가지 특성은 대중을 수용자(receiver)에서 정보 소비자(information consumer)로 전환시킨 셈이다.

2 | 디지털 미디어의 이용자

능동적인 정보 소비자로의 전환에 촉매제 역할을 한 것으로 모바일 미디어를 꼽을 수 있다. 앞서 디지털 미디어의 등장을 설명하기에 앞서 디지털 미디어를 어떻게 정의하느냐가 중요하다고 설명한 이유는 디지털 미디어가 주목받고 급속히 확장된 시점이 스마트폰으로 대표되는 모바일 미디어의 등장과 맞물리기 때문이다. 모바일 미디어는 디지털 미디어와 혼용되기도 하지만, 엄밀히 말하면 디지털 미디어보다 협의의 개념에 가깝다. 흔히 모바일 미디어를 설명할 때 TGIF(트위터, 구글, 아이폰, 페이스북)을 꼽는다. 즉 디지털 미디어가 인터넷을 기반으로 하는 쌍방향 미디어라고 본다면, 모바일 미디

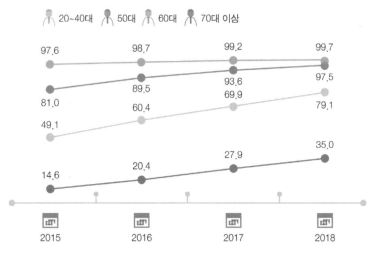

그림 11-1　**연령별 스마트폰 보유율 추이, 2015~2018**
자료: 정보통신정책연구원(2019).

어는 아이폰이나 갤럭시처럼 스마트 기기를 기반으로 한다. 한국언론진흥재
단의 '2018 언론수용자 의식조사'에 따르면 2018년 모바일 인터넷 이용률은
1주일 기준 86.7%로 2017년 대비 4.4% 증가했다. PC와 같은 고정형 인터넷
이용률이 2012년 이후 꾸준히 하락하는 것을 고려하면 디지털 미디어의 기
본 디바이스가 모바일이라는 점을 확인할 수 있다.

　스마트폰은 2009년을 전후해 본격적으로 시장에 등장했다. 스마트폰 보
급 10년이 지난 현재는 어떨까. '2019년 한국미디어패널조사' 결과에 따르면
2019년 기준 우리나라 스마트폰 보급률은 96.5%에 달한다. 100명 중 96명 이
상이 '내 손안의 미디어'를 소유하고 있다. 이 말은 모바일 미디어에 전 국민
이 익숙해지고 있다는 뜻이기도 하다. 유아기부터 스마트폰과 태블릿PC을 접
한 '디지털 원주민(digital native)' 세대가 등장한 것도 같은 맥락이다. 변화한 수
용자의 특성은 크게 네 가지로 살펴볼 수 있다(문철수, 2006). 먼저 이들은 정보
의 종속적 수용자에서 벗어나 송신자와의 상호작용이 가능하며 수용자 간 소
통도 빈번하다. 둘째, 디지털 미디어를 활용하는 공중에게 시간과 공간의 제

약은 크게 유효하지 않다. 언제 어디서든 수용자는 편리한 시간에 원하는 정보를 얻고자 하며 얻을 수 있다. 셋째, 능동적이고 적극적인 미디어 이용자로의 변화이다. 앞서 설명한 능동적 소비자로의 변화와 같은 맥락이다. 넷째, 탈대중화이다. 스마트폰 보급으로 나타난 특성 중 가장 주목해야 하는 점이 이 부분이다. 채널의 분화 및 전문화에 따라 수용자는 익명의 대중(mass)이 아닌, 스스로의 선택을 중요시하는 개성 있는 공중(public)으로 변화했다.

스마트폰을 기반으로 하는 소셜미디어와 커뮤니케이션, 웹툰이나 동영상, 애플리케이션에서 공통적으로 발견할 수 있는 점은 역시나 능동적 정보 소비자로의 변화라고 하겠다. 닭이 먼저인지 달걀이 먼저인지는 알 수 없지만 IT 환경의 변화가 수용자의 변화로 이어진 것이 사실이다. 올바른 건강 정보를 제공하고 궁극적으로 건강행동을 유도하는 것을 목표로 하는 건강 커뮤니케이션에서 수용자의 특성 변화는 간과해서는 안 되는 지점이다.

3 | 소셜미디어와 정보 공유

한편 스마트폰의 보급은 자연스럽게 다양한 애플리케이션 수요로 이어졌다. 애플사가 운영하는 아이폰 애플리케이션 판매 플랫폼 앱스토어가 2018년 10월부터 2019년 9월까지 올린 매출은 약 58조 원 수준이다(≪서울경제≫, 2020.1.9). 사람들이 디지털 콘텐츠라는 일종의 정보를 기꺼이 소비하고 있음을 보여주는 수치다. '2019 한국미디어패널조사' 결과 스마트폰을 포함한 무선전화 사용 시간은 하루 평균 1시간 54분을 기록했다. 같은 조사에서 스마트 미디어 애플리케이션 선호도가 발표됐는데, 1위는 37.7%를 기록한 인스턴트 메신저였고 포털 애플리케이션(17.3%)이 그 뒤를 이었다. 게임은 7.9%로 3위에 머물렀다. 포털 애플리케이션의 이용 동기가 대부분 정보 탐색이라는 점을 감안하면 이러한 결과는 능동적인 정보 소비자로서의 변모를 다시 한번 확인시켜 준다.

티엔에스 코리아가 2015년에 분석한 모바일 로그 데이터 결과를 살펴보면 사람들이 주로 이용하는 애플리케이션은 소셜미디어가 주를 이룬다. 디지털 미디어를 이야기할 때 소셜미디어를 빼놓을 수 없는 이유이기도 하다. 소셜미디어란 웹 기반 기술을 이용해 상호작용을 가능하게 해주는 미디어를 의미한다. 트위터, 페이스북, 인스타그램과 같은 소셜네트워크서비스(social network service, SNS)에 가입한 이용자들이 활동하는 플랫폼들을 예로 들 수 있다.

소셜미디어는 이용자들에게 표현하기, 의견 나누기, 관계 연결하기, 공유하기를 충족시켜 주는 기능을 한다(안주아·김현정·김형석, 2015). 소셜미디어의 이용이 일상화되면서 사람들은 소셜미디어에서 뉴스나 건강 정보 등을 주고받으며 네트워크를 형성한다. 다시 말해 사람들은 필요한 정보를 습득하는 데 그치지 않고 자발적으로 자신이 가진 정보나 경험 등을 공유하며 상호작용을 하고 있는 것이다(Raban and Rafaeli, 2007). 건강 커뮤니케이션에서 소셜미디어 이용자가 중요한 이유는 '공유하기'라는 지점에 있다. 사람들은 본인이 소유한 콘텐츠를 다른 사람들과 공유하고 있다(Tapscott and Williams, 2008). 소셜미디어라는 채널에 모여 정보를 공유하는 사람들에게 양질의 건강 정보를 공급하기 위해 건강 커뮤니케이션 담당자들도 발 빠르게 움직이고 있다. 보건복지부는 건강 정보 제공을 위해 페이스북, 트위터, 인스타그램, 유튜브 등의 소셜미디어 계정을 운영하고 있다. 질병관리청은 페이스북, 트위터, 유튜브는 물론이고, 카카오톡에서 24시간 소통이 가능한 '콜톡' 서비스를 실시 중이다.

건강이나 환경과 관련한 위험 관련 정보를 탐색하려는 의도가 높고, 체계적으로 처리하려는 경향이 큰 사람들은 정보를 공유하려는 의도 역시 높게 나타나는데 김효정(2019)은 이들을 "능동적 정보 확산원"이라고 설명한다. 이때 위험에 대한 두려움이 정보 공유에 일부 영향을 주는 것으로 나타났다. 김수정과 성민정(2011)의 연구에서도 위험 상황을 심각하게 인지할수록(문제

표 11-1　**월간 사용자 수 비율로 산정한 순위**

순번	애플리케이션	유형
1	카카오톡	메신저(소셜미디어)
2	네이버	포털
3	유튜브	동영상(소셜미디어)
4	카카오스토리	소셜 콘텐츠(소셜미디어)
5	OK캐쉬백	라이프 스타일
6	밴드	소셜 콘텐츠(소셜미디어)
7	시럽	라이프 스타일
8	T스토어	도구
9	페이스북	소셜 콘텐츠(소셜미디어)
10	11번가	쇼핑

자료: TNS Korea(2015).

인식), 상황이 자신 또는 주변과 관련 정도가 높다고 생각할수록(관여인식) 정보전달 의도가 높게 나타났다.

위험 순간에 양질의 정보가 공유되기도 하지만, 공포가 확산되면 사람들은 검증되지 않은 정보를 확대·재생산하기도 한다. 2020년 전 세계를 공포에 몰아넣은 중국 우한발 신종 코로나바이러스 감염증이 발생하면서 소셜미디어를 중심으로 가짜 뉴스가 성행했다. "사망자가 나왔지만 언론에서 막고 있다"거나 "모 병원이 폐쇄됐다"거나 "중국 내부에 10만 명이 넘는 사망자가 발생했다"라는 등 근거 없는 루머가 확산됐다(≪서울경제≫, 2020.1.26).

비단 이번만이 아니다. 2015년 '메르스(중동호흡기증후군) 사태' 때도 각종 루머가 등장했다. 당시 회원 수 10만 명이 넘는 일산 지역의 '맘카페'를 중심으로 "명지병원의 메르스 환자가 사망했다"라는 괴소문이 확산되어 병원 측은 수십 차례가 넘는 항의 전화와 잇단 진료 취소에 시달렸다(≪머니투데이≫, 2020.1.27). 또 메르스 감염을 피하려면 "코 안에 바셀린을 발라 습도를 유지할

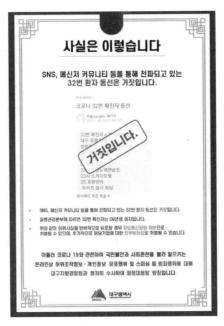

그림 11-2 **가짜 뉴스**
코로나19 대구 32번 확진자 동선에 대한 가짜 뉴스가 SNS상에 퍼지자 대구광역시가 해명 자료를 내놓았다.
자료: 대구광역시, https://www.facebook.com/colorfuldaegu/photos/a.199525266748678/
3078524225515420/?type=3&theater

것"과 같은 확인되지 않은 처방도 등장했다. 바이러스는 수용성이고 바셀린
이 지용성이라 코에 바르면 바이러스의 체내 침투를 막아준다는 그럴듯한(?)
내용이 함께 공유됐다. 실제로는 과학적 근거가 전혀 없는 유언비어였지만,
약국에서 바셀린 대란이 일어날 만큼 해당 루머는 확산됐다(YTN, 2015.6.3).

가짜 뉴스는 확산되는 데 그치지 않고 가짜 뉴스라는 방울 안에 갇혀 판
단력을 흐리게 하기도 한다. '필터 버블(filter bubble)'은 인터넷 정보 제공자가
이용자의 특성이나 취향을 파악해 맞춤형 정보를 제공하면 이용자는 필터링
된 특정 정보에만 노출되는 상황을 일컫는다(Pariser, 2011). 예를 들어 A 정당
의 메시지에 관심이 많은 이용자가 유튜브에 접속할 때마다 A 정당 관련 콘
텐츠를 클릭하다 보면 어느 순간부터 유튜브는 A 정당 관련 콘텐츠를 자동

[허위조작정보 생산·유포] - 65건 89명 검거, 82건 내·수사 중

발생 초기에는 확진자 발생 지역, 접촉자 등에 대한 정보공유를 위해 사실 여부를 확인하지 않은 상태로 우발적이고 부주의하게 유포한 경우가 다수였으나,

최근에는 특정인·특정업체 등의 명예훼손 또는 업무방해, 공인에 대한 합성사진 유포, 특정 언론사 사칭한 속보, 공공기관 발표자료 형태의 허위사실 유포 등 악의적이고 조직적인 내용이 등장하고 있다.

유포 경로를 보면 대부분 포털 맘카페 또는 각종 SNS를 통해 유포되었고 유튜브나 인터넷 기사 댓글 등을 통해 유포되기도 했다.

그림 11-3 가짜 뉴스 증가
경찰청은 2020년 3월 16일, 코로나19와 관련해
특정 언론사를 사칭하는 방식의 가짜 뉴스가 증가하고 있다고 발표했다.
자료: 경찰청

으로 추천한다. 검색을 하지 않아도 관심 있는 콘텐츠가 펼쳐지기 때문에 언뜻 굉장히 편리하게 느껴진다. 하지만 어느 순간 이 이용자는 다른 정당의 목소리나 A 정당에 대한 부정적인 콘텐츠에는 노출되지 않는다. 유튜브 알고리즘이 이 이용자가 주로 클릭하는 유형의 콘텐츠 위주로 여과(filter)해 주기 때문이다. 만약 유튜브 위주로 미디어 채널을 이용하는 사람이라면 A 정당의 좋은 면만 보여주는 필터 버블에 갇히게 된다. 실은 다수의 목소리가 아닐 수 있지만 맞춤형 정보에 익숙해지면 이 정보가 전체라고 오해하는 상황이 발생한다. 일반적인 필터 버블 역효과가 이 정도인데, 필터 버블이 의도적으로 사람들을 호도하기 위해 생성된 가짜 뉴스와 합쳐지면 상황은 더욱 열악해진다. 2016년 미국 대선을 앞두고 페이스북에서는 가짜 뉴스의 공유 건수가 《뉴욕타임스》를 비롯한 주요 매체 기사를 앞질렀다. "클린턴 후보가 이슬람 무장단체에 무기를 판매했다"라는 내용이 진짜 뉴스처럼 소셜미디어에서 확산된 것이다. 팩트 체크 없이 필터 버블에 갇힌 유권자였다면 잘못된 정보를 근거로 투표권을 행사했을 가능성도 있다.

가짜 뉴스(fake news)란…?

가짜 뉴스란 특정한 의도로 만들어진 거짓 정보가 뉴스 형태로 제작된 것을 의미한다(오세욱·박아란, 2017). 카카오톡과 같은 메신저 앱을 통해 공유되는 '카더라' 형식의 콘텐츠, 즉 뉴스 형식이 아닌 일반 공유 글을 가짜 뉴스로 보기도 하지만, 사람들을 속이려는 목적을 가지고 실제 뉴스 형식을 갖추고 보다 정교하게 구성되는 경우 문제는 심각해진다. 노출되는 모든 정보를 의심하며 면밀히 검토하는 공중이 아니라면, 뉴스와 유사한 형식으로 제작된 가짜 뉴스를 쉽게 받아들일 가능성이 크기 때문이다.

보수 편향의 가짜 뉴스를 배포했던 '노컷일베'나 '뉴스타운'은 신문 형태의 콘텐츠를 제작해 박근혜 전 대통령 탄핵 반대 집회에서 배포했다. 콘텐츠 주요 내용은 "탄핵이 북한과 관련이 있다"거나 "촛불 집회에 중국인이 동원되었다"와 같이 사실무근인 내용이 대부분이었다(《미디어오늘》, 2017.2.25). 2012년 한나라당 선거 유세 사진이 가짜로 판명된 것도 사례로 꼽을 수 있다. 군중으로 꽉 찬 유세 현장 사진이 소셜 미디어를 통해 확산되었는데, 이는 《뉴스1》의 포토 뉴스를 조작한 것이었다. 하단에 매체 로고가 그대로 남아 있어 보는 사람들이 해당 가짜 뉴스를 신뢰하게 만들었다.

당시 조작된 유세 현장 사진은 왜 급속도로 확산됐을까? 스트롱(Strong, 2017)은 자신의 신념이 현실과 대치될 때 신념을 지키고자 가짜 뉴스를 더욱 믿고 확산한다고 설명한다. 논리적이고 이성적 근거를 바탕으로 정보를 평가하는 것이 아니라, 본인 판단에 해당 정보가 타당하면 이를 선택한다는 것이다. 염정윤과 정세훈(2018)의 연구에 따르면 가짜 뉴스에 노출된 사람들은 뉴스의 진위보다는 본인의 정치 성향과 가짜 뉴스의 일치하는지에 더 관심을 보였으며, 이 두 가지가 일치할 경우 의구심이 낮아졌다. 의구심이 낮아졌으므로 해당 뉴스를 진짜라고 믿고 공유라는 적극적 행동을 한 것이다. 거짓을 알고 전파하는 사람들 손에서 떠난 가짜 뉴스가 거짓을 진실로 믿는 사람들을 매개로 전파되기 시작하면 상황은 더욱 복잡해진다.

2016년 미국 대선을 살펴보면 비슷한 현상을 찾아볼 수 있다. '버즈피드(BuzzFeed)'가 2016년 미국 대선 전 가장 인기 있었던 가짜 뉴스들의 공유 추이를 살펴본 결과, "프란체스코 교황이 트럼프 지지를 발표했다"거나 "클린턴 후보가 무장세력에 불법으로 무기를 판매했다"라는 식의 내용이 공화당 지지자들에게 빠르게 공유됐다(BuzzFeed, 2016.11.16). 이를 전달한 사람들에게는 이것이 가짜 뉴스가 아니라 '진짜 뉴스'였던 셈이다.

형식이 그럴듯한 가짜 뉴스를 구별하기 위해서는 두 가지 차원의 노력이 필요하다. 먼저 인터넷 서비스 사업자를 중심으로 자율 규제가 지속적으로 이뤄져야 한다. 무분별한 가짜 뉴스의 확산을 막기 위해 페이스북은 스놉스(Snopes), AP, 포인터(Poynter) 등과 협력해 논란의 여지가 있는 경우 '논쟁 중(disputed)'이라는 표시를 하고, 뉴스피드 노출 빈도를 낮춘다. 이러한 뉴스를 공유할 때는 기사의 정확성이 의심된다는 경고문을 띄워 유통 가능성을 한 번 더 낮추고자 한다. 다음으로 이용자의 정보 판단 능력을 키울 필요가 있다. 디지털 미디어에서 쏟아지는 정보를 본인이 스스로 한 번 더 거르는 '자가 게이트키핑'을 사회적인 차원에서 교육하고 홍보해야 하는 시점이다.

위험 상황에서 가짜 뉴스가 급속도로 퍼지고 필터 버블이 생기는 이유를 단순히 풀이할 수는 없지만, 위험 상황에 대응하고자 하는 사람들이 적극적으로 관련 정보를 찾고 처리 및 공유를 하는 데 디지털 미디어의 역할이 크다는 점은 분명해 보인다. 디지털 미디어 세상에서 떠다니는 수많은 정보에 출처가 분명한 믿을 수 있는 정보를 얹어놓고, 사람들이 정보를 접할 때 비판적 시각을 갖도록 하는 것이 그 어느 때보다 중요해진 것이다. 정보는 개인이 특정 이슈나 위험 상황에 대한 태도를 정할 때 불확실성을 제거하기 위해 이용하는 자료가 되기 때문이다(Grunig, 1982). 개인의 정보 제공 행동이 타인의 태도와 행동을 변화시킬 수 있다는 점은 대인 커뮤니케이션 때도 마찬가지였지만, 시공간의 제약이 없고 정보전달이 실시간으로 이뤄지는 디지털 미디어에서 그 파급력이 더욱 커졌다고 하겠다.

4 | 디지털 리터러시와 건강 정보

리터러시(literacy)란 문자화된 기록물을 통해 지식과 정보를 획득하고 이해할 수 있는 능력을 의미한다. 리터러시는 20세기 후반부터 다양한 매체와 콘텐츠가 등장하면서 단순히 읽고 쓰는 능력을 넘어 변화하는 커뮤니케이션 기술과 미디어를 이해하고 활용하는 능력으로 풀이된다(Bawden, 2001). 채널의 속성을 이해하는 정도를 의미하는 용어로, 미디어 리터러시, 디지털 리터러시, ICT 리터러시 등이 혼용된다.

미디어 리터러시는 '미디어를 읽고 쓸 수 있는 능력'이다. 미디어를 읽는다는 의미는 미디어의 의미를 해석하고 이해하는 것을 포함한다. 미디어 리터러시는 두 차례 큰 변화를 겪는데 첫 번째는 인터넷이 도입되면서 웹이라는 차원을 받아들여야 했던 1990년대 말부터 2000년대 초반, 두 번째는 스마트폰이 보급되면서 새로운 기기를 배우고 쓰임을 파악해야 했던 2000년대 말부터 2010년대 초반이 해당한다(김경희·김광재·이숙정, 2019). 미디어 환경 변화에 따라 미디어 리터러시 개념과 구성 요소가 변화해 왔다. 인터넷 등장 이전에는 미디어를 비판적으로 이해하는 것이 중요했다면 인터넷 이후에는 쌍방향 커뮤니케이션 능력이 미디어 리터러시의 핵심이 됐다(Hobbs and Jensen, 2009).

기술의 변화에 따라 미디어 리터러시는 앞서 말했듯이 디지털 리터러시, 또는 ICT 리터러시로 불리기도 한다. 미디어 리터러시는 환경 변화에 의해 끊임없이 변화한다는 의미에서 메타 리터러시(meta literacy)로 규정될 정도다 (전경란, 2015). 미디어를 접하는 도구가 스마트폰이나 태블릿 PC처럼 수용자가 직접 구동해야 하는 기기로 변화하면서 정보통신기술을 얼마나 활용할 줄 아는지를 의미하는 ICT 리터러시의 수준이 문자를 읽고 쓰는 능력만큼 중요해졌다. 세계경제포럼(WEF)은 2016년 발간한 보고서 "The Future of Jobs"에서 '디지털 리터러시'가 미래의 핵심 역량이 될 것이라고 강조했다. '디지털 리터러시'가 4차 산업혁명 시대의 변화와 질서를 이해하고 대비하는 데 필수적인 능력인 것이다. 하지만 디지털 기기와 정보 활용에 익숙하지 않은 이들 혹은 이러한 혜택을 누릴 만큼 경제적으로 여유롭지 못한 이들에게는 디지털 시대가 마냥 달갑지만은 않다. 콘텐츠가 있어도, 접근하지 못하면 무용지물이기 때문이다. 전통적인 미디어 리터러시에서 중요했던 것은 정보

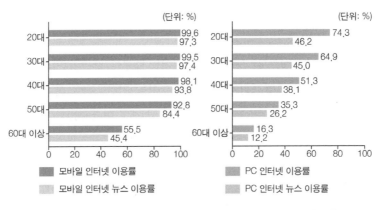

(단위: %)

	모바일 인터넷 이용률	모바일 인터넷 뉴스 이용률
20대	99.6	97.3
30대	99.5	97.4
40대	98.1	93.8
50대	92.8	84.4
60대 이상	55.5	45.4

(단위: %)

	PC 인터넷 이용률	PC 인터넷 뉴스 이용률
20대	74.3	46.2
30대	64.9	45.0
40대	51.3	38.1
50대	35.3	26.2
60대 이상	16.3	12.2

그림 11-4 연령대별 모바일 인터넷 이용률 및 뉴스 이용률 및 PC 인터넷
자료: 한국언론진흥재단.

이해력의 차이였다. 정보 리터러시로 불리는 이 개념은 미디어를 통해 주로 알게 되는 건강 정보나 위기 상황을 얼마나 이해하는지를 의미한다. 정보 리터러시는 결국 교육 수준이나 소득수준과 상관관계를 보이는 경우가 많아 정보의 양극화라는 사회적 문제로 이어졌다. 이 경우 교육이라는 해결책이 존재하지만 디지털 리터러시는 정보 이해력과 스마트폰 또는 PC와 같은 ICT 기술에 대한 이해가 병행되어야 하므로 진입 장벽이 높은 편이다.

디지털 리터러시 수준의 차이는 세대 간 차이로 이어지기 때문에 더 큰 사회적 문제로 이어질 가능성이 있다. 한국언론진흥재단의 '2018 언론수용자 의식조사'에 따르면 연령대별 모바일 인터넷 이용률은 20~50대에서 90% 이상의 수치를 보이지만 60대 이상에서는 55.5%를 기록, 매우 큰 차이가 나타난다. 연령대별 PC 인터넷 이용률은 그보다 더 낮은 수치를 보인다. 같은 조사 결과, PC 인터넷 이용률은 20대 74.3%, 30대 64.9%, 40대 51.3%, 50대 35.3%, 60대 16.3%로 나타났다. PC 인터넷 이용률이 모바일 인터넷 이용률로 전환되었다고 하지만, 60대 이상은 디지털 기기를 활용한 인터넷 이용률 자체가 매우 낮은 편이다.

2019년 8월 EBS에서 방영된 〈다큐 시선: 노인을 위한 나라는 있다〉에는 기술 변화에서 소외되는 노인들의 현실이 고스란히 나타난다. 키오스크가 보급되고 스마트 은행 점포에는 종이가 사라졌다. 기차표 예매도 마찬가지다. 기차역에서 직접 표를 사는 사람들의 연령대는 대부분 높다. 스마트폰 애플리케이션을 활용해 손쉽게 좌석을 구하는 젊은이들에 비해 좌석 선점이 어렵다. 주말 운영되는 기차를 보면 젊은이들은 앉아서 가고 어르신들이 입석으로 가는 상황이 펼쳐지기도 한다. 은행에서도 마찬가지다. 한국은행에 따르면 60세 이상 노년층의 모바일 뱅킹 이용률은 5.5%에 불과하다(≪미디어오늘≫, 2019.5.12). 여전히 은행을 찾아가 직접 거래하는 노년층이 종이를 없애고 키오스크로 대체한 스마트 지점에 방문할 경우 평소보다 몇 배의 시간과 노력이 필요하다.

연령에 따른 디지털 리터러시의 양극화는 건강 관련 이슈가 발생했을 때 사회적 이슈가 된다. 미세먼지를 예로 들어 보자. 1급 발암 물질로 분류되는 미세먼지가 우리의 건강을 위협하면서 미세먼지 수치가 TV 뉴스, 기상청 애플리케이션 등에 실시간으로 나타난다. 미세먼지 예방법이나 미세먼지 전용 마스크 구매 및 착용법도 검색 한 번이면 손쉽게 알 수 있다. 문제는 이러한 정보에 접근하는 과정이다. 스마트 기기에 친숙한 2050세대들과는 달리 60대 이상은 전통매체의 일방향적 정보전달에 의존할 확률이 높다. 건강 문제에 더 취약한 계층이 건강 위험에 빈번하게 노출되는 상황이 발생하는 것이다. 사스나 메르스처럼 신종 감염병이 발생했을 때도 디지털 리터러시가 높은 세대들은 감염 확진자의 동선을 실시간 속보로 빠르게 파악하고 예방법을 찾아보지만, 전통매체에 정보를 의존할 경우 정보 시간차가 발생할 수밖에 없는 것이 현실이다.

해외에서는 정부 주도로 디지털 리터러시 교육이 자리 잡고 있다. 유럽에서는 2010년부터 디지털 역량 강화 캠페인 '올 디지털 위크(All Digital Week)'를 실행 중이다. 어린아이, 학생, 주부, 장애인 등을 대상으로 디지털 리터러시 프로그램을 제공하고 있다. PC와 인터넷, 스마트폰 활용 기술뿐 아니라 가짜 뉴스처럼 사회문제를 일으키는 디지털 정보에 대한 비판적 사고력을 키우는 데 역점을 두고 있다. 싱가포르는 2007년부터 정부 부처인 정보미디어개발청(IMDA)이 노년층을 위한 디지털 리터러시 프로그램을 운영 중이다. 현재까지 진행된 교육만 10만 건 이상이다. PC와 스마트폰 사용법부터 온라인 뱅킹, 티켓 예약, 전자정부 서비스 이용 방법까지 체계적인 프로그램을 제공한다. 우리나라에서는 지자체를 중심으로 노인 대상 디지털 교육 프로그램을 제공하고 있지만, 정부 차원에서의 움직임은 시작 단계라고 볼 수 있다. 2019년 6월 국회에서 '디지털 포용 컨퍼런스'를 개최해 ICT가 모든 국민들에게 보편적 혜택을 줄 수 있도록 하겠다는 방침을 공표한 상태다. 원격의료 시스템이나 건강 관련 애플리케이션 등 디지털 미디어를 활용한 헬스케어 서비스가 속속 등장하고 있다. 따라서 취약 계층에 초점을 맞춘 디지털 리터러시 교육 활성화가 어느 때보다 필요한 시점이다.

5 | 디지털 미디어를 활용한 '핑거밴드 캠페인'

최근의 건강 캠페인을 살펴보면 수용자 세분화를 통한 맞춤형 콘텐츠를 중요시하는 것을 볼 수 있다. 2015년부터 진행 중인 금연 캠페인 '핑거밴드 캠페인'을 살펴보자. 핑거밴드 캠페인은 담배를 집는 두 손가락인 검지와 중지를 묶는 '핑거밴드'를 활용해 흡연을 억제하고 금연을 응원하는 대국민 금연 응원 캠페인이다. 이 캠페인은 1020세대를 공략하기 위해 소셜미디어와 웹툰 등 디지털 미디어를 십분 활용했다. 정보통신정책연구원(2014)에 따르면 고등학생의 97%, 중학생의 93%가 스마트폰을 보유하고 있으며, 게임(33%), 커뮤니케이션 및 소셜미디어(28%) 순서로 스마트폰을 활용한다. 또 텍스트 형식의 콘텐츠보다는 웹툰, 이미지, 동영상으로 구성된 비주얼 콘텐츠를 선호하는 것으로 나타났다.

네이버 웹툰의 일평균 방문자는 620만 명이고 59억의 페이지 뷰를 기록

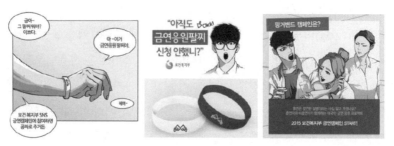

그림 11-5　보건복지부 금연 캠페인 '본격금연권장만화'
자료: 보건복지부.

하는데, 이 중 49.1%가 청소년들이라는 점을 고려해 보건복지부는 인기 웹툰 「외모지상주의」의 박태준 작가를 섭외해 '본격금연권장만화'를 선보였다 (플레시먼힐러드 코리아, 2016). 이 만화는 주인공이 흡연과 금연 사이에서 갈등하다가 우정과 사랑을 지키기 위해 금연을 결심하게 되는 스토리다. 웹툰 스토리를 청소년들이 실제로 체감할 수 있도록 주인공이 매회 차고 나오는 '금연응원팔찌'를 제작해 배포했다. 웹툰 연재 기간 동안 보건복지부는 금연 캠페인 페이스북 계정을 통해 캠페인 진행을 도왔다. 이 캠페인은 입소문을 타기 시작해, 해시태그 이벤트, SNS 인증 숏 등 목표 공중의 자발적 참여로 이어졌다. 청소년들은 담배 때문에 생긴 불행한 경험담, 금연 노하우 등을 활발히 공유했다. 페이스북 금연 캠페인 사이트에서 진행한 '금연응원팔찌'는 총 5만 명이 신청했으며, 인증 숏을 올린 수는 5개월 동안 30만 건 가까이 집계됐다.

　금연 웹툰의 성공으로 보건복지부는 2017년에 웹툰 작가 김스와 협업, 청소년 흡연 문제를 10대의 시각으로 다룬 금연 웹툰 「엑스트라 이야기(Feat. 금연)」를 선보이기도 했다. 5회차 기준으로 774만 회가 넘는 조회수를 기록했으며, 1만 개가 넘는 댓글이 젊은 독자들 사이에 공감대를 형성했음을 보여준다.

　이 밖에 공급자가 아닌 수요자 중심의 핑거밴드 캠페인이 계속 이어지고

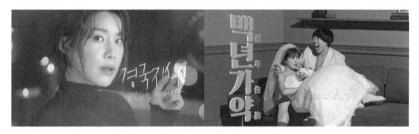

그림 11-6   유머 소구를 활용한 2018년 보건복지부 금연 바이럴 광고
자료: 유튜브 핑거밴드캠페인.

있다. 2016년에는 10대 전후의 문화와 눈높이에 맞는 금연 캠페인을 위해 래퍼 지코와 협업을 기획해 랩으로 이뤄진 금연송을 공개하기도 했다. 보건복지부가 금연홍보 목적으로 운영하는 핑거밴드 사이트(http://fingerband.kr)와 유튜브 계정에 공개된 금연송은 공개 1달 만에 120만 건 이상의 조회수를 기록했다. 이 캠페인은 금연송의 원곡 「보이즈앤걸즈(Boys and Girls)」를 청소년들이 직접 개사하는 형식의 참여형 캠페인과 병행됐다. 일방적 금연 메시지 전달이 아닌 1020세대의 시각과 눈높이로 금연을 확산시키려고 했다는 점에서 큰 호응을 얻었다. 2016년 6월부터 9월까지 신청을 받은 '금연송 만들기 이벤트'에는 작사 부문 1028명, 랩 부문 410명 등 총 1438명이 참여했다. 지코를 포함한 심사위원단은 온·오프라인 랩 오디션 참여자를 종합 심사해 같은 해 10월 페이스북 라이브 방송을 통해 결선이 생중계됐다.

2018년에는 개그맨 장도연과 양세찬을 모델로 기용해 금연을 권장하는 캠페인을 진행했다. 보건복지부가 유튜브에 개설한 '핑거밴드캠페인' 계정에 업로드된 해당 콘텐츠는 1편당 평균 조회수 40만 회 이상을 기록하며 인기를 끌었다. 공포 소구 위주로 제작되던 금연 캠페인의 관행을 깨고 유머 소구를 통해 '재미'를 중요하게 여기는 젊은 층의 취향을 공략한 사례로 꼽힌다.

6 | 디지털 미디어와 건강 커뮤니케이션 연구 사례

최근 들어 국내에서 디지털 미디어를 활용한 건강 커뮤니케이션 효과 연구가 활발하게 이뤄지고 있다(김지혜·조재희, 2019; 이지윤, 2012; 전오열·이희중, 2017). 먼저 김지혜와 조재희(2019)는 소셜미디어를 통한 사회적 시청이 미세먼지 인식과 건강 행위 의도에 미치는 영향을 분석했다. 연구자들은 소셜미디어의 사회적 시청을 "소셜미디어를 통해 미세먼지와 관련된 콘텐츠를 이용하고 공유하는 행위"라고 정의했다. 사회적 시청은 다른 사람이 올린 콘텐츠를 이용하는 소극적 정보 수용과, 타인의 콘텐츠를 공유하거나 댓글을 다는 것과 같은 적극적 정보 확산으로 나뉜다. 연구 결과, 소극적 정보 수용자들에게는 소셜미디어에서 주변인들이 미세먼지에 대해 자주 언급할수록 미세먼지의 심각성과 건강행동의 이익 인식이 높게 나타났다. 연구자들은 소셜미디어에서 관계를 맺고 있는 사람들, 즉 소셜미디어 정보원에 대한 신뢰도가 높게 형성되어 있으므로 그들을 통한 정보에 영향을 받은 것으로 풀이했다. 반면 적극적 정보 확산자들은 소극적 정보 수용자에 비해 미세먼지 심각성 인식이 낮게 나타났다. 적극적인 정보 확산자들은 해당 정보에 대한 관여도가 높기 때문에 정확한 정보를 이미 보유하고 있을 가능성이 크다. 따라서 소셜미디어에서의 사회적 시청이 본인의 인식에 크게 영향을 주지 않았다고 볼 수 있다.

다음으로 이지윤(2012)은 트위터에서 건강 정보가 어떻게 전파(공유)되는지를 살펴보았다. 트위터를 많이 이용할수록 건강 정보 전파 행동을 많이 하는 것으로 나타났다. 또 정보원(질병관리청 계정)에 대한 신뢰도가 높을수록 전파에 적극적이었다. 메시지 수신자와 건강 정보 발신자 계정 간의 관계 구축이 주요한 변인이라는 점을 확인한 것이다. 획득과 손실 프레임 모두 정보 전파 행동에 영향을 미쳤지만 손실 프레임의 효과가 더 큰 것으로 나타났다. 특히 태도나 행동의도와 같은 인지 과정에 미치는 영향보다 멘션 작성이나 오프라인 대화와 같은 직접적인 정보 전파 행동에 미치는 영향이 크다는 점을 확인했다. 즉 건강 정보가 실제로 전파되기 위해서는 손실 프레임이 유효했다. 이 부분은 디지털 미디어에서 특히 주목할 부분이다. 이 연구에서 사용한 메시지는 질병 예방행동에 대한 것으로, 기존 연구에서 예방행동은 획득 프레임의 효과가 높다고 알려진 바 있다(Rothman and Salovey, 1997). 연구자는 트위터라는 매체의 특징이 메시지 프레임 효과에 영향을 준 것이라고 해석했다. 부정적 감정이 담긴 트위터 메시지가 더 자주 리트윗 된다는 선행 연구 결과(Naveed et al., 2011)와 일맥상통하는 결과라고 하겠다.

마지막으로 전오열과 이희중(2017)의 연구는 취약 계층으로 분류되는 결혼이주여성들의 건강 커뮤니케이션 채널에 관한 것이다. 연구자들은 이주여성 10명, 이주여성의 남편 5명, 전문가 5명에 대한 심층 인터뷰를 진행했다. 농촌지역 이주여성들은 스마트폰으로 정보를 검색하고 소셜미디어를 주로 사용하는 것으로 알려졌는데(정의철·정용복, 2016), 인터뷰 참가자들도 모두 스마트폰을 소유하고 있었다. 결혼이주여성들은 스마트폰의 카카오톡, 페이스북 등을 이용해 모국어로 지인들과 건강 정보를 교환하고 있었다. 나이가 비교적 젊은 이주여성들은 디지털 리터러시가 높은 편으로, 한국어로 된 건강 정보나 뉴스에서 이해가 어려운 부분은 스마트폰을 활용해 번역한다고 답했다. 연구자들은 디지털 미디어의 보급으로 기존 이주여성들이 느꼈던 언어의 장벽을 넘어 건강 정보가 공급되고 있다는 점을 긍정적으로 평가했다.

한편 외국인 커뮤니티에서 비공식적 여론 지도자는 정보전달에 있어 효율성이 높다(Kim and Dearing, 2015). 충남 금산군 결혼이주여성 공동체에서도 '비공식적 여론 지도자(informal opinion leader)'가 존재하는 것으로 나타났다. 한국 거주 기간이 길어 한국어에 능하고 경험이 많은 사람들이 주로 여론 지도자로 활동하는데 건강 관련 중요한 정보를 소셜미디어나 전화 통화 등으로 공유하고 있었다. 하지만 이들이 통역 문제나 가짜 뉴스 등을 기반으로 잘못된 정보를 공유할 때 비판적으로 수용할 방법이 제한적이라는 문제점도 발건할 수 있었다. 연구자들은 농촌지역 이주여성들이 스마트폰을 이용해 건강 정보를 습득하는 현상이 증가할 것이라고 예측, 모국어로 건강 정보를 소통하는 행위의 장단점에 대한 후속 연구의 필요성을 제안했다.

참고문헌

김경희·김광재·이숙정. 2019. 「모바일 환경에서의 미디어 리터러시 구성 요소와 세대 간 미디어 리터러시 격차」. ≪한국방송학보≫, 33권 4호, 5~36쪽.
김수정·성민정. 2011. 「온라인 위험에 대한 상황 인식과 사전 지식 수준이 커뮤니케이션 행동에 미치는 영향: 개인정보 유출을 중심으로」. ≪한국광고홍보학보≫, 13권 4호, 528~567쪽.
김지혜·조재희. 2019. 「미세먼지에 대한 소셜 미디어 건강정보 사회적 시청이 질병예방행위의도에 미치는 영향: 건강신념모델의 매개모형 적용을 중심으로」. ≪한국방송학보≫, 33권 4호, 37~65쪽.
김효정. 2019. 「위험인식, 두려움, 분노가 원자력정보 탐색과 처리, 공유 의도에 미치는 영향: 위험정보탐색처리(Risk Information Seeking and Processing) 모델을 중심으로」. ≪한국언론학보≫, 63권 2호, 7~45쪽.
문철수. 2006. 「디지털 미디어 환경 변화에 따른 새로운 홍보 전략」. ≪한국광고홍보학보≫, 7권 5호, 252~277쪽.
안주아·김현정·김형석. 2015. 『소셜미디어 시대의 PR』 커뮤니케이션북스.
염정윤·정세훈. 2018. 「가짜뉴스에 대한 인식과 팩트체크 효과 연구」. ≪한국언론학보≫, 62권 2호, 41~80쪽.
오세욱·박아란. 2017. 「일반 국민들의 '가짜뉴스'에 대한 인식」. ≪미디어 이슈≫, 3권 3호.
이지윤. 2012. 「트위터에서의 건강 정보 메시지 효과 및 정보 전파 행동 연구」. 이화여자대학교 대학원 석사학위논문.
전경란. 2015. 『미디어 리터러시의 이해』. 커뮤니케이션북스.
전오열·이희중. 2017. 「농촌지역 결혼이주여성의 건강정보 커뮤니케이션: 충남 금산군 거주자들의 미디어와 대인커뮤니케이션 채널」. ≪지역과 세계≫, 41권 2호, 91~127쪽.
정보통신정책연구원. 2019. 「디지털 디바이드(Digital Divide)의 실태」. ≪KISDI STAT Report≫, 19~21호.
정의철·정용복. 2016. 「다문화 재현과 이주민의 미디어 이용과 사회관계 및 정체성: 제주 결혼이주여성의 목소리를 중심으로」. ≪한국언론학보≫, 60권 4호, 39~67쪽.
티엔에스 코리아(TNS Korea). 2015. 모바일 패널 로그 데이터.

플레시먼힐러드 코리아. 2016. 「우수 광고 PR 사례 2015 보건복지부 청소년 금연캠페인: 핑거밴드 캠페인」. ≪광고PR실학연구≫, 9권 2호, 169~178쪽.
한국언론진흥재단 조사분석팀. 2018. "2018 언론수용자 의식조사". 한국언론진흥재단.

Bawden, D. 2001. "Information and digital literacies: A review of concepts." *Journal of Documentation*, Vol.57, No.2, pp.218~259.

Bernhardt, J. M. 2004. "Communication at the core of effective public health." *American Journal of Public Health*, 94, pp.2051~2053.

Grunig, J. E. 1982. "The message-attitude-behavior relationship: Communication behaviors of organizations." *Communication Research*, Vol.9, No.2, pp.163~200.

Hobbs, R. and A. Jensen. 2009. "The past, present, and future of media literacy education." *Journal of Media Literacy Education*, Vol.1, No.1, pp.1~11.

Kim, D. K. and J. W. Dearing. 2015. "The use of informal opinion leader-based strategy for the diffusion of public health services among international workers in South Korea." *Health Communication Research*, Vol.12, pp.115~148.

Naveed, N., T. Gottron, J. Kunegis and A. C. Alhadi. n.d. "Bad news travel fast: A content-based analysis of interestingness on twitter. Proceedings of the 3rd International Web Science Conference, WebSci 2011." http://doi.org.ssl.oca.korea.ac.kr/10.1145/2527031.2527052

Raban, D. R. and S. Rafaeli. 2007. "Investigating ownership and the willingness to share information online." *Computers in Human Behavior*, Vol.23, pp.2367~2382.

Rothman, A. J and P. Salovey. 1997. "Shaping perceptions to motivate healthy behavior: The role of message framing." *Psychological Bulletin*, Vol.121, pp.3~19.

Strong, S. I. 2017. "Alternative facts and the post-truth society: Meeting the challenge." *University of Pennsylvania Law Review Online*, Vol.165, No.1, pp.137~146.

Fox, Susannah. 2014. *The Social Life of Health Inforamtion*. Pew Resaerch Center.

Tapscott, D and A. D. Williams. 2008. *Wikinoics: How mass collaboration changes everything*. New York: Portfolio.

World Economic Forum. 2016. *The Future of Jobs: Employment, skills and workforce strategy for the fourth industrial revolution*. World Economic Forum.

## 12장

빅데이터와 건강 커뮤니케이션

황현석

1 | 빅데이터 개요

빅데이터란 디지털 환경에서 생성되는 데이터로 그 규모가 방대하고, 생성 주기도 짧고, 형태도 수치 데이터뿐 아니라 문자와 영상 데이터를 포함하는 대규모 데이터를 말한다. PC와 인터넷, 모바일 기기 이용이 생활화되면서 사람들이 도처에 남긴 발자국(데이터)은 기하급수적으로 증가하고 있다. 쇼핑을 예로 들면 데이터의 관점에서 보면 과거에는 상점에서 물건을 살 때만 데이터가 기록되었다. 반면 인터넷쇼핑몰의 경우에는 구매를 하지 않더라도 방문자가 돌아다닌 기록이 데이터로 자동 저장된다. 어떤 상품에 관심이 있는지, 얼마 동안 쇼핑몰에 머물렀는지를 알 수 있다. 쇼핑뿐 아니라 은행, 증권과 같은 금융거래, 교육과 학습, 여가활동, 자료검색과 이메일 등 하루 대부분의 시간을 PC와 인터넷에 할애한다. 사람과 기계, 기계와 기계가 서로 정보를 주고받는 사물지능통신의 확산도 디지털 정보가 폭발적으로 증가하게 되는 이유다.

사용자가 직접 제작하는 UCC를 비롯한 동영상 콘텐츠, 휴대전화와 SNS에서 생성되는 문자 등은 데이터의 증가 속도뿐 아니라, 형태와 질에서도 기

존과 다른 양상을 보이고 있다. 특히 블로그나 SNS에서 유통되는 텍스트 정
보는 내용을 통해 글을 쓴 사람의 성향뿐 아니라, 소통하는 상대방의 연결
관계까지도 분석이 가능하다. 게다가 사진이나 동영상 콘텐츠를 PC를 통해
이용하는 것은 이미 일반화되었고 방송 프로그램도 TV 수상기를 통하지 않
고 PC나 스마트폰으로 보는 세상이다.

트위터에서만 하루 평균 1억 5500만 건이 생겨나고 유튜브의 하루 평균
동영상 재생 건수는 40억 회에 이른다. 글로벌 데이터 규모는 2012년에 2.7제
타바이트, 2015년에는 7.9제타바이트로 증가할 것으로 예측하고 있다. 1제타
바이트는 1000엑사바이트이고, 1엑사바이트는 미 의회도서관 인쇄물의 10
만 배에 해당하는 정보량이다.

주요 도로와 공공건물은 물론 심지어 아파트 엘리베이터 안에까지 설치
된 CCTV가 촬영하고 있는 영상 정보의 양도 상상을 초월할 정도로 엄청나
다. 그야말로 일상생활의 행동 하나하나가 빠짐없이 데이터로 저장되고 있
는 셈이다.

2 | 빅데이터 특징

1) 크기

빅데이터의 크기(volume)는 비즈니스 특성에 따라서 다를 수 있지만, 일반
적으로 수십 테라 혹은 수십 페타바이트 이상이 빅데이터의 범위에 해당한
다. 이러한 빅데이터는 기존 파일 시스템에 저장하기 어려울 뿐만 아니라, 데
이터 분석을 위해서 사용하는 BI/DW 같은 솔루션에서 소화하기 어려울 정도
로 급격하게 데이터양이 증가하고 있다. 이러한 문제를 극복하기 위해서는
확장 가능한 방식으로 데이터를 저장하고, 분석하는 분산 컴퓨팅 기법으로 접

근해야 한다. 현재 분산 컴퓨팅 솔루션에는 구글의 GFS, 아파치의 하둡, 대용량 병렬 처리 데이터베이스로는 EMC의 그린플럼(GreenPlum), HP의 버티카(Vertica), IBM의 네티자(Netezza), 테라데이터의 킥파이어(Kickfire) 등이 있다.

2) 다양성

빅데이터는 다양성(Variety)을 띠며, 다양한 종류의 데이터들이 빅데이터를 구성하고 있다. 데이터의 정형화의 종류에 따라서 정형(structured), 반정형(semi-Structured), 비정형(unstructed)로 나눌 수 있다. 정형 데이터는 문자 그대로 정형화된 데이터로, 고정된 필드에 저장되는 데이터를 의미한다. 예를 들어 우리가 온라인 쇼핑몰에서 제품을 주문할 때 이름, 주소, 연락처, 배송 주소, 결제 정보 등을 입력한 후 주문을 하면 데이터베이스에 미리 생성되어 있는 테이블에 저장된다. 이때 테이블은 고정된 필드들로 구성이 되는데, 이렇게 일정한 형식을 갖추고 저장되는 데이터를 정형 데이터라고 한다. 정형 데이터는 기존의 솔루션을 이용해 비교적 쉽게 보관·분석·처리 작업을 진행할 수 있다. 반정형 데이터는 고정된 필드로 저장되어 있지는 않지만, XML이나 HTML같이 메타데이터나 스키마 등을 포함하는 데이터를 의미한다. 비정형 데이터란 고정된 필드에 저장되어 있지 않은 데이터를 의미한다. 유튜브에서 업로드하는 동영상 데이터, SNS나 블로그에서 저장하는 사진과 오디오 데이터, 메신저로 주고받은 대화 내용, 스마트폰을 통해 기록되는 위치 정보, 유무선 전화기에서 통해 발생하는 통화 내용 등 다양한 비정형 데이터가 존재한다. 빅데이터는 이러한 비정형 데이터도 처리할 수 있는 능력을 갖추어야 한다.

3) 속도

빅데이터의 속도적인(Velocity) 특징은 크게 실시간 처리와 장기적인 접근으로 나눌 수가 있다. 매일 매 순간 데이터를 생산한다. 교통카드로 지하철과 버스를 이용할 때도 교통비와 탑승 위치를 남기고, 금융거래를 할 때도 금융기관의 데이터베이스에 데이터가 생성된다. 인터넷 검색을 할 때도 모든 검색어가 저장되고, 쇼핑몰이나 포털사이트 같은 곳을 이용할 때도 사용자가 클릭한 이력이 모두 저장된다. 스마트폰에서 SNS나 지도 같은 앱을 이용할 때도 위치 정보가 남는다. 이와 같이 오늘날 디지털 데이터는 매우 빠른 속도로 생성되기 때문에 데이터의 생산, 저장, 유통, 수집, 분석이 실시간으로 처리되어야 한다. 예를 들어 게임 채팅창에서 누군가 불건전한 내용을 입력할 경우, 시스템에서 이러한 문구를 바로 분석해서 다른 사용자에게 피해가 없도록 조치를 해야 한다. 또한 온라인 쇼핑몰에서 고객이 책을 주문할 경우, 주문한 책과 유사한 장르나 비슷한 성향의 고객이 구입한 책을 추천한다면 매출을 늘리는 데 도움이 될 것이다. 물론 모든 데이터가 실시간 처리만을 요구한 것은 아니다. 수집된 대량의 데이터를 다양한 분석 기법과 표현기술로 분석을 해야 하는데, 이는 장기적이고 전략적인 차원에서 접근할 필요가 있다. 통계학과 전산학에서 사용되던 데이터마이닝, 기계학습, 자연어 처리, 패턴인식 등이 분석 기법에 해당한다.

여기에 네 번째 특징인 가치(value)를 더해 4V라고 정의하기도 한다.

4) 가치

기업의 관점에서가치(Value)를 생성할 수 있는 데이터를 빅데이터라고 해석하기도 한다.

5) 가변성

최근 소셜미디어의 확산으로 자기 의견을 웹을 통해 자유롭게 게시하는 것이 쉬워졌지만, 자신의 생각을 글로 표현하게 되면 맥락에 따라 의도하는 것과 달리 다른 사람에게 오해를 불러일으킬 수 있다. 이처럼 맥락에 따라 데이터의 의미가 달라진다는 이유에서 빅데이터의 새로운 속성으로 가변성(variability)이 제시되고 있다.

6) 시각화

빅데이터는 정형 및 비정형 데이터를 수집해 복잡한 분석을 실행한 후 용도에 맞게 정보를 가공하는 과정을 거친다. 이때 중요한 것은 정보의 사용 대상자가 쉽게 이해할 수 있어야 한다는 것이다. 데이터에 대한 시각화(Visualization)가 이루어지지 않으면 정보의 가공을 위해 소모된 시간적, 경제적 비용이 무용지물이 될 수 있기 때문이다.

7) 정확성

빅데이터 시대에는 방대한 데이터의 양을 분석해 일정한 패턴을 추출할 수 있다. 그러나 과연 일정 패턴을 설명할 수 있을 만큼 데이터가 신뢰성이 있느냐는 문제가 생긴다. 데이터가 많아질수록 엉터리 데이터도 많아질 가능성이 높기 때문이다. 따라서 빅데이터를 분석하는 데 기업이나 기관에 수집한 데이터가 정확한 것인지, 분석할 만한 가치가 있는지 등을 살펴볼 필요가 있다. 이러한 측면에서 빅데이터의 새로운 속성인 정확성(veracity)이 제시되고 있다.

3 | 건강 커뮤니케이션과 빅데이터

건강 커뮤니케이션 데이터는 그 특징상 자연어로 작성되어 있는 경우가 많다. 물론 넓은 의미로 신체 계측 기기 등에서 수집된 측정 데이터를 포함할 수 있으나 이는 기존의 통계적인 분석 방법을 통해 다룰 수 있으므로 이 장에서는 자연어로 수집된 데이터에 한정해 다루고자 한다. 일반적으로 자연어로 이루어진 데이터는 다음의 3가지 연구 방법이 활용될 수 있다.

텍스트 마이닝: 반정형 또는 비정형 텍스트에서 자연어 처리 기술을 기반으로 가치 있는 정보를 추출하고 가공한다. 이 방법은 텍스트에서 단어를 추출 후 수치화(word embedding)하거나 단어 간 상대 위치를 계산(Skip-gram vs. CBOW)해 n-차원에 mapping(Word2Vec)하거나 특정 주제어(topic)를 가진 단어들의 군집을 생성하고 단어 빈도를 계산해 시각화(wordcloud) 한다.

오피니언 마이닝: SNS, 블로그, 게시판 등에 기록된 사용자들의 의견을 수집하고 분석해, 제품이나 서비스에 대한 긍정, 부정, 중립 등의 선호도를 추출한다. 오피니언 마이닝은 단어 사전(lexicon words)을 구성해 마치 여러 개의 사전을 구성하고 각 사전에 사용된 단어가 분석용 텍스트에 사용된 빈도를 계산해 분석하는 기법이다. 가장 널리 사용되는 단어 사전이 긍정어 사전/부정어 사전이며 각 텍스트별로(긍정어 단어 사용 빈도 - 부정어 사용 빈도)를 계산해 해당 텍스트의 오피니언 극성(polarity)을 계산하게 된다.

소셜네트워크 분석: 소셜네트워크의 연결 구조나 강도 등을 바탕으로 소셜네트워크에서의 영향력, 관심사, 성향, 행동 패턴 등을 추출한다. 텍스트의 성향과 함께 텍스트를 작성한 사람들과 댓글 또는 '좋아요'와 같은 의견을 남긴 사람들의 관계를 함께 분석하는 기법이다. 게시자에 의해 작성된 글의 영향력은 게시

자의 영향도(influence strength)에 의해 결정되므로 영향도를 고려해 많은 관계망으로 연결된 사람들의 수, 즉 '좋아요' 정도를 함께 분석하는 방법이다.

1) 텍스트 분석 순서

텍스트의 분석 순서는 크게 분석 방법과 무관한 전처리와, 분석 방법에 의존적인 본처리로 나눌 수 있다. 전처리 과정은 자연어로 구성된 텍스트를 분석에 적합한 형태로 변환하는 과정을 말하며 토큰화(tokenization), 정규화(normalization), 노이즈 제거(noise Removal) 등의 과정을 반복적으로 수행한다. 토큰화는 원본 텍스트를 작은 단위의 텍스트로 나누는 과정을 말한다. 긴 문장이 절이나 문장 또는 단어로 나뉘는 경우가 그 대표적인 예이다.

정규화는 분석에 사용할 단어만으로 이루어진 텍스트로 만들기 위해 모든 문장을 소문자 혹은 대문자로 만들거나 문장 부호 제거, 숫자를 해당하는 단어로 치환하는 등의 불용어를 제거하는 과정이다. 이 과정에서 비어, 속어 등이 제거/변환되고 단어가 형태소로 변환되는 과정을 거친다.

노이즈 제거 단계는 분석에서 제외되어야 할 글을 삭제하는 단계이다. 삭제의 주요 대상은 머리글/바닥글, HTML과 같은 마크업 언어의 마크업(예: \<body>, \</body>), 메타데이터, JSON 형식 등이다. 이 단계는 텍스트의 형태를 띠고 있어 정규화에서는 제거되지 않았지만, 분석에 사용되지 않는 모든 텍스트를 제거하는 과정이다.

4 | 건강 커뮤니케이션 텍스트 분석 사례: 미세먼지 기사 댓글 분석

건강 커뮤니케이션과 관련된 텍스트를 분석하기 위해 네이버 랭킹뉴스 6개 뉴스 섹션의 기사와 그 기사에 달린 댓글을 수집했다. 네이버는 2020년 9월

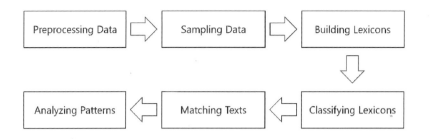

Preprocessing Data	⇒	Sampling Data	⇒	Building Lexicons

⇓

Analyzing Patterns	⇐	Matching Texts	⇐	Classifying Lexicons

그림 12-1   **미세먼지 텍스트 처리 과정**

까지 전체 언론사 기사 중 섹션별로 30개의 뉴스를 매일 선별해 랭킹뉴스라는 카테고리에 게재하였으며 하나의 기사에 수천 개의 댓글이 작성되기도 하였다. 참고로 현재 랭킹뉴스는 섹션과 무관하게 언론사별로 '많이 본 뉴스'와 '댓글 많은 뉴스'를 각각 20개씩 게재하고 있다. 수집 기간은 미세먼지에 대한 국가 차원의 공식 예보가 이루어진 2013년 3월 1일부터 6년을 정해 2019년 2월 28일까지로 했다.

검색 기간의 랭킹뉴스 중 '미세먼지'라는 단어를 헤드라인에 포함하고 있는 기사를 선별하고 뉴스 기사의 섹션번호, 날짜, 기사명, 댓글과 댓글의 추천 수, 비추천 수 등도 함께 수집했다. 데이터 수집은 2단계로 진행되었으며, 첫 단계로 미세먼지 기사의 개별 URL을 수집하고 2단계로 URL을 방문해 기사 내용과 댓글 등을 수집했다. 이를 위해 오픈소스 소프트웨어인 R과 R의 RSelenium과 rvest 패키지를 사용했다. RSelenium과 rvest 패키지는 특정 URL을 방문해 코드에 의해 지정된 부분의 텍스트를 추출한 후 파일에 기록하는 용도로 사용되었다. 코드 작성과 기사/댓글 크롤링에 2주가 소요되었으며, 크롤링 결과 약 100만 건의 댓글을 수집했다.

수집한 댓글을 적절히 전처리하고 분석용 데이터로 변환하기 위해 〈그림 12-1〉과 같은 텍스트 처리 과정을 거쳤다. 전처리를 위해 비속어 비문 등을 제거/변환하고 5만 개의 표본 댓글에서 명사/형용사 단어만을 추출하여 이를 4개의 Lexicon으로 분류했다. 이후 분류된 Lexicon과 100만 개의 댓글을 패턴

매칭하여 매칭되는 단어 수를 기록했으며, 이를 섹션번호, 날짜, 기사명, 댓글의 추천 수 및 비추천 수 등과 결합해 최종 분석 데이터를 생성했다.

미세먼지 분석을 위한 첫 번째 단계인 네이터 랭킹뉴스 중 헤드라인에 미세먼지가 포함된 기사의 URL을 추출하는 과정의 코드는 다음과 같다.

미세먼지 기사 URL 수집 코드

```
# 아래 코드는 지정된 기간의 모든 섹션(100~105)에 미세먼지라는 제목을 포함한
# 네이버 랭킹뉴스의 날짜, 섹션번호, 헤드라인 뉴스 제목, 뉴스 본문의 url link를
# 데이터 프레임으로 저장하기 위해 작성되었습니다
# 관련 패키지 로딩
library(RSelenium)
library(rvest) #HTML
library(httr) #HTML
library(stringr)
# 기본 폴더 지정
setwd("C:/data")
# 분석 기간을 날짜 벡터로 생성
begin_date <- "2013-03-01"   #시작일
end_date <- "2019-02-28"        #종료일
# end_date <- Sys.Date()        #종료일
analysis_date <- seq(as.Date(begin_date), as.Date(end_date), by="days")
analysis_date <- gsub("-", "", analysis_date)
length(analysis_date)
# 뉴스 section을 벡터로
section_num <- 100:105
section_num

news_df <- c() # 모든 기사의 날짜, 섹션, 헤드라인 제목, url link 저장용 DF 초기화
PM_news_temp_df <- c() # 단일 news날짜, 섹션,  제목, url 저장용 DF 초기화
PM_news_df <- c() # 모든 news날짜, 섹션,  제목, url 저장용 DF 초기화
day_index <- length(analysis_date)

for (day_index in 1:length(analysis_date)) {
  for (section_index in 1:6) { # section_index를 loop를 돌려 모든 섹션으로
    # url 분해
    url1 <- 'https://news.naver.com/main/ranking/popularDay.
    nhn?rankingType=popular_day&sectionId='
    url2 <- '&date='
    url <- paste(url1, section_num[section_index], url2, analysis_date[day_index],
```

```
sep=")
        url

            htxt <- read_html(url)
        texts <- url %>%

            read_html() %>%
            html_nodes("div.ranking_headline > a") %>% html_text()
        texts

        class(texts) # texts의 class를 알아봅시다
        # character vector 이군요
                links <- url %>%

            read_html() %>%
            html_nodes("div.ranking_headline > a") %>% html_attr("href")
        links

        class(links) # texts의 class를 알아봅시다
        # character vector 이군요
        #  데이터 프레임에 섹션번호, 날짜, 헤드라인 제목, url 링크를 넣습니다
        # 섹션번호와 날짜는 1개씩이므로 30개를 반복해 뉴스 개수와 숫자를 일치
        news_df$section <- rep(section_num[section_index], 30)
        news_df$date <- rep(analysis_date[day_index], 30)
        news_df$headlines <- texts

        news_df$links <- links

        str(news_df) # 데이터의 구조를 봅시다
        class(news_df) # 앗 리스트 형태입니다
        #우리가 원하는 데이터 프레임으로 변환시켜 봅시다

        news_df <- as.data.frame(news_df)
        class(news_df) # 이제 데이터 프레임 형태입니다
        str(news_df) # 데이터 프레임의 구조를 봅시다
        # 그럼 미세먼지라는 단어를 가지고 있는 제목을 찾아 URL을 가져와 봅니다
        # 먼저 grepl 함수로 어떤 헤드라인에 미세먼지를 가지고 있는지 봅시다
        grepl("미세먼지", news_df$headlines)
        # 관련기사의 헤드라인 기사, 날짜, 섹션, link 추출 후 PM_news_temp_df에 저장
        PM_news_temp_df <- news_df[grepl("미세먼지", news_df$headlines),]
        # PM_news_df에 rbind함수로 PM_news_temp_df에서 추출된 내용을 추가한다
        PM_news_df <- rbind(PM_news_df, PM_news_temp_df)
    }
}


PM_news_df$headlines

file_name <- paste("From ", begin_date, " To ", end_date, ".csv", sep=")
# 내용을 저장해 봅시다

write.csv(PM_news_df, file_name)
```

표 12-1 **미세먼지 Lexicon**

Lexicon(# of words)	Focus	Keywords
Personal(4428) 개인적 인식	Personal responses	Personal respondence, Healthcare
Internal(1135) 내부적 인식	Domestic issues including political opinions, emotions	Government, Domestic pollutants
External(1213) 외부적 인식	Thoughts and Feelings for Adjacent PM Discharge Countries	Adjacent Country
Emotional(751) 감정적 인식	Subjective and negative emotional expressions	Negative emotions

각 댓글을 수집 후 5만 개를 임의로 추출해 댓글에 사용된 단어를 추출한 후 몇 개 차원으로 군집화(clustering)했다. 군집화는 단어의 성격에 따라 수작업으로 분류되었으며, 유사한 단어를 분류해 〈표 12-1〉과 같은 4개의 단어 사전(Lexicon Words)으로 구분했다. 개인적 인식은 총 4428개의 단어가 있으며, 공기청정기, 마스크, 환기 등 미세먼지에 대한 개인의 대응과 관련된 단어로 구성되어 있었다. 내부적 인식은 미세먼지와 관련된 국내 원인과 국내 차원의 대응 및 정치적인 이슈를 다루는 단어로 구성되었다. 정부에 대한 비판이나 미세먼지와 무관해 보이는 정치적인 내용을 다루는 단어도 포함되었다. 외부적 인식은 미세먼지의 주요 발생국으로 인식되는 인접 국가에 대한 단어가 포함되었다. 감정적 인식은 미세먼지에 대한 나쁜 감정을 표출한 단어가 포함되었다.

댓글에 사용된 단어 상당수가 개인적인 수준의 내용을 담고 있다. 이는 미세먼지의 경우 국가나 공공기관의 대책에 의존하기보다 개인의 활동(공기청정기 사용, 마스크 착용, 환기 등)에 더 많은 관심을 보인다는 것을 알 수 있다.

미세먼지 기사 URL 수집 코드

```
# 미세먼지 관련 네이버 랭킹뉴스 스크래핑을 위한드 코드
# 단일 뉴스의 여러 댓글 내용과 공감, 비공감 수를 파악해 저장하는 코드

install.packages("RSelenium")
install.packages("rvest")
install.packages("httr")
install.packages("stringr")
install.packages("devtools")

library(devtools)
devtools::install_github("ropensci/wdman")
library(RSelenium)
library(rvest) #HTML
library(httr) #HTML
library(stringr)

# set default folder
setwd("C:/data")
idle_seconds <- 3 # seconds for suspending system execution
PM_news_list <- c()
PM_news_list <- read.csv("From 2013-03-01 To 2019-02-28.csv", header=TRUE)

str(PM_news_list)
url1  <- 'https://news.naver.com'

# 변수 초기화
reply <- c()

remDr <- remoteDriver()
binman::list_versions("chromedriver")
ch=wdman::chrome(port=4567L, version = "74.0.3729.6") #set chrome driver
port 4567
remDr=remoteDriver(port=4567L, browserName='chrome', version= "74.0.3729.6")
#remote 설정

remDr$open() #execute crome driver

for (i in 1:4500) {
  ## 각 뉴스 페이지 주소 생성 및 단일 뉴스 페이지 댓글 읽기 시작
  print(paste(i, "번째 기사, 날짜: ", PM_news_list$date[i], sep=''))
```

```
url <- paste(url1, PM_news_list$links[i], sep='')
remDr$navigate(url) #URL로 이동

source <- remDr$getPageSource()

Sys.sleep(idle_seconds)
# 댓글 개수 읽기
tryCatch(
  { # Start of expression
    webElem <- remDr$findElement("css", "span.u_cbox_count")
    num_reply <- webElem$getElementText()
    # 댓글 수 (숫자가 아님)
    num_reply
    class(num_reply)

    num_reply <- as.numeric(gsub(",", "", num_reply))
    print(paste(num_reply, "개의 댓글", sep=''))

    ## 댓글 표시 방법
    ## 1.초기 화면은 10개까지만
    ## '댓글 더보기'를 누르면 10개 추가
    ## '더보기'를 누르면 20개씩 추가
    ## 댓글 수 <= 10이면 '댓글 더보기' 누를 필요 없음
    ## 댓글 수 <= 20이면 '댓글 더보기' 누르기 필요, '더보기' 누를 필요 없음
    ## 댓글 수 >= 21이면 '댓글 더보기' 누르기 필요
    ## 또 '더보기'를 (올림함수(댓글 수 - 20)/20)번 눌러야 함
    Sys.sleep(idle_seconds)
    ## 모든 댓글 펼치기


    if (num_reply >= 21) {
      ## '댓글 더보기' 클릭
      ### css로 찾기
      webElem      <-      remDr$findElement(using='css selector',
      'span.u_cbox_in_view_comment')

      ## xpath로 찾기
      #webElem      <-      remDr$findElement(using='xpath',
       '//*[@id="cbox_module"]/div[2]/div[9]/a/span[1]')

      ## 해당 element가 표시되었는지 확인, 해당 element가 있으면 True
```

```
webElem$isElementDisplayed()

## 해당 element 위로 마우스 클릭
webElem$clickElement()

## 클릭 후 결과가 나올 때까지 몇 초 쉽시다
Sys.sleep(idle_seconds)

## '댓글 더보기' 클릭되었다면 '더보기'를 클릭하기 전 다시 페이지 소스를 읽어야 함
source <- remDr$getPageSource()

## '더보기' 요소 찾기
#### xpath로 찾기
#webElem      <-      remDr$findElement(using='xpath',
  '//*[@id="cbox_module"]/div/div[8]/a/span/span/span[1]')
### css로 찾기
webElem      <-      remDr$findElement(using='css selector',
  'span.u_cbox_page_more')


## '더보기' 클릭 횟수만큼 loop를 돌면서 클릭하기
index <- 1
Sys.sleep(idle_seconds)
while (webElem$isElementDisplayed()[[1]]){
    webElem$clickElement()     ## 해당 element 마우스 클릭
    print(paste(index, "번째 더보기 클릭", sep=''))
    index <- index+1

    ## 클릭 후 결과가 나올 때까지 몇 초 쉽시다
    Sys.sleep(idle_seconds)

    ## '더보기' 한 번 클릭될 때마다 다시 '더보기'를 클릭하기 위해 다시 페이지 소
      스를 읽어야 함
    source <- remDr$getPageSource()
    ### css로 찾기
    webElem      <-      remDr$findElement(using='css selector',
      'span.u_cbox_page_more')
  } ##  while
} else if (num_reply >= 11) {
  ## '댓글 더보기' 클릭
  ## xpath로 찾기
```

```
webElem     <-      remDr$findElement(using='css selector',
 'span.u_cbox_in_view_comment')

## 해당 element가 표시되었는지 확인, 해당 element가 있으면 True
webElem$isElementDisplayed()
## 해당 element 위로 마우스 클릭
webElem$clickElement()

## 클릭 후 결과가 나올 때 까지 몇 초 쉽시다
Sys.sleep(idle_seconds)

## '댓글 더보기' 클릭되었다면 '더보기'를 클릭하기 전 다시 페이지 소스를 읽어야
 함
 source <- remDr$getPageSource()
}
## 댓글 펼침 끝났음

# 댓글 가져오기
reply_contents <- unlist(source) %>% read_html() %>%
  html_nodes("span.u_cbox_contents") %>% html_text()

# 10개의 댓글인데 9개만 가져온 경우가 있음
# 사용자에 의해 삭제된 댓글은 css가 다르게 설정되어 있네요
# rvest로 가져와도 css가 달라 가져오지 못하기 때문에 9개만 가져온 것으로 확인됨
# 원칙적으로 이 경우는 RSelenium에서 xpath로 확인하고 스크래핑을 해야 함
# loop를 돌면서 IsElement 함수 등으로 Element인 경우만 스크래핑을 함
# 여기서 의문점? 삭제된 댓글의 공감 비공감도 다른 css가 아닐까?
# 다른 css로 정의되었다면 어차피 rvest로 스크래핑 하면 못 가져오니 일관성이 있을
 듯
# 댓글의 공감과 비공감 수도 확인하면 역시나 못 가져옴. 결론 댓글 삭제 여부랑 상관없
 이
# 스크래핑 하자

# 각 댓글의 공감과 비공감 수 가져오기
reply_recomm <- unlist(source) %>%  read_html() %>%
  html_nodes("em.u_cbox_cnt_recomm") %>% html_text()
reply_recomm

reply_unrecomm <- unlist(source) %>% read_html() %>%
  html_nodes("em.u_cbox_cnt_unrecomm") %>% html_text()
reply_unrecomm
```

```
# 예상대로 공감과 비공감 수의 경우도 삭제된 댓글의 경우는 가져오지 못함.
# 따라서 xpath가 아닌 일반 rvest로 한꺼번에 편하게 가져오면 됨

## 스크래핑 결과를 데이터 프레임으로 합치기
reply$contents <- c(reply$contents, reply_contents)
reply$reomm <- c(reply$reomm, reply_recomm)
reply$unreomm <- c(reply$unreomm, reply_unrecomm)
reply$section  <-  c(reply$section,  rep(PM_news_list$section [i],
length(reply_recomm)))
reply$date  <-  c(reply$date,  rep(PM_news_list$date[i],  length
(reply_recomm)))
reply$links  <-  c(reply$links,  as.character(rep(PM_news_
list$links[i], length(reply_recomm))))
file_name <- paste("reply_", PM_news_list$date[i], "_", i, ".csv",
sep='')
}, # End of expression

  error = function(e) {
print("댓글이 없네요. 다음 뉴스로 건너뜀")
  },
warning = function(w) print("Warning"),
finally = NULL
)
}

# 파일에 저장하기
write.csv(reply, file_name)
```

이 코드는 네이버 랭킹뉴스에서 댓글이 표시되는 방법에 대한 이해가
있어야 한다. 댓글은 그 수에 따라 많은 경우 한 번에 모두 표시되지 않고
'더보기' 버튼을 반복적으로 클릭해야만 모든 댓글이 표시된다. 이 경우
RSelenium 패키지에서 해당 버튼이 존재하는지 검사하고 버튼이 존재한다
면 코드를 통해 클릭을 반복적으로 수행해 더 이상 클릭할 버튼이 생성되지
않을 때 모든 댓글을 수집한다. 이 과정에서 주의해야 할 점은 코드를 통해
버튼을 클릭하는 경우 너무 빠르게 버튼을 반복적으로 찾아서 클릭하면 새
로운 버튼이 로딩되기 전에 버튼 클릭이 시도되어 에러가 발생할 수 있다는

표 12-1 **분석 데이터**

	A	B	C	D	E	F	G	H	I	J	K
1	id	reomm	unreomm	section	date	article_id	LENGTH	match_emotional	match_personal	match_internal	match_external
2	1	159	9	103	20130330	1	13	2	9	2	6
3	2	108	3	103	20130330	1	21	2	27	5	9
4	3	114	10	103	20130330	1	78	4	32	3	3
5	4	96	6	103	20130330	1	16	1	20	4	7
6	5	71	1	103	20130330	1	154	11	63	4	7
7	6	98	11	103	20130330	1	60	3	22	7	16
8	7	82	8	103	20130330	1	37	3	11	2	5
9	8	66	5	103	20130330	1	19	1	41	2	0
10	9	54	1	103	20130330	1	50	4	181	5	4
11	10	95	15	103	20130330	1	10	1	1	0	1
12	11	48	1	103	20130330	1	17	1	14	1	5
13	12	55	5	103	20130330	1	19	0	10	5	6
14	13	52	4	103	20130330	1	12	1	8	1	2
15	14	41	1	103	20130330	1	44	2	22	2	5
16	15	74	13	103	20130330	1	19	0	15	4	8
17	16	37	1	103	20130330	1	15	2	9	0	3
18	17	26	0	103	20130330	1	19	3	8	1	5

것이다. 따라서 한 번의 클릭 후 일정 시간을 주어야 하며 사전에 댓글 수에 따라 '더보기' 버튼의 클릭 수를 계산하고, 만일 Selenium이 클릭해야 하는 수보다 작은 수만큼 클릭을 하여 에러가 발생한 경우에는 에러에 대한 조치를 취해야 한다는 것이다.

〈그림 12-2〉는 웹 크롤링을 통해 수집된 데이터를 각 단어사전별로 집계해 최종 분석용 데이터를 만든 결과이다. 하나의 댓글에 대해 댓글 아이디, 댓글의 추천 수, 비추천 수, 뉴스의 섹션번호, 기사 게재 날짜, 뉴스 기사 아이디, 댓글 길이, 4개의 단어사전별 단어 사용 빈도수를 각각 포함하고 있다. 패턴 매칭을 위한 R code는 생략하기로 한다.

〈그림 12-3〉에서 알 수 있듯이 댓글이 증가하고 감소하는 일정한 패턴이 있으며, 이는 계절적 요인과 관련이 있는 것으로 보인다. 매년 정점(peak)이 높아지는 것으로 보아 미세먼지에 대한 관심은 매년 증가하는 것으로 판단된다. 일반적으로 화석연료를 많이 사용하는 겨울철에 미세먼지가 증가하고 그에 따라 댓글도 이 시기에 증가되는 경향을 보이나 4월~5월경에도 댓글 수가 증가하는 것은 계절적 요인 이외에 야외 활동이 증가되는 시기에 외부 날씨에 민감한 사람들이 미세먼지와 관련해 댓글을 많이 다는 것으로 이해

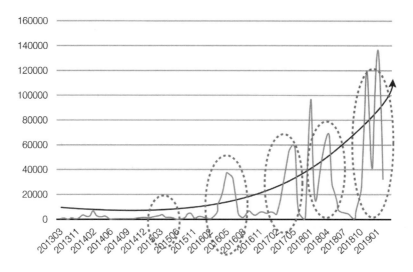

그림 12-2　**월간 comments 수**

PM-10 (μg/m³)

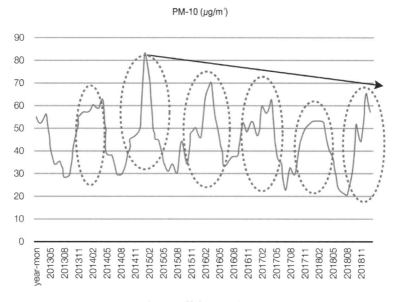

그림 12-3　**월간 PM-10 농도**

표 12-2 추천 수를 종속변수로 한 선형회귀분석 결과 표

Model		Unstandard.		Standard.	t	Sig.	Multi-collinearity	
		B	Std. B	Beta			Tolerance	VIF
Dep. Var. : # of Recommen- dation	(Constant)	14.359	.307		46.849	0.000		
	LENGTH	-.026	.007	-.007	-3.816	.000	.330	3.027
	Emotional	.398	.108	.008	3.676	.000	.236	4.230
	Personal	.013	.002	.008	5.635	.000	.458	2.182
	Internal	-.107	.071	-.003	-1.501	.133	.284	3.515
	External	.991	.090	.023	11.006	.000	.249	4.016

주: F: 161.768(<0.0001), adj-R2: 0.001, d.f. : 958013.

할 수 있다. 따라서 댓글 수는 미세먼지 농도와 인지된 미세먼지 노출 위험
정도에 비례하는 것으로 보인다.

4개의 단어사전에서는 개인적 인식과 관련된 단어가 다수를 이루고 있었
으나, 실제 댓글에 많이 사용된 단어들은 감정적 인식과 관련된 단어들이었
다. 이는 개인적 인식과 관련된 단어는 다수지만, 사용되는 빈도는 낮다는
의미이고 상대적으로 적은 수의 감정적 단어들이 다수의 댓글에서 반복적으
로 사용되고 있음을 의미한다. 이러한 결과를 통해 댓글을 작성하는 사람들
이 주로 감정적인 내용을 사용해 댓글을 쓰고 있으며, 미세먼지에 대한 인식
이 감정적이라는 사실을 알 수 있다.

〈표 12-2〉는 추천 수를 종속변수로 하는 선형회귀분석의 결과를 나타내
는 표로 'Internal'을 제외한 모든 변수가 유의하게 나타났다. 추천 수가 증가
하는 데 가장 영향을 크게 미치는 변수는 표준화 회귀계수의 절댓값이 가장
큰 'External'로 나타났다. 이러한 결과는 외부 요인에 대한 단어를 많이 포함
한 댓글에 추천 수도 증가한다는 사실을 말하고 있다. 'Personal', 'Emotional'
에 속한 단어가 많이 사용한 댓글도 추천 수가 증가함을 알 수 있다. 또한 댓
글의 길이가 길수록 추천 수가 감소해 뉴스 독자들은 긴 댓글을 좋아하지 않

표 12-3　비추천 수를 종속변수로 한 선형회귀분석 결과 표

Model		Unstandard.		Standard.	t	Sig.	Multi-collinearity	
		B	Std. B	Beta			Tolerance	VIF
Dep. Var. : # of Non recommen- dation	(Constant)	1.432	.033		43.896	0.000		
	LENGTH	.006	.001	.015	8.531	.000	.330	3.027
	Emotional	-.017	.012	-.003	-1.509	.131	.236	4.230
	Personal	.002	.000	.011	7.165	.000	.458	2.182
	Internal	.102	.008	.026	13.424	.000	.284	3.515
	External	-.056	.010	-.012	-5.860	.000	.249	4.016

주: F: 216.383(<0.0001), adj-R2: 0.001, d.f. : 958013

음을 알 수 있다.

〈표 12-3〉은 비추천 수를 종속변수로 하는 선형회귀분석의 결과를 나타
내는 표로 'Emotional'을 제외한 모든 변수가 유의하게 나타났다. 비추천 수
가 증가하는 데 가장 영향을 크게 미치는 변수는 표준화 회귀계수의 절댓값
이 가장 큰 'Internal'로 나타났다. 이러한 결과는 내부요인과 국내 정치와 관
련된 단어를 포함한 댓글일수록 비추천 수도 증가한다는 사실을 말하고 있
다. 'Personal'의 경우 비추천 수에 (+) 방향으로 유의한 영향을 주고 있었는
데 개인 차원의 대응에 대한 단어가 많이 포함될수록 비추천 수도 늘어나서,
미세먼지에 있어 개인적인 차원의 대응에 대한 댓글 작성자는 공감을 하지
않고 있음을 추측할 수 있다. 'External'에 속한 단어를 많이 사용한 댓글일
수록 비추천 수가 감소한다는 것을 알 수 있다. 이는 미세먼지 증가의 원인을
외부적인 요인이라고 생각하는 사람들이 많아서 비추천 수가 줄어드는 경향
을 보인다고 해석된다. 또한 댓글의 길이가 길수록 비추천 수가 증가해 뉴스
독자들은 긴 댓글을 좋아하지 않음을 다시 한번 알 수 있다. 두 선형회귀모형
모두 다중공선성 문제는 없는 것으로 나타났다.

이 사례연구의 한계점은 Lexicon의 구성에 따라 결과가 상이할 수 있다

는 점이며, 빈도 위주의 분석으로 내용분석과 같은 깊이 있는 분석이 이루어지지 못했다는 점이다. 이를 보완하기 위해 향후에는 동일 주제의 단어들을 군집으로 묶어서 추출하는 토픽 모델링(Topic Modeling)이나 단어를 벡터(vector)화해 200개~300개의 차원으로 매핑한 후 단어 간 유사도나 유추를 지원할 수 있는 Word2Vec과 같은 모형을 추가로 연구할 필요가 있다.

13장
차세대 기술과 건강 커뮤니케이션

최지혜

    인류의 역사와 함께 기술은 꾸준히 진보해 왔다. 기능성 게임(serious game)부터 가상현실(virtual reality, VR)과 증강현실(augmented reality, AR), 인공지능(artificial intelligence, AI)에 이르기까지 다양한 커뮤니케이션 기술은 의료 현장에서 의료인 간의, 의료인과 환자 간의, 혹은 의료인과 컴퓨터 간의 상호작용을 돕기 위해, 개인의 건강 태도와 행동을 변화시켜 건강 상태를 개선하기 위해, 그리고 대량의 건강 정보를 수집·분석해 맞춤형 건강 정보를 제공하기 위해 전략적으로 활용되어 왔다. 또한 적용 분야도 다양해 암, 심장병, 당뇨병과 같은 만성질환과 사회공포증·고소공포증과 같은 각종 공포증, 외상 후 스트레스 장애(post traumatic stress disorder, PTSD), 거식증·폭식증과 같은 섭식장애 등 정신건강 질환의 관리와 치료 및 재활, 흡연·음주·폭력과 같은 건강 위험 행동의 경감, 운동을 통한 신체활동 증진, 식생활과 신체 이미지의 개선을 위해 널리 이용되고 있다. 11장에서는 이러한 차세대 기술의 건강 커뮤니케이션 분야 적용 사례에 대해 살펴보고, 그 효과와 발전 방향에 관해 이야기해 보고자 한다.

1 | 차세대 기술의 등장

4차 산업혁명● 시대, 컴퓨터와 정보통신기술(information communication technology, ICT)의 발달은 새로운 커뮤니케이션 도구의 등장과 향상된 상호작용성을 바탕으로 사회 전반의 소통 패러다임을 바꾸고 있다. 매스미디어 시대에 단순히 정보만을 전달받던 수용자는 개방·공유·참여가 특징인 웹 2.0(Web 2.0) 시대를 맞아 직접 정보를 제작·가공·유통하는 정보 생산의 주체가 되었으며, 이제는 인간이 생산하는 수많은 정보를 컴퓨터가 읽고 이해하고 가공해 개인 맞춤형 정보를 제공하는 차세대 지능형 웹인 웹 3.0(Web 3.0) 시대가 열리고 있다.

이러한 네트워크 기술의 혁명과 더불어 이동통신기술의 혁신도 나타나고 있다. 2019년 4월 3일, 이른바 꿈의 통신이라 불리는 5세대 이동통신(5G)이 세계 최초로 국내에서 상용화되었는데, 4세대 이동통신 기술(4G LTE)에 비해 약 20배 빠른 5세대 이동통신기술의 도입은 단순 통신 속도의 향상을 넘어 미디어생태계에 큰 변화를 예고하고 있다. 음성통화 일변도에서 문자 메시지와 이메일 등 비음성 데이터로의 이동이 가능해진 3G와 네트워크 속도 개선을 통해 유튜브와 같은 이동형 동영상 스트리밍 서비스가 본격화된 4G를 거쳐 더 빠른 전송 속도, 대역폭의 확장, 실시간에 가까운 초저지연이 특징인 5G 기술은 그동안 스마트폰으로 음성이나 데이터를 주고받던 시대를 넘어 자율주행 자동차, 실감형 콘텐츠와 같은 최첨단 서비스를 가능케 함으로써 우리의 일상을 송두리째 바꿀 새로운 변화를 만들어가고 있다.

● 4차 산업혁명이라는 용어는 2016년 1월에 열린 세계 경제 포럼(World Economic Forum, WEF)에서 처음 사용되었으며, 디지털혁명(3차 산업혁명)을 기반으로 한 물리적 공간, 디지털적 공간, 생물학적 공간의 경계가 희석되는 기술융합의 시대를 의미한다. '모바일 인터넷', '클라우드 기술', '빅데이터', '사물인터넷(IoT)', '인공지능(AI)' 등이 4차 산업혁명을 이끌 핵심기술로 일컬어지며, '초연결성'·'초지능화'의 특성을 바탕으로 인간과 인간, 인간과 사물, 사물과 사물 간의 연결이 강화되고, 사물을 지능화함으로써 대량의 데이터, 지식이 산업의 새로운 원천이 되는 시대를 의미한다(김진하, 2016).

또한 기술의 발전을 토대로 사물인터넷(Internet of Things, IoT)에 연결된 가전제품, 모바일 장비는 내장된 센서와 통신 기능을 통해 인공지능 학습에 필요한 충분한 데이터를 생산해 내고 있고, 수많은 사물이 쏟아내는 대량의 데이터를 분석·처리할 수 있을 정도로 하드웨어 성능이 발전하면서 과거 침체기와 발전기를 거듭하며 발전해 온 인공지능기술이 새로운 부흥기를 맞이하고 있다(지영민·유준재·이상학, 2017). 더욱 파워풀한 컴퓨터 성능, 학습을 통해 최적화된 알고리즘을 바탕으로 하는 지능형 시스템이 건강 위험 요인과 건강 관련 문제 상황을 빠르게 인지하고 대처하는 등 국민 건강 증진을 위한 새로운 도구로 활용될 수 있다고 예고되는 가운데, 최근 차세대 기술을 건강 상황에 적용하려는 시도가 늘어나고 있다.

2 | 차세대 기술의 종류

1) 기능성 게임

반세기에 걸쳐 오락성을 기반으로 한 디지털 게임이 상업적으로 큰 성공을 거두고 있는 가운데 오락성을 넘어 학습, 기술 개발, 인식·태도·행동의 변화 등 재미 이외에 다른 목적으로 게임을 활용하는 경우가 적지 않다. 기능성 게임(serious game)이란 게임 요소를 충분히 포함하고 있으면서 재미와 오락적인 요소 외에 별도의 효과가 있는 게임으로 "재미 이외의 목적을 가진 오락적인 게임"으로 정의할 수 있는데, 흔히 군사, 정부, 교육, 기업, 헬스케어, 정치·종교·예술 게임으로 구분된다(Michael and Chen, 2005).

2002년 벤 소여(Ben Sawyer)에 의해 시작된 '시리어스 게임스 이니셔티브 (Serious Games Initiative)' 설립을 계기로 미국 내에서 기능성 게임 보급 운동이 활발히 추진되었으며, 뒤를 이어 질병 예방, 질병 관리, 건강증진을 위해 게임

표 13-1 **게임세대와 기성세대 간 인지 방식의 차이**

게임세대	vs.	기성세대
빠른 속도(Twitch Speed)		일반적인 속도(Conventional Speed)
병렬적 정보처리(Parallel Processing)		순차적 정보처리(Linear Processing)
그래픽 먼저(Graphics First)		문자 먼저(Text First)
임의 접근(Random Access)		단계적인 접근(Step-by-Step)
연결된(Connected)		독립적(Standalone)
능동적(Active)		수동적(Passive)
놀이(Play)		일(Work)
보상(Payoff)		인내(Patience)
공상적(Fantasy)		현실적(Reality)
기술은 곧 친구(Technology-as-Friend)		기술은 곧 적(Technology-as-Foe)

자료: DaCosta, Nasah, Kinsell and Seok(2011); Prensky(2001b).

을 활용하려는 소모임 '게임스 포 헬스(Games for Health, G4H)'가 구성되어 게임 개발자, 게임 기획자, 보건 전문가의 학술적·실무적 토론을 이끌었다. 또한 연구자의 다양한 연구 성과는 이 분야의 대표적 학술지 《게임스 포 헬스 저널(Games for Health Journal)》을 통해 공유되고 있다.

최근 게임을 통한 학습이 급속히 주목받는 배경에는 디지털 게임 기술의 발달, 게임세대(디지털 네이티브)의 성장, 융합 커뮤니티 형성 등이 있다. 특히 게임세대의 등장은 보건교육 수단으로 게임의 활용 가능성을 확대해 나가고 있다. 미국 교육학자 마크 프렌스키(Prensky, 2003)는 디지털 네이티브●인 게임세대와 기성세대는 인지 방식에 차이가 있어 전통적인 교육 방식이 게임세대에는 효과적이지 않을 수 있다고 하면서, 디지털 게임을 이용한 학습(digital

● 디지털 네이티브(digital natives, 디지털 원주민)는 흔히 N(net)세대, D(digital)세대로 불리며, 컴퓨터, 비디오 게임, 인터넷 등 디지털 환경에서 태어나고 성장해 디지털 언어에 익숙한 세대를 의미한다. 디지털 네이티브는 후천적으로 디지털 환경에 적응해야 하는 디지털 이미그런트(digital Immigrants, 디지털 이민자)인 기성세대와 생활방식뿐만 아니라 사고방식과 지각방식에서도 다른 특성을 보인다(Prensky, 2001a).

game-based learning)이 효과적인 교육 방식일 수 있음을 주장했다.

게임은 내러티브, 즉각적인 피드백, 재미, 점진적으로 향상되는 도전에 의한 단계적 학습, 개인 맞춤형 정보 제공, 숙달, 포인트, 배지, 리더보드와 같은 보상 시스템, 사회적 연결 등을 통해 게임 플레이어의 몰입과 게임 플레이의 지속성을 강화하는데, 이러한 게임 플레이의 특성은 게임 플레이어에게 게임이 전달하는 정보를 주의 깊게 처리하게 하며, 재미(fun)라는 내재적 동기(intrinsic motivation)와 보상(reward)이라는 외재적 동기(extrinsic motivation)를 강화해 지식, 태도, 행동 변화와 같은 교육적 목적을 달성해 왔다.

보건 분야에서도 암, 당뇨병, 천식, 에이즈 등 각종 질병 관련 지식을 높이거나 그러한 질병의 예방을 돕고자 질병 치료 과정에서 환자의 자기 관리 능력을 향상하거나 치료 계획 준수를 돕고 고통스러운 시술의 통증을 완화하기 위해, 때로는 과체중(overweight) 및 비만(obesity), 대사증후군, 심혈관질환 예방을 위한 신체활동(physical activity)을 돕거나,● 몸이 불편한 환자의 재활을 위해 게임을 활용하는 경우가 적지 않은데, 이처럼 건강증진 목적으로 개발된 게임을 헬스케어 게임이라 한다(노기영·김경희·임문영, 2011).

헬스케어 게임에서 게임 플레이어들은 게임 속 주인공이 되어 언제 약을 복용할지 어떤 음식을 먹을지와 같은 의사결정을 함으로써 결과를 직접 체험하거나 게임 속 다른 캐릭터를 관찰하고 모방하면서 올바른 건강 지식을 습득하기도 하고, 실수가 허용되는 안전한 가상공간에서 지속적인 연습을 통해 질병 관리와 예방 기술을 향상하기도 하며, 가족·친구들과 함께 게임을 즐기는 동안 건강에 관한 이야기를 나누며 그들로부터 사회적 지지를 느끼기도 하는데, 이러한 경험은 게임 플레이어의 건강 태도와 행동을 변화시키

● 이렇듯 게임에 운동 요소를 가미한 게임을 운동(exercise)과 게임(game)의 합성어인 '엑서게임(exergame)'이라 하며, 때로는 '액티브 비디오 게임(active video game)'이라 하기도 한다. 댄스 댄스 레볼루션(Dance Dance Revolution, DDR), 닌텐도 위 핏(Wii Fit), 마이크로소프트 키넥트(Kinect) 기반 게임 등 손에 쥐는 작은 컨트롤러 대신 내 몸이 게임 컨트롤러가 되는 게임이 대표적이다.

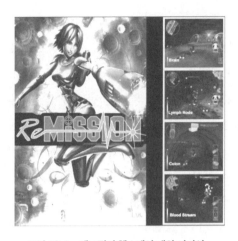

그림 13-1　대표적인 헬스케어 게임 리미션

자료: http://www.kocca.kr/knowledge/seminar/__icsFiles/afieldfile/2013/07/05/v2wLiNAtp5AE.pdf

는 데 중요한 역할을 한다(Lieberman, 2001).

　헬스케어 게임은 그 목적에 따라 크게 교육용·치료용·체험용·홍보용 게임으로 분류된다(노기영·이영수, 2015). 교육 목적의 헬스케어 게임은 반복훈련을 통해 의료진의 의료기술을 향상하고자 개발한 게임이며, 치료 목적의 헬스케어 게임은 환자에게 치료 과정과 방법을 설명해 주기 위해 개발된 게임이다. 체험 목적의 헬스케어 게임은 신체활동을 높이기 위해 개발된 체감형 게임을 말하며, 홍보 목적의 헬스케어 게임은 일반적인 건강 정보와 질병 정보를 제공할 목적으로 개발된 게임을 말한다.

　이러한 헬스케어 게임의 대표적인 예로 미국 캘리포니아에 위치한 비영리기관 호프랩(HopeLab)에서 개발한 〈리미션(Re-Mission)〉(https://www.re-mission2.org)이 있다. 소아암 환자의 치료를 돕기 위해 개발된 리미션은 3인칭 슈팅게임으로 게임 플레이어는 초소형 여전사 로봇이 되어 암환자 몸 안으로 들어가 각 장기에 있는 암세포를 왼손에 장착한 총으로 쏘며 없애는 게임이다. 게임을 하는 동안 게임 플레이어들은 게임 속 세상에서 자신의 역할을 대신하는 아바타의 행동으로 나타나는 결과를 관찰하는 일종의 '대리 학습(vicarious learning)'

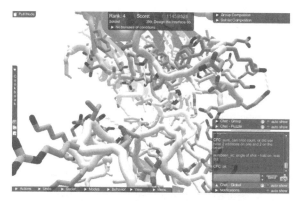

그림 13-2 **헬스케어 게임의 대표적인 예, 〈폴드잇〉**
자료: https://commons.wikimedia.org/wiki/File:Foldit.jpg

을 통해 암에 대한 지식을 획득할 뿐만 아니라 항암 치료의 중요성을 깨달아 고통스러운 치료 과정에 대한 순응도를 높이며, 게임 속에서 암세포를 없애 며 암을 이겨낼 수 있다는 자기효능감(self-efficacy) 향상을 경험한 것으로 나 타났다(Kato, Cole, Bradlyn and Pollock, 2008).

또한 〈폴드잇(Foldit)〉(http://fold.it/portal)은 집단지성의 힘을 활용한 게임을 통해 인류의 난제를 해결한 대표적인 예다. 〈폴드잇〉은 복잡한 단백질 구조 를 단순한 스프링, 화살표, 선으로 바꾸어 단백질 구조에 대해 모르는 게임 플레이어들도 도형을 이리저리 움직여 가며 최적의 에너지값을 가지는 단백 질 구조를 찾는 게임이다. 전 세계 6만 명에 이르는 게임 플레이어들이 게임 에 참여한 결과, 구조가 복잡해 지난 10여 년 동안 그 내부 구조를 알 수 없었 던 HIV와 같은 난치병의 원인 물질인 프로테아제 효소의 구조를 단 3주 만에 밝혀냈다. 게임을 이용한 발견은 국제 학술지 ≪네이처(Nature)≫에 발표되었 으며, 질병 치료를 위한 신약 개발에 활용되고 있다.

2) 가상현실과 증강현실

5G 기술과 콘텐츠의 결합에서 가장 활발히 논의되는 것 중 하나가 바로 가상현실(virtual reality, VR)이다. 가상현실은 컴퓨터로 만들어놓은 가상의 세계에서 시각, 청각, 촉각 등 오감의 상호작용을 통해 실제와 같은 체험을 할 수 있게 하는 기술로, 흔히 구글 카드보드, 삼성 기어 VR, 오큘러스 퀘스트, HTC 바이브와 같은 머리 장착형 디스플레이(head-mounted display, HMD)를 통해 체험할 수 있다. 기존에 모니터에서 바라보던 화면이 하나의 평면에 그려내는 것과 달리 가상현실은 앞뒤는 물론이고, 위아래까지 모든 면을 동시에 그려내는 만큼 처리해야 할 데이터의 양이 몇 배로 늘어났다. 빠른 전송 속도, 대역폭의 확장, 실시간에 가까운 초저지연이 특징인 5G 기술의 도입이 이를 가능케 하고 있다.

가상현실은 게임·스포츠·교육 분야에서 널리 활용되고 있는데, 최근 의료 및 헬스케어 시장에서의 발전이 눈부시다. 시장조사 기관 마케츠앤드마케츠(MarketsandMarkets)의 2017년 조사에 따르면, 세계 VR 헬스케어 시장은 2015년 2억 7490만 달러에서 2023년 49억 9790만 달러로 연평균 36.6% 성장할 것으로 예상되는 가운데, 이는 전체 VR 응용 분야 시장에서 게임 다음으로 두 번째에 해당한다. 가상현실과 헬스케어의 융합은 요양이나 건강관리 서비스는 물론 본격적인 의료 영역에도 활용되어 '메디컬 VR(Medical VR)' 시장을 형성하고 있으며, 과거 가상현실 기술을 트라우마 치료를 위해 제한적으로 활용했던 것에서 벗어나 수술, 치료, 재활 등 의료 전 영역으로 적용 범위를 확대하고 있다. 특히 최근 가상현실 기술은 의료 전문가 육성을 위해서도 널리 활용되고 있는데, 2035년에 이르면 전 세계 의료 인력이 최소 1290만 명 부족할 것으로 예상되는 가운데 가상현실 기술은 이러한 만성적인 의료인력 부족 현상을 해결하는 중요한 열쇠로 급부상하고 있는 것이다 (World Health Organization, 2013).

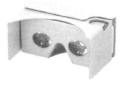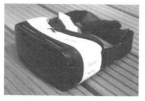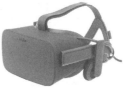

그림 13-3 **VR 체험용 HMD의 예: 구글 카드보드, 삼성 기어 VR, 오큘러스 퀘스트(좌측부터)**
자료: Frost and Sullivan(2015); 한국과학기술정보연구원(2016),
http://www.hnconsulting.co.kr/kisti-%EB%A7%88%EC%BC%93%EB%A6%AC%ED%8F%AC%ED%
8A%B8-%EC%9D%B8%EA%B3%B5%EC%A7%80%EB%8A%A5-%ED%8A%B9%EC%A7%91
%ED%98%B8/

　　메디컬 VR 시장에서 가상현실 기술은 일반 진료보다 의료 교육 분야, 정신 건강 분야, 신체 재활 분야에서 적극 활용되고 있다. 먼저 의료 교육적 측면에서 가상현실은 의료진의 역량 강화를 위해 유용하게 쓰이고 있고, 실제 인체 장기를 재현한 3D 가상 수술 시뮬레이터를 통해 의료 훈련을 하거나 의료진이 수술 전 계획을 세우는 용도로 활용하기도 한다. 미국 스탠포드대학교는 의대생과 수련의의 자신감 강화를 위해 2002년부터 VR 기반의 내시경 부비강 수술 시뮬레이션을 통해 훈련을 하고 있으며, 메디컬 VR의 선구자인 영국 로열런던병원의 샤피 아메드(Shafi Ahmed) 박사가 마이크로소프트 홀로렌즈를 이용해 VR 대장암 수술을 집도한 것을 계기로 국내 분당서울대병원에서도 폐암, 척추, 고관절 수술 등 수술 집도 현장을 360도 VR 영상으로 촬영해 교육 자료로 활용하고 있다. 직접 수술실에 있지 않아도 학생들에게 수술실에 있는 것과 같은 현장감을 느낄 수 있게 하는 것이다.

　　또한 가상현실 기술은 트라우마 치료, 각종 공포증 완화, 자폐증 치료 등 정신 건강 개선을 위해 널리 활용되고 있다. VR 시뮬레이션 환경을 제공해 참전 용사나 사고 피해자의 외상 후 스트레스 장애(PTSD) 증상의 제어를 돕거나, 고소공포증이나 폐소공포증 환자가 가상의 공간에서 높이 날아오르거나 갇혀 있는 경험을 하게 하는 등 직접 두려움을 마주해 극복하게 돕고 있다. 미국 남가주대학교(USC)에서 개발한 〈브레이브마인드(Bravemind)〉는 임상 데

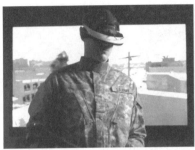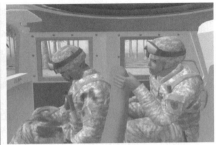

그림 13-4 이라크 전쟁 참전용사들의 PTSD 증상 완화를 위한 브레이브마인드(Bravemind)

자료: Donnelly(2016).

이터를 바탕으로 가상현실 프로그램을 구성해 이라크전쟁 참전용사들의 외상 후 스트레스 장애(PTSD)를 치료하고 있으며, 특히 환자의 표정, 몸짓, 말투 등을 통해 우울증 징후를 탐지한 후 맞춤형 VR 프로그램을 제공해 증상 완화에 도움을 주고 있다. 영국 옥스퍼드대학교 연구팀은 고소공포증 환자들에게 가상현실 속 높은 건물에 올라가 사과를 따거나 고양이를 구하는 과제를 수행하게 했는데, 그 결과 고소공포증 환자의 증상이 평균 68%p 감소했다(Freeman et al., 2018). 가상현실 기술은 자폐성경향 아동의 사회기술 발달 교육에도 활용되었다. 대표적으로 뉴캐슬대학교가 개발한 몰입형 VR인 더 〈블루 룸(The Blue Room)〉은 가상현실을 통해 현실 세계 시나리오를 재구성하는 방식으로 자폐성경향 환자들의 공포증 극복을 돕고 있다. 이를 계기로 미국 교육부도 'VOISS: Virtual Reality Opportunities to Implement Social Skills' 프로젝트를 시작해 가상현실을 통한 자폐 아동들의 사회기술 발달을 돕고 있다.

가상현실 기술은 환자의 재활에도 널리 활용되고 있다. 고통스러운 재활과정에 꾸준히 참여할 수 있도록 유도하고 각종 질환의 후유증으로부터 빠른 회복을 돕는 것을 그 목적으로 한다. 스위스 스타트업인 마인드메이즈(MindMaze)는 VR 재활 플랫폼 '마인드모션 프로(MindMotion Pro)'를 선보였다. 이 VR 재활 플랫폼은 뇌졸중과 외상성 뇌 손상 환자들이 가상의 공간에서 팔을 들어 올리거나 손가락을 움직이는 연습을 하게 하는 등 환자의 기능장애 개선을 위해 활용되고 있다. 국내의 경우 분당서울대병원은 마이크로소프트 키넥트를 이용한 VR 치료 프로그램을 개발해 뇌졸중 환자 치료에 활용하고 있는데, 상태가 비슷한 환자끼리 가상의 공간에서 대결을 펼치면서 치료를 이어가는 것은 물론, 병원에 오지 않고도 로그인만 하면 언제 어디서나 재활 훈련을 이어갈 수 있게 하고 있다.

증강현실(augmented reality, AR)은 가상현실의 진보된 형태로 추가적인 정보를 현실 위에 덧붙인 그래픽으로 합성해 제공하는 기술로서, 즉 사용자의 현실 세계에 컴퓨터로 만든 가상의 물체 및 정보가 겹쳐서 하나의 영상으로 보여주는 기술을 말한다(Chatzopoulos, Bermejo, Huang and Hui, 2017). 증강현실은 구글 글래스(Google Glass)와 같은 스마트 안경, 헤드업 디스플레이(HUD), 머리 장착형 디스플레이(HMD), 스마트폰과 같은 모바일 기기를 통해 제공되며, 예를 들어 스마트폰 카메라를 통해 특정 상점을 비추면 상점의 전화번호, 판매상품, 방문자 평가 등의 정보가 입체 영상으로 화면 속에 표시되는 것이다. 또한 2016년 7월 게임 개발사 나이안틱 랩스(Niantic Labs)가 출시한 모바일 게임인 〈포켓몬 고(Pokemon Go)〉가 증강현실의 대표적인 예인데, 〈포켓몬 고〉는 스마트폰 카메라가 비추는 현실 공간 위에 튀어나오는 포켓몬 캐릭터를 공을 던져 잡는 게임으로 앉아서 조정하던 기존 게임과 달리 포켓몬을 잡기 위해서는 게임 플레이어가 포켓몬을 찾아 현실 공간을 돌아다녀야 한다.

가상현실 기술과 마찬가지로 증강현실 기술은 헬스케어와 보건교육 등 의료산업 전반에 획기적인 변화를 예고하고 있다. 특히, 최근 증강현실 기술은 수술 시 의사를 돕는 용도로 활용되고 있는데, 2016년 미국 뉴욕의 마운트 시나이(Mt. Sinai) 병원의 신경외과 전문의 조슈아 베더슨(Joshua Bederson) 박사가 증강현실 기반 수술 플랫폼 '캡티뷰(CaptiView)'를 이용해 진행한 뇌동맥류 수술이 대표적이다. 수술 집도의가 현미경을 통해 지켜보는 환자의 뇌 위에 수술 전 이미 촬영된 환자 뇌 내부 사진이 겹쳐져 나타나 수술 시 육안으로 확인하기 힘든 뇌 내부 상태까지 확인하는 게 가능해진 것이다. 이러한 증강현실 기술은 수술에 필요한 정보를 실시간으로 제공하며, 복잡하고 위험한 수술에 안내자 역할을 해 정확도 높은 안전한 수술을 가능케 한다(Toy, 2018).

국내에서도 분당서울대병원 연구진이 대구경북과학기술원과 함께 세계 최초로 태블릿 PC에서 사용 가능한 골종양 수술용 증강현실 시스템을 개발했다. 뼈에 생기는 종양은 육안으로 식별하기 어렵고 방사선 사진만으로는 그 크기와 위치를 판별하기 힘들어, 수술을 해도 종양이 완벽히 제거되지 않거나 뼈를 필요 이상으로 절제하는 경우가 많은데, 이러한 증강현실 시스템은 수술 전 확보한 CT, MRI 등 영상 진단 이미지를 통해 육안으로 확인하기 힘든 종양의 위치와 크기 정보를 태블릿 PC에 표시한다. 연구진은 증강현실을 이용한 골종양 절제 수술이 기존의 수술 방법보다 불필요한 절제를 최소화하면서 골종양을 안전하고 완벽하게 제거하는 등 수술 정확도가 높았음을 증명했으며, 이러한 연구 결과는 세계적인 정형외과 학술지 ≪골 관절 연구지(Bone and Joint Research)≫에 게재되었다(Cho et al., 2017).

가상현실과 증강현실은 이미 의료 및 헬스케어 분야에서 널리 사용되고 있지만, 공공의료를 목적으로 한 VR/AR 이용 확대를 위해서는 아직 해결해야 할 문제들이 많이 남아 있다. 그중에서도 하드웨어 보급과 콘텐츠 부족 해결이 시급한 문제이며, 이에 새로운 콘텐츠 발굴 및 육성을 위한 국가적 차원의 예산 지원 확대와 산업 정책이 필요해 보인다. 또한 다양한 콘텐츠가 유통되도록 호환성과 편의성을 높여야 하는데, 어떠한 콘텐츠든 VR/AR 플랫폼에 탑재 가능하고 기능적인 충돌이 없도록 개발 방식에 대한 안내와 기초로 삼을 수 있는 표준 가이드를 제작·보급해야 한다. 이와 더불어 5G, 무선 일체형 HMD 제품, 어지럼증 해소와 같은 기술적인 영역의 개선도 필요하다.

VR 기술 활용의 예: MBC 스페셜 834회, 〈특집 VR 휴먼다큐멘터리 '너를 만났다'〉

2020년 2월 6일, 3년 전 가을 혈액암으로 안타깝게 세상을 먼저 떠난 7살 딸 나연이를 가상현실 속 세상에서 재회하는 어머니 장지성 씨 이야기를 다룬 〈MBC 스페셜: 특집 VR 휴먼다큐멘터리 '너를 만났다'〉 편이 전파를 탔다. 하루만이라도 다시 만나 나연이가 좋아하는 미역국을 끓여주고 사랑한다고 단 한 번도 잊은 적 없다는 말을 전하고 싶은 어머니 장지성 씨를 위해 제작진은 국내 최고의 가상현실, 특수영상(VFX) 기술진과 협력해 그리운 딸 나연이와의 만남을 준비했다. 가족들의 사진과 동영상에 저장된 나연이의 표정, 목소리, 몸짓을 토대로 모션캡처 작업을 통해 나연이의 모습을 가능한 한 실제와 가깝게 가상의 공간에 재현했으며, 가상의 공간에서 딸과 함께 생일잔치를 한 어머니 장지성 씨는 가상현실이긴 하지만 딸 나연이와의 만남을 통해 위로와 치유의 힘을 얻었음을 밝혔다.

3) 인공지능

"○○야, 오늘 날씨는 어때?", "○○야, 오늘 교통 상황은 어때?" 최근 우리의 일상 속에서 인공지능 음성 비서인 애플의 '시리', 삼성의 '빅스비', 인공지능 스피커인 카카오의 '카카오미니', SK 텔레콤의 '누구' 등 인공지능 기술을 이용하는 모습을 쉽게 찾아볼 수 있다. 아직 완벽한 수준은 아니지만, 인간의 언어를 이해하고 응답하는 컴퓨터의 능력은 하루가 다르게 진화하고 있다. 2016년 구글의 자회사 딥마인드(DeepMind)가 개발한 인공지능 바둑 프로그램 〈알파고(AlphaGo)〉가 이세돌 9단과 세기의 바둑 대결에서 승리하자 인간을 이기는 기계의 모습을 지켜본 전 세계 사람들은 새로운 차원의 발전을 이룬 인공지능 기술에 놀라워했다.

인공지능(artificial intelligence, AI)은 "지능이 있는 인간의 행동을 모방하는 기계의 능력"으로 정의되는데, 기존에 사람의 명령에만 따라 움직이던 기계가 이제는 '스스로' 학습하고 인지하고 분석해서 결과를 만들어내는 것을 말한다(Russell, Norvig and Davis, 2010; 윤도일, 2018). 이러한 인공지능이 우리 삶에 어떠한 변화를 이끌어낼지 관심이 집중되고 있는 가운데 음성인식, 머신러닝 기술을 활용한 인공지능은 헬스케어 분야에서 널리 활용되고 있다(Hamet and Tremblay, 2017).

인공지능과 헬스케어의 결합은 음성인식, 동작인식을 통해 의사와 기계 간의 소통 능력을 향상시켜 주기도 하고, 의사가 환자의 병을 진단하고 처방할 때 의사의 결정을 돕는 역할을 하기도 한다. 또한, 인공지능은 환자로부터 수집된 대량의 데이터를 분석해서 패턴을 파악함으로써 특정 질병을 진단하는 데 도움을 주기도 한다(Kalis, Collier and Fu, 2018). 이렇듯 인공지능 기반 헬스케어 기술은 임상 의사결정과 임상 결과 개선을 위해 나날이 발전하고 있으며, 이는 2026년까지 미국 내 헬스케어 비용을 연간 1500억 달러(2020년 현재 한화로 약 179조 250억 원)까지 절감할 것으로 기대되고 있다(Forbes Insights, 2019).

실제 인공지능 기술의 헬스케어 분야 적용 사례를 살펴보면, 인공지능은 영상의학 분야에서 인간의 눈으로는 판별하기 힘든 특정 이형(anomaly)을 신속 정확하게 알려줌으로써 영상 이미지 분석의 효율성을 높이고 있다. 2011년 미국 뉴욕대학교 랑곤(Langone) 의료센터 연구진들은 인공지능을 이용한 영상 자동인식 기술이 판별하기 힘든 두 형태의 폐암[선암(adenocarcinoma)과 편평세포암종(squamous cell carcinoma)] 구분의 정확도를 97%까지 높일 수 있음을 보고했다(Coudray et al., 2018). 이러한 인공지능 기술을 활용한 이미지 판독의 정확도 향상과 효율성 증대는 영상의학과 전문의들이 깊이 있는 해석이나 판단이 필요한 일에 집중할 수 있게 함으로써 연간 30억 달러(한화 약 3조 5805억 원)의 비용을 절감할 수 있을 것으로 기대하고 있다.

헬스케어 분야에서 인공지능 기술이 활용되는 또 다른 영역은 인공지능 보조 로봇 수술(AI-assisted robotic surgery)이다. 인공지능 보조 로봇 기술은 정형외과 분야에서 수술 시 활용되기도 하는데, 수술 전 의료기록 자료를 분석해 수술 진행 중 실시간으로 필요한 수술 도구를 의사에게 안내하거나, 새로운 수술 기법을 알려주기도 한다. 인공지능은 성형외과 분야에서도 활용되는데, 수술 시 메이저 로보틱스(mazor robotics)가 만든 인공지능 보조 로봇 기술을 적용한 결과 외과의가 단독으로 수술을 한 경우보다 수술 합병증이 5배 감소했으며, 수술 후 환자가 빠르게 회복하면서 수술 후 입원 기간 또한 21%p 감소시켰다. 이는 연간 400억 달러(한화 약 47조 7400억 원)의 비용 절감 효과가 있을 것으로 예상된다(Chen, Zhang, Qiu, Guizani and Hao, 2018).

인공지능 기술은 약의 복용량 오류(dosage errors)를 바로잡는 데 사용되기도 한다. 이로써 연간 160억 달러(한화 약 19조 960억 원)의 비용 절감 효과를 만들어낼 것으로 기대된다. 전통적으로 약의 투여량은 제조사가 제공하는 복용 가이드라인과 학습된 추측(educated guesswork)의 조합에 의해 결정되는데, 때로는 약의 투여량을 결정할 때 오류가 발생하며 이러한 오류는 전체 의료 관련 오류(medical errors)의 37%를 차지한다. 특히 장기이식 환자의 이식 장기 거부반응을 예방하기 위해서는 면역억제제의 복용량을 적절히 조절하는 것이 매우 중요한데, 2016년 미국 캘리포니아대학교 로스앤젤레스 캠퍼스(UCLA)에서 실시한 임상시험에서 인공지능 기술은 장기이식 환자에게 투여할 면역억제제의 투여량을 정확하게 결정하기도 했다(Chakradhar, 2017).

인공지능 기술을 바탕으로 의료적 진단을 돕는 것은 아직 초기 단계에 머물러 있지만, 그 활용 가능성에 대한 기대는 점점 커지고 있다. 스탠퍼드대학교의 연구진들은 약 2000개의 질병을 나타내는 약 13만 개의 임상 이미지 자료를 사용해 인공지능을 훈련시켰는데, 임상시험을 통해 인공지능의 피부암 진단 능력을 살펴본 결과, 인공지능은 피부암 분류에서 21명의 피부과 전문의와 비슷한 능력을 보였다. 해당 연구 결과는 2017년 세계적인 학술지인 ≪네이처≫에 보고되었는데, 이러한 인공지능 기반 진단 기술은 환자가 응급실로 가기 전 예비 진단 시 활용될 것으로 기대되며, 이는 연간 50억 달러(한화 약 5조 9675억 원)의 비용 절감 효과가 있을 것으로 예상된다(Esteva et al., 2017).

　인공지능 기술은 가상의 간호보조원(AI-powered virtual nurse assistants)이 되어 환자를 돕고 있다. 예를 들어 미국 샌프란시스코 기반의 스타트업 센슬리 (Sensely)는 인공지능 기술 기반 가상의 간호 아바타 '몰리(Molly)'를 개발해 환자가 몰리에게 건강 상태에 대해 질문하거나 증상에 대한 평가를 듣는 등 환자와의 상호작용을 강화해 환자를 효과적인 헬스케어 환경으로 인도하고 있다. 또한 인공지능 기술은 환자 관리와 관련이 없는 후방 업무나 헬스케어산업의 고비용·저효율 문제를 해결하는 데 도움을 줄 것으로 예상된다. 특히 인공지능 기반의 음성-문자 전환 기술(voice-to-text transcription)은 행정 업무의 효율을 높이고, 의료 기록지나 처방전 작성과 같이 환자 관리와 관련 없이 시간을 소모하는 활동을 줄이는 데 도움을 줄 것으로 예상된다. 이로 인해 연간 180억 달러(한화 약 21조 4830억 원)의 비용 절감 효과가 있을 것으로 기대된다.

　인공지능 기술은 또한 보험회사를 상대로 한 보험 사기를 감시하고 적발하거나 의료보험 시스템의 체질 개선을 위해 활용될 수 있다. 금융감독원에 따르면 2019년 상반기 우리나라 의료보험 사기 적발 인원은 4만 3094명이고 적발 금액은 4134억 원으로, 이는 반기 기준 최고 금액에 이른다. 이처럼 의료보험 사기가 나날이 조직화·고도화·지능화되고 있는 가운데, 보험 사기로 인한 손해율이 높아지면 선량한 계약자의 보험료는 올라가고 국민건강보험 재정도 나빠질 수 있는 것이다. 미국에서는 이미 인공지능 기술을 활용해 메디케어(Medicare)ⓐ 청구를 조사하고 있으며, 2016년 이후로 보험사 중 75% 이상이 인공지능 기술을 이용해 보험 사기를 잡아내고 있다. 중국 최대 온라인 보험사인 종안보험(zhongAn insurance)은 인공지능 챗봇을 도입, 불만사항

● 　메디케어(Medicare)는 미국 정부에서 시행하는 의료보험제도로, 사회보장세를 20년 이상 납부한 65세 이상의 노인이나 장애인, 말기 신장 질환, 루게릭병 환자에게 연방정부가 의료비의 50%를 지원하는 제도를 말한다.

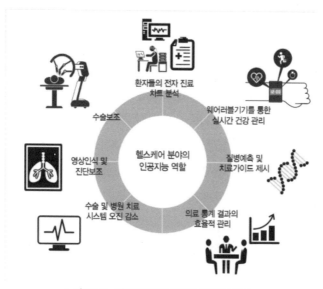

그림 13-5 **인공지능(AI) 기반 헬스케어 서비스**

자료: https://www.doncio.navy.mil/CHIPS/ArticleDetails.aspx?ID=10174

전달·보험수익 확인·보험 가입 등과 같은 고객 상담의 97%를 인공지능 챗봇이 담당하고 있으며, 나머지 3%만을 상담원이 직접 응대해 매우 심각한 문제만을 다룬다(김소연, 2019).

최근 몇 년간 사기 활동을 뛰어넘어 워너크라이(wannaCry)와 페트야(petya)와 같은 랜섬웨어● 공격이 의료산업을 위협하고 있으며, 이에 의료기록 유출을 막고자 하는 사이버보안(cybersecurity) 문제가 의료기관의 주된 관심사가 되었다. 환자 기록의 유출은 한 환자당 380달러의 비용을 발생시킬 것으로 추정되는데, 인공지능을 사용하면 웹 이상 행위를 감시하고 수상한 행동 패턴을 탐지함으로써 의료기록 유출을 막아 연간 20억 달러(한화 약 2조 3870억 원)의 비용 절감 효과가 있을 것으로 예상된다.

● 랜섬웨어(ransomware)는 '몸값'을 뜻하는 랜섬(ransom)과 소프트웨어(software)의 합성어로 컴퓨터 사용자의 파일을 인질로 금전을 요구하는 악성 프로그램을 말한다.

이처럼 인공지능 기술은 의료진의 진단을 도와 의료진 간의 이견을 좁히거나 의료진과 환자 사이의 소통을 돕고, 의료진과 기계 혹은 환자와 기계의 상호작용을 강화해 기존의 건강 커뮤니케이션 패러다임을 크게 변화시킬 것으로 예고되고 있다(Ryan et al., 2019). 그러나 헬스케어 분야에서 인공지능 기술의 활용이 아직 초기 단계에 머물러 있는 만큼, 앞에서 언급한 다양한 인공지능 기술은 우선순위를 정한 투자가 이루어져야 하며, 이로써 인공지능 기반 헬스케어산업 발전의 새로운 도약을 이룰 수 있을 것이다.

3 | 차세대 기술의 특성

기능성 게임, 가상현실과 증강현실, 인공지능까지 차세대 기술의 특성으로는 본질적 재미(intrinsically motivating), 높은 상호작용성, 고화질·고음질의 시뮬레이션을 바탕으로 한 높은 실재감(presence), 즉각적인 피드백 등을 들 수 있다.

차세대 기술은 사용자 인터페이스(user inteface, UI)의 진화를 통해 인간과 컴퓨터 간의 상호작용성(human computer interaction, HCI)을 강화해 왔다. 기존에 사용자가 키보드 등 입력장치를 이용, 명령어를 직접 입력해서 컴퓨터와 상호작용하던 명령 줄 인터페이스(command line interface, CLI)에서 텍스트 기반 사용자 인터페이스(text user interface, TUI), 그래픽 사용자 인터페이스(graphic user interface, GUI), 차세대 사용자 인터페이스로 일컬어지는 자연스러운 사용자 인터페이스(natual user interface, NUI)까지 기기 조작에 있어 사용자 친화적으로 혁신적인 발전을 이뤄오고 있다. 자연스러운 사용자 인터페이스는 기존의 인터페이스와 달리 기기 조작을 위한 별도의 지식이나 학습이 필요하지 않으며, 일상에서 얻은 경험만으로 기기를 충분히 제어할 수 있는 것이 특징이다. 이러한 인터페이스로는 음성 사용자 인터페이스(voice user interface, VUI),

생체인식 인터페이스(biometric interface), 제스처 사용자 인터페이스(gesture user interface) 등이 있다(백선우, 2019).

발전하는 디지털 기술은 고화질의 비디오, 고음질의 오디오를 제공하고 있고, 인간의 오감을 활용하는 실감 미디어는 사용자가 마치 화면 속 현장에 있는 것처럼 느끼게 하는 높은 사실감, 현장감, 몰입감을 전달하고 있다. 또한 인텔의 창업자 고든 무어(Gordon Moore)가 주장한 '무어의 법칙(Moore's Law)'●이 종말을 맞이하고 있는 가운데, 2G에서 5G까지 하루가 다르게 진화하는 네트워크 통신 분야의 성장세를 보면 통신기술의 발전은 여전히 무어의 법칙을 따르고 있는 것처럼 보인다. 통신 트래픽양이 기하급수적으로 늘어남에도 불구하고 5세대 이동통신 기술의 등장은 초고속, 초저지연, 초연결의 세상을 만들어나가고 있어, 디지털 기기 간의, 디지털 기기와 사용자 간의, 사용자와 사용자 간의 즉각적인 반응이 가능해지는 등 커뮤니케이션 기술의 혁신을 이끌고 있다.

4 | 차세대 기술을 적용한 건강 커뮤니케이션 연구 사례

헬스 분야에서 수행된 기능성 게임 연구 다수는 미디어 효과 연구로, 헬스케어 게임이 목표로 한 게임 플레이어의 건강 관련 지식, 태도, 행동에 변화를 일으키는지 살펴보는 연구가 주를 이룬다. 대표적인 예로 소아 청소년 암 환자를 대상으로 한 연구가 있으며, 가토와 동료들(Kato et al., 2008)은 미국, 캐나다, 호주에 위치한 34개 의료기관에서 치료를 받는 375명의 청소년과 청년 암

● 무어의 법칙(Moore's Law)이란 1965년 인텔의 공동 창업자 고든 무어가 창안한 법칙으로, 반도체칩의 성능은 18개월마다 약 두 배로 증가한다는 의미를 담고 있다. 흔히 ICT 분야의 빠른 성장을 일컫는 용어로 사용된다.

환자들을 대상으로, 일부 실험 참가자는 암 치료 관련 이슈를 다루는 게임에 노출시키고 다른 실험 참가자에게는 노출시키지 않았다. 연구 결과 게임 플레이를 한 암환자는 게임 플레이를 하지 않은 암환자보다 치료 과정에 대한 순응도가 높게 나타났으며, 암 관련 지식과 암을 이겨낼 수 있다는 자기효능감(self-efficacy)도 높게 나타났다. 또 다른 예로 펑(Peng, 2009)은 과체중과 비만 예방을 위한 건강한 식이를 돕는 게임 '라이트웨이 카페(RightWay Cafe)'를 개발해 대학생들을 대상으로 효과성 평가를 위한 실험을 실시한 결과, 게임에 노출되기 전보다 노출된 이후 영양과 체중 관리에 관한 지식이 향상되었으며, 건강한 식이(healthy eating)를 할 수 있다는 자기효능감(Self-efficacy), 건강한 식이가 이롭다는 인식, 향후에 건강한 식이를 하겠다는 행동의도도 높게 나타났다.

그동안 가상현실(VR) 기술은 고소공포증, 비행공포증, 폐소공포증, 거미공포증 등 다양한 사회적 불안장애를 치료할 목적으로 활용되어왔다. 방은별과 동료들은(2019) 이러한 사회불안 중 발표불안 문제에 집중하고 있는데, 점진적 가상현실 노출 치료 프로그램이 여대생의 발표 불안 및 자기초점적 주의에 미치는 영향을 검증하고자 했다. 이를 위해 서울 소재 여자대학교 재학생 중 높은 발표 불안을 보고한 학생 65명을 처치 집단(n=31)과 대기통제집단(n=34)에 무선 할당했고, 처치 집단에는 총 4회기의 점진적 가상현실 노출 치료가 실시되었다. 연구 결과, 처치 집단이 대기통제집단에 비해 발표불안, 발표불안 사고, 자기초점적 주의, 수행불안에 대한 행동 목록, 주관적 불안 및 심박 수 측정치에서 유의한 감소를 보였으며, 처치 집단의 치료효과는 3주 후에 실시된 추후 검사에서도 지속되었다. 이는 가상현실 치료 프로그램이 사회불안 경감에 유용하게 활용될 수 있음을 시사하는데, 단기적 효과를 넘어 효과의 지속 가능성에 대해 논하는 점에서 의의가 있다.

신체활동은 건강증진과 밀접한 관련이 있음에도 불구하고, 오늘날 사람들은 날씨, 일광, 교통 등 다양한 환경적 제약으로 인해 신체적으로 비활동적인 경우가 많다. 따라서 가상현실과 증강현실 기술을 활용한 AR/VR 기반 운동 프로그램이 신체활동 증진을 위한 새로운 대안으로 떠오르고 있다. Ng 와 동료들은(2019) 실제 운동 기반 AR/VR 훈련이 전통적인 운동 프로그램보다 신체활동 증진, 신체 수행 능력 향상, 다양한 심리적 요인에 효과적인지 알아보고자, 1997년부터 2017년에 출판된 22개의 무작위 대조군 연구를 바탕으로 메타분석을 실시했다. 분석 결과, VR 기반 운동 프로그램은 신체활동의 빈도와 강도 증가에 효과적인 것으로 나타났으나, 심리적 요인에는 영향을 미치지 않았다. AR 기반 운동 프로그램의 효과는 단 2개의 연구만이 검증했기에 메타분석 결과는 따로 보고하지 않았다. 미세먼지 등 환경적 요인으로 인해 야외 활동에 제약이 많은 오늘날 VR 기반 운동 프로그램의 확산은 국민 건강 증진과 삶의 질 향상에 실질적인 도움을 줄 것으로 기대된다.

가상현실(VR)의 발전은 이제 언론보도의 형식마저 변화시키고 있다. 지면광고 매출의 급감과 지속적인 구독률의 하락으로 맞이한 프린트 미디어의 위기를 타개하고자 ≪뉴욕타임스≫는 구글과 손잡고 2015년 VR 저널리즘 플랫폼인 〈nytvr〉을 런칭했으며, VR 헤드셋과 360도 비디오를 이용한 몰입형 저널리즘은 더 강한 현존감을 바탕으로 사건을 더 깊이 있고 생생하게 전달하고 있다. 순다(Sundar)와 동료들은(2017) ≪뉴욕타임스≫에서 발췌한 이야기를 이용, VR, 360도 비디오, 문자로 구성된 스토리텔링 미디어의 차이가 이야기 내용 기억, 인지된 정보원 신뢰도, 이야기 주인공에 대해 느끼는 공감, 이야기 공유 의도에 차이를 만들어내는지 알아보았다. 연구 결과, VR 혹은 360도 비디오를 통해 이야기에 노출된 집단은 문자와 그림을 통해 노출된 집단보다 현존감, 인지된 정보원 신뢰도, 이야기 공유 의도, 공감이 훨씬 높게 나타났다. 더욱이, 현존감은 스토리텔링 미디어 이용과 인지된 정보원 신뢰도, 이야기 내용 기억, 이야기 공유 의도 간의 관계를 매개하는 것으로 나타났다. 5G 도입으로 가상현실과 증강현실이 보다 보편화될 것으로 예상되는 가운데 몰입형 저널리즘의 발전과 함께 펼쳐질 실감나는 언론보도가 넘치는 세상을 기대해 본다.

참고문헌

김소연. 2019.7.22. "AI, 의료보험 업계에 산적한 문제점 해결할 수 있을까?". ≪AI타임스≫.

김진하. 2016. 「제 4차 산업혁명 시대, 미래사회 변화에 대한 전략적 대응 방안 모색」. ≪KISTEP InI≫, 15권 47호.

노기영·김경희·임문영. 2011. 『헬스케어 콘텐츠의 이해』. 소화.

노기영·이영수. 2015. 『디지털 게임과 현대사회』. 커뮤니케이션북스.

방은별·김정호·김제중. 2019. 「점진적 가상현실 노출치료가 여대생의 발표불안 및 자기 초점적 주의에 미치는 효과」. ≪한국심리학회지: 건강≫, 24권 2호, 293~309쪽.

백선우. 2019.9.11. "차세대 사용자 인터페이스, 인간의 삶을 바꾸다". ≪카이스트신문≫.

윤도일. 2018.10.17. "데이터 사이언스 in 광고 마케팅 2편: 머신러닝과 인공지능". ≪HS Adzine≫.

지영민·유준재·이상학. 2017. 「IoT, 빅데이터 그리고 인공지능」. ≪정보과학회지≫, 35권 7호, 43~50쪽.

한국과학기술정보연구원. 2016. 「KISTI 마켓리포트 인공지능 특집호」.

Chakradhar, S. 2017. "Predictable response: Finding optimal drugs and doses using artificial intelligence." *Nature Medicine*, Vol.23, No.11, pp.1244~1248.

Chatzopoulos, D., C. Bermejo, Z. Huang and P. Hui. 2017. "Mobile augmented reality survey: From where we are to where we go." *IEEE Access*, Vol.5, pp.6917~6950.

Chen, M., Y. Zhang, M. Qiu, N. Guizani and Y. Hao. 2018. "SPHA: Smart personal health advisor based on deep analytics." *IEEE Communications Magazine*, Vol.56. No.3, pp.164~169.

Cho, H. S., Park, Y. K., Gupta, S., Yoon, C., Han, I., Kim, H. S., ... and Hong, J. 2017. "Augmented reality in bone tumour resection: an experimental study." *Bone and Joint Research*, Vol.6, No.3, pp.137~143.

Coudray, N., P. S. Ocampo, T. Sakellaropoulos, N. Narula, M. Snuderl, D. Fenyö, , ... and A. Tsirigos, 2018. "Classification and mutation prediction from non-small cell lung cancer histopathology images using deep learning." *Nature Medicine*, Vol.24, No.10, pp.1559~1567.

DaCosta, B., A. Nasah, C. Kinsell and S. Seok. 2011. "Digital propensity: An investigation of video game and information and communication technology practices." In *Handbook of Research on Improving Learning and Motivation Through Educational Games: Multidisciplinary approaches*. IGI Global. pp.1148~1173.

Donnelly, J. 2016.9.22. "How virtual reality is revolutionising clinical therapy and treatment rehabilitation."

Esteva, A., B. Kuprel, R. A. Novoa, J. Ko, S. M. Swetter, H. M. Blau and S. Thrun. 2017.

"Dermatologist-level classification of skin cancer with deep neural networks." *Nature*, Vol.542, No.7639, pp.115~118.

Forbes Insights. 2019.2.11. "AI and healthcare: A giant opportunity."

Freeman, D., P. Haselton, J. Freeman, B. Spanlang, S. Kishore, E. Albery, … and A. Nickless. 2018. "Automated psychological therapy using immersive virtual reality for treatment of fear of heights: a single-blind, parallel-group, randomised controlled trial." *The Lancet Psychiatry*, Vol.5, No.8, pp.625~632.

Frost, W. and P. Sullivan. 2015. *The 2015 Global Information Security Workforce Study*.

Hamet, P. and J. Tremblay. 2017. "Artificial intelligence in medicine." *Metabolism*, Vol.69, pp.S36~S40.

Kalis, B., M. Collier and R. Fu. 2018.5.10. "10 promising AI applications in health care." *Harvard Business Review*.

Kato, P. M., S. W. Cole, A. S. Bradlyn and B. H. Pollock. 2008. "A video game improves behavioral outcomes in adolescents and young adults with cancer: a randomized trial." *Pediatrics*, Vol.122, No.2, pp.e305~e317.

Lieberman, D. A. 2001. "Management of chronic pediatric diseases with interactive health games: Theory and research findings." *The Journal of Ambulatory Care Management*, Vol.24, No.1, pp.26~38.

MarketsandMarkets. 2017. "Augmented and virtual reality in healthcare market: Global forecast to 2023."

Michael, D. R. and S. L. Chen. 2005. *Serious Games: Games that educate, train, and inform*. Muska *and* Lipman/Premier-Trade.

Ng, Y., Ma, F., Ho, F., Ip, P, & Fu, K. 2019. "Effectiveness of virtual and augmented reality-enhanced exercise on physical activity, psychological outcomes, and physical performance: A systematic review and meta-analysis of randomized controlled trials." *Computers in Human Behavior*, Vol.99, pp.278~291.

Peng, W. 2009. "Design and evaluation of a computer game to promote a healthy diet for young adults." *Health Communication*, Vol.24, No.2, pp.115~127.

Prensky, M. 2003. "Digital game-based learning." *Computers in Entertainment(CIE)*, Vol.1, No.1, pp.21.

Prensky, M. 2001a. "Digital natives, digital immigrants." *On the Horizon*, Vol.9, No.5, pp.1~6.

_____. 2001b. "Do they really think differently." *On the Horizon*, Vol.9, No.6, pp.1~9.

Rusell, S. J., P. Norvig and E. Davis. 2010. *Artificial Intelligence: A Modern Approach*. 3rd ed. Prentice Hall.

Ryan, P., S. Luz, P. Albert, C. Vogel, C. Normand and G. Elwyn. 2019. "Using artificial intelligence to assess clinicians' communication skills." *Bmj*, Vol.364, p.l161.

Sundar, S. S., J. Kang and D. Oprean. 2017. "Being there in the midst of the story: How immersive journalism affects our perceptions and cognitions." *Cyberpsychology, Behavior, and Social Networking*, Vol.20, No.11, pp.672~682.

Toy, S. 2018.5.28. "Brain surgeons get a better view from augmented reality." *The Wall Street Journal*.

World Health Organization. 2013.11.11. *Global Health Workforce Shortage to Reach 12.9 Million in Coming Decades.*

지은이

노기영

한림대학교 미디어스쿨 특훈교수로, 전공 분야는 건강과 디지털콘텐츠이다. 한림대학교 건강과뉴미디어연구센터 소장이다. 주요 저서로 『뉴미디어와 공간의 전환』(공저, 2017), 『4차 산업혁명과 실감미디어』(편저, 2017), 『디지털 게임과 현대사회』(공저 2015), 『원격의료와 지역사회』(공저, 2015), 『소셜미디어와 협력사회』(2012), 『헬스케어 콘텐츠 제작의 이해』(공저, 2011) 등이 있다.

김활빈

강원대학교 사회과학대학 신문방송학과 조교수로, 연구 분야는 헬스/과학/위험 커뮤니케이션, PR, 뉴미디어 등을 포함한다. 사우스캐롤라이나대학교에서 박사학위를 받았다. 한국광고홍보학회 총무이사, 한국소통학회 기획이사, 서울시 대사증후군관리사업 운영위원, 강원대학교 사회과학연구 편집위원으로 있다. ≪광고연구≫, *Social Media and Society, Journal of Food Safety* 등의 학술지에 다수의 논문을 게재했다.

임준수

미국 시라큐스대학교 교수로, 전공 분야는 홍보이다. 플로리다대학교에서 박사학위를 받았다. The Arthur Page Center로부터 2012, 2017년 두 차례 Page Legacy Scholar로 뽑혔으며, 2018년에는 컬럼비아대학교 저널리즘스쿨의 토우센터로부터 나이트 뉴스 혁신 펠로우(Knight News Innovation Fellow)로 선정되었다. *Computers in Human Behavior, Journal of Marketing Communication* 등의 국제 학술지에 온라인 광고와 라이브 스트리밍 게임 연구 등을 게재했다.

심민선

인하대학교 언론정보학과 부교수로, 전공 분야는 건강 커뮤니케이션과 소셜미디어이다. 펜실페니아대학교에서 박사학위를 받았다. 조지아대학 커뮤니케이션학과 조교수를 역임했다. 주요 저서로는 *Korean Communication, Media, and Culture*(공저, 2018), *The Bibliography of Korean Communication and Media Studies*(공저, 2018), 『한국 언론학 연구 60년: 성과와 전망』(공저, 2019) 등이 있으며, *Journal of Communication, Health Communication, Journal of Health Communication* 등의 국제 학술지에 다수의 논문을 게재했다.

안지수

한림대학교 건강과뉴미디어 연구센터 연구교수로, 전공 분야는 건강과 위험커뮤니케이션이다. 텍사스대학(오스틴)에서 박사학위를 받았다. 주요 저서로는 *The Oxford Encyclopedia of Health and Risk Message Design and Processing* (공저, 2017)이 있고, *Health Communication, Journal of Risk Research, Telemedicine and e-Health* 등의 국제 학술지에 건강과 환경 커뮤니케이션 연구들을 게재했다.

장한진

한림대학교 BK21 Plus 인터랙션디자인 사업단 연구교수로, 관심 분야는 VR, 디지털게임, 기능성게임, EEG다. 한림대학교에서 박사학위를 받았다.

주영기

한림대학교 미디어스쿨 교수로, 전공 분야는 위험인식과 위험소통, 헬스저널리즘이다. 미주리대학(컬럼비아)에서 박사학위를 받았다. 강원희망신문편집장, 헬스커뮤니케이션연구 편집위원장을 맡았다. 주요 저서로 『위험사회와 위험인식』(공저, 2016), *Media Discourses about Crises* (공저, 2013)이 있고, *Health Communication, Science Communication, Journalism Journal of Affective Disorders* 등의 국제 학술지에 신종플루, 메르스, 코로나19 등 감염병, 울분 등 각종 건강 위험에 대한 뉴스 보도 내용분석, 위험인식 요인 연구들을 게재했다.

조재희

서강대학교 지식융합미디어학부 교수로, 전공 분야는 조직커뮤니케이션과 건강커뮤니케이션이다. 텍사스대학(오스틴)에서 박사학위를 받았다. 한국언론학회, 헬스커뮤니케이학회, 사이버커뮤니케이션학회에서 총무 및 연구 이사를 지냈다. 주요 저서로는 『현대 조직사회에서 뉴미디어와 소통』(단독, 2016), *Volunteering and Communication: Studies from Multiple Contexts* (공저, 2014) 등이 있다.

최용준

한림대학교 의과대학 의학과 교수로, 전공 분야는 사회의학이다. 서울대학교에서 박사학위를 받았다. 대한예방의학회 이사를 맡고 있다. 주요 논문으로 『농촌 지역 보건소 일차의료의 질 평가』(공저, 2017), *A pilot study of team-based primary health care for people with disabilities in South Korea* (공저, 2019), 주요 저서로 『의료관리』(공저, 2017), *Health care system reform and policy research in South Korea* (공저, 2020) 등이 있다.

구윤희

한림대학교 건강과뉴미디어 연구센터 연구교수로, 전공 분야는 헬스커뮤니케이션, CSR이다. 고려대학교에서 박사학위를 받았다. 아이뉴스24 취재기자로 근무했다.

황현석

한림대학교 경영대학 경영학과 교수로, 전공 분야는 비즈니스 인텔리전스이다. 포항공과대학교에서 박사학위를 받았다. 주요 저서로 *Analyzing and Visualizing with R*(공저, 2018), 『인터랙션 데이터 사이언스』(공저, 2017), 『4차 산업혁명과 실감미디어』(공저, 2017), 『빅데이터 조사방법론』(공저, 2014), 『의료시장조사분석』(공저, 2011) 등이 있다.

최지혜

한림대학교 건강과뉴미디어 연구센터 연구교수로, 전공 분야는 뉴미디어 효과, 기능성 게임, 미디어 뇌과학이다. 뉴욕주립대학교 버팔로캠퍼스에서 박사학위를 받았다. 주요 저서로 *Learning, Education, and Games: 100 Games to Use in the Classroom and Beyond*(공저, 2019) 등이 있다.

한울아카데미 2238

건강과 커뮤니케이션
이론과 실제

ⓒ 건강과뉴미디어연구센터, 2020

엮은이 | 건강과뉴미디어연구센터
지은이 | 노기영·김활빈·임준수·심민선·안지수·장한진·
　　　　주영기·조재희·최용준·구윤희·황현석·최지혜
펴낸이 | 김종수
펴낸곳 | 한울엠플러스(주)
편집 | 이동규·최진희

초판 1쇄 인쇄 | 2020년 12월 10일
초판 1쇄 발행 | 2020년 12월 21일

주소 | 10881 경기도 파주시 광인사길 153 한울시소빌딩 3층
전화 | 031-955-0655
팩스 | 031-955-0656
홈페이지 | www.hanulmplus.kr
등록 | 제406-2015-000143호

Printed in Korea.
ISBN 978-89-460-7238-1 93510 (양장)
　　　978-89-460-6919-0 93510 (무선)

* 책값은 겉표지에 표시되어 있습니다.
* 이 책은 강의를 위한 학생용 교재를 따로 준비했습니다.
　강의 교재로 사용하실 때는 본사로 연락해 주시기 바랍니다.

이 저서는 2018년 대한민국 교육부와 한국연구재단의 지원을 받아 수행된 연구임
(NRF-2018S1A3A2074932)